U0189713

版权声明

原 著
第二版

THERAPEUTIC METAPHORS FOR CHILDREN
AND THE CHILD WITHIN
(SECOND EDITION)

儿童治疗隐喻与内在小孩

［美］Joyce C. Mills，Richard J. Crowley　著

曾庆烽　译

中国轻工业出版社

图书在版编目（CIP）数据

儿童治疗隐喻与内在小孩／（美）乔伊斯·C.米尔斯（Joyce C. Mills），（美）理查德·J.克劳利（Richard J. Crowley）著；曾庆烽译. —北京：中国轻工业出版社，2022.3（2024.3重印）

ISBN 978-7-5184-3750-4

Ⅰ.①儿…　Ⅱ.①乔…②理…③曾…　Ⅲ.①儿童-精神疗法　Ⅳ.①R749.940.5

中国版本图书馆CIP数据核字（2021）第240568号

责任编辑：林思语　　责任终审：张乃柬
策划编辑：林思语　　责任校对：刘志颖　　责任监印：吴维斌

出版发行：中国轻工业出版社（北京鲁谷东街5号，邮编：100040）
印　　刷：三河市鑫金马印装有限公司
经　　销：各地新华书店
版　　次：2024年3月第1版第2次印刷
开　　本：710×1000　1/16　印张：21.5
字　　数：180千字
书　　号：ISBN 978-7-5184-3750-4　定价：88.00元
读者热线：010-65181109
发行电话：010-85119832　　010-85119912
网　　址：http://www.chlip.com.cn　http://www.wqedu.com
电子信箱：1012305542@qq.com
版权所有　侵权必究
如发现图书残缺请拨打读者热线联系调换
240282Y1C102ZYW

谨以此书献给对米尔顿·H.艾瑞克森教学的探索发现，

献给我们与之工作的孩子和家庭，

以及我们对自身内在小孩的重新发现。

常德不离，复归于婴儿。——《道德经》

推荐序

老祖母的糖丸

第一次见到乔伊斯·米尔斯博士是通过网络和她开视频会议，虽然我认为我已经做好了不要被她"催眠"的准备，但半个小时后，我十分兴奋且急切地找出了我喜欢的蓝色三头龙手偶，开始和她的好朋友"BT"乌龟手偶对话，她说她带着BT去了世界上的很多地方，现在就要到中国来啦。这样一来一回，活生生地把商务会议变成了讲故事的欢乐场景。她注视你的目光，即便隔着屏幕，也能让你感觉到她正在关注着你。那一刻，我俨然成了那个渴望目光的小孩，乔伊斯成了那个给予目光的老祖母。

记忆中的祖母就应该是这个样子的：慈祥的、和蔼的、包容的，没有任何说教和打骂，会讲孩子喜欢听的任何故事，在你需要安慰的时候默默陪伴你，在你需要勇气的时候给你支持。对的，这么完美的形象，就是老祖母的形象，也是乔伊斯带给我们的感觉。

作为20世纪80年代出生的一代，我的记忆里有一种挥之不去的甜，那就是小时候吃的糖丸——用于预防小儿麻痹症的活疫苗。孩子们都很喜欢，甚至希望多吃几颗，整个过程充满愉悦的感觉，没有任何排斥，糖丸悄悄地发挥着它的功效，帮助了很多很多小孩。

老祖母的故事不仅有预防的功效，比起糖丸还起到了治疗的作用。如果你有机会参加现场的课程，你会看到，不仅是孩子们喜欢听她讲故事，在场的每个"大孩子"（家长、咨询师、医生、老师）都听得津津有味。本来无精打采、把身体耷拉在桌面上的学员，听着老祖母讲的故事，耳朵立起来了，头立起来了，身体也立起来了，猛的一瞬间，感觉身体像通电了一样，充满了能量。还有一些学员在听乔伊斯讲故事的时候会想靠近她，她身上流淌出一股温暖，这种暖暖的感觉伴随着她磁性且低沉的声音缓缓进入你的心里，如同一个充满智慧的老人在和你说话，你告诉她的一切，她都完完全全地接受，她告诉你的一切，都充满着爱与治愈，但一切又都是那么润物无声。

我空下一天的时间，计划看两本书。但一开始读《儿童治疗隐喻与内在小孩》，就读了一整天。我一会儿感觉时间变慢了，一会儿感觉时间好快，一会儿觉得有些恍惚，一会儿又特别清醒。书中的故事一个接着一个，每一个都慢慢发酵着，我的联想越来越多，我的身体也越来越放松，然后一些新的感觉产生了。如同老祖母所说："故事中隐喻的输入激活了无意识的联想模式，通过产生新的意义来打断旧的行为反应，进而产生新的行为反应。"我越来越多地体会着这种新的模式。

我特别痴迷于老祖母的灵感乍现，在她的好几个案例中，都是她灵光一闪，故事就诞生了。我想她的灵感不仅来自她过往很多年的游戏治疗和艾瑞克森催眠的训练，还来自她对孩子和生活的热爱。老祖母在催眠大师艾瑞克森的故居菲尼克斯生活了多年，也跟随艾瑞克森及其弟子学习，和艾瑞克森的女儿是很好的朋友，他们一起举办了很多场催眠和游戏治疗相结合的工作坊。她非常会"利用"来访者的症状，先认可症状，再重构症状——让8岁的孩子不再尿裤子，让胆怯的孩子变得自信，让"异类"失控的孩子融入集体。

　　我相信，在阅读的过程中，你也一定会对照书中所述，探寻自己属于什么感官偏好？视觉？听觉？动觉？这样的探索非常有趣，让我发现自己原来听觉更活跃一些。这不仅让我对自己有了更多了解，还让我知道了如何去观察和感知我所面对的小来访者是什么样子的，该怎么去和他们开展工作：先识别孩子受阻的感觉资源，然后利用技术和隐喻干预措施去解决问题，否则，当孩子的感官资源受阻，就会成为心理化的生理问题，然后内在重复创伤性事件，孩子就会出现各种症状。这个发现的过程真的非常微妙。

　　我非常喜欢老祖母讲述的奶奶教她编织的故事——这本书中提到了这个故事，在教学现场，她也一定会带上这块编织布。她所讲的每个故事，都是在编织——把故事情节（意识）、穿插的暗示（无意识）、感官交织（意识之外）三股绳子编织在一起，这个过程很和谐、很自然，就像纯手工编织的那种很有温度的感觉。乔伊斯说，我们用故事来呈现有趣的情节，去"占据"孩子的意识思维，在讲故事的过程中任意穿插一些重要的治疗性暗示，悄无声息地进入孩子的无意识，以帮助孩子解决当前的问题。在这个过程中，我们还需要注意去精心设置感官信息丰富的语言，启动感官交织的过程，帮助孩子的整体感官功能达到整合和平衡，疏通和打开"意识之外"的感官系统，让儿童重新体验整个内在资源的集群，从而使这些资源扩散到所有存在问题的地方。整个过程简直太美妙，如同在听交响乐。

　　《儿童治疗隐喻与内在小孩》这本书自第一版出版以来到现在，几乎和我的年岁差不多了，但书中的案例和每一个故事所蕴含的丰富内容在这个时代依旧能给予我们很多启迪。老祖母把她的毕生经验融入故事游戏治疗（StoryPlay）课程中，这是她想要传播的理念的精华所在。她非常注重跨文化智慧和哲学，也非常关注自然世界对人类的影响，她捕捉现实生活和神话故事中的隐喻，再加上艾瑞克森和游戏治疗的原则，充分地发挥创造力，这才孕育和滋养出故事游戏治疗。我们邀请了老祖母到中国讲学，我也参加了好几次课程，每次都很感动，希望你也有机会加入其中。

最后，我邀请你加入我们，一起创造出孩子们都喜欢的"糖丸"。

刘冠宇

"特别时光儿童游戏咨询中心"儿童游戏咨询师

"CNPT 儿童游戏治疗培训中心"创办人

"PSY 心里程心理培训中心"创办人

2021 年 11 月

译者序

故事的开始：与老祖母的初次邂逅

2018 年，我有幸为本书作者之一——乔伊斯·米尔斯博士在国内举办的故事游戏治疗（StoryPlay）工作坊担任现场翻译。作为一名翻译和心理学从业者，我曾接触过许多国际知名的心理学大师。可惜的是，翻译工作如此繁重和耗神，每每结束一天任务，我便归心似箭，与大师们的互动则如蜻蜓点水一般，点到即止。而这一次，故事却朝着微妙的走向展开。

第一天课程结束后，我习惯性地向乔伊斯表达了谢意，本想借此结束工作，早点回家喝杯茶，撸撸猫。但乔伊斯似乎没有让我走的打算，她缓缓地披起充满原住民特色的大丝巾，温暖地说道："谢谢你的翻译，我能感觉到你的共情。你还想再听一个故事吗？"这一刻，我才后知后觉地意识到：故事并不只是乔伊斯给来访者带来治愈的工具，而是她生活中不可缺少的一部分。

我答应了，只是没想到，这"一个故事"，一讲便是 3 个小时。从在美国演奏台某次紧张的演出任务中与丈夫相遇相知相爱（二人年轻时均曾从事音乐工作），到搬迁到夏威夷后遭遇飓风、临危受命参加心理援助工作，再到丈夫逝世后无意间从中国某品牌纯净水的标志中看到二人曾经相爱的印记（蝴蝶图案），我仿佛已经了解了这位老人的一生，但隐约又觉得背后还有一些信息是我未曾得其要领的。

看着意犹未尽的乔伊斯，我仿佛看到了儿时在我耳边反复讲述祖父拼搏养家的故事的祖母，情不自禁地问了一个有些许唐突的问题："我可以喊您一声奶奶吗？"话一出口，我便意识到不妥，扭过脸去想要假装无事发生。没想到，乔伊斯想都没想就答应了，脸上还洋溢着幸福的笑容："当然可以，你知道吗，我孙子和你的年纪差不多。你想听听我孙子的故事吗？"

与老祖母的邂逅，就这样在一个又一个的故事中吹响了序曲。

故事的力量：隐喻与暗示的间接影响

疫情后，与老祖母的联系便仅局限于互联网，但这并不影响老祖母持续分享故事和智慧。日子越长，越觉得自己的心态开始变好，面对种种不确定性时也多了一份沉着和乐观。还记得我方才提到的"未得要领"吗？一番琢磨，发现我的转变均是源自故事中的隐喻和催眠暗示的力量。

现代催眠之父艾瑞克森认为"潜意识比意识更宽广"。作为艾瑞克森理论的坚定继承者和实践者，老祖母（乔伊斯）与本书合著者理查德·克劳利一道，回顾二人数十年的经验，总结了既能帮助儿童来访者挖掘内在资源，也能帮助成年人唤醒"内在小孩"的实用技术。而本书开篇着重强调的根本技术——隐喻与暗示——便是充分拓展潜意识，实现治愈的第一步。

隐喻和暗示的力量，既可以立竿见影，也可以润物细无声。在本书中，不乏听了老祖母一个故事便醍醐灌顶的儿童来访者；但也有一些，直到与老祖母再次重逢时才发现隐喻、暗示对自己的影响。我便属于后者：若干年后提笔写序，才顿悟老祖母和我分享的所有故事，都是以"烦恼"开篇，以"美满"落幕。无论遇到的是繁杂的工作、无情的天灾，还是最爱之人的离世，故事中的女主人公始终乐观积极地面对着一切。

这样的设计不是偶然，而是老祖母在看透了我的自卑和内向后，为我精心挑选的"重焕新生"的礼物。

故事的延续：用心，方能联结

通读本书，你会发现这是一本理论与实操性俱佳的儿童工作从业者必读书籍。

科研者不妨仔细阅读书中穿插的理论部分，一瞥艾瑞克森、弗洛伊德、荣格等大咖对故事和隐喻的观点，以及催眠中的治疗性隐喻如何创新地与依恋创伤、眼动疗法、感官理论、人际沟通、艺术表达等多个维度整合。从业者则可更多地关注书中"保姆式"的故事创作技术、游戏干预手段和案例分享，以故事为载体，探索隐喻在依恋障碍、家庭治疗、青少年问题行为、创伤等多个临床情境中的落地方法。

你可以按顺序仔细阅读本书，了解编写治疗故事的四个步骤，学习如何鉴别聆听者的"隐微线索"并加以"利用（Utilization）"，从而创作出一个好的故事、好的隐喻，为来访者带来治愈。你也可以在闲暇时间，从书中大量的真实故事案例中随机阅读一两个，暂时抛弃成年人的"枷锁"和"面具"，让老祖母的故事"火苗"照亮你内心的孩童。

最后，希望各位读者能够放慢脚步，细细品味每一个故事，成为更好的聆听者和讲故事者。若有机会应用书中的技术，还请诸位谨记老祖母时常提到的那句口头禅：用心，方能实现联结、恢复和治愈。

曾庆烽

2021 年 11 月

序言

在世界上，阴影是无可避免的。但倘若我们知道该往何处找寻，便总能找到伪装成这样或那样的光芒。而米尔顿·艾瑞克森（Milton Erickson）的理论和工作，便是光明、温暖、治愈和希望的来源。在这个"离经叛道"的治疗师眼中，无意识是健康、自然和治疗资源的储藏之地。而讲故事、催眠暗示和隐喻都是激活这些资源的间接手段。米尔顿·艾瑞克森的理论、方法和奇思妙想早已被其许多门生记录在书籍之中，其中最著名的包括斯蒂芬·吉利根（Stephen Gilligan）、杰伊·海利（Jay Haley）、恩尼斯特·罗西（Ernest Rossi）和杰弗里·泽格（Jeffrey Zeig）。1986 年，乔伊斯·米尔斯（Joyce Mills）和理查德·克劳利（Richard Crowley）共同出版了《儿童治疗隐喻与内在小孩》（*Therapeutic Metaphors for Children and the Child Within*）一书。在该书中，艾瑞克森的伟大理念首次被引入儿童治疗领域，并在游戏治疗（儿童治疗领域最具活力的流派之一）之中荡起了涟漪。正如艾瑞克森的理论一样，该著作充满开创性，为儿童治疗带来了新的思维方式、存在方式和干预方式。

1988 年，我有幸参加了乔伊斯·米尔斯在纽约举办的为期两天的研讨会。自此，我的职业生涯发生了翻天覆地的变化。我学会了讲故事、隐喻、绘画等技术，并一直在实践中使用，因为它们可以激活儿童和家庭的复原力（resilience），帮助来访者实现内在的治疗潜力。作为艾瑞克森理论的拥护者，乔伊斯·米尔斯也成了当代儿童和游戏治疗师中最具创造力、天赋和想象力的人物之一。她将光明、温暖、欢乐、游戏和热情，带入儿童治疗理论和实践中最阴暗、寒冷和霉烂的角落。在她之前，儿童治疗曾长期被"病理模型"所支配。而这些病理模型不但没有为来访者带来尊严，反而削弱了他们作为人的价值。

在过去的 25 年里，神经生物学和神经科学领域通过大脑神经影像学研究，对书中提到的"位于大脑右半球的隐喻和故事语言"进行了广泛的研究。游戏和隐喻语言的确为右脑所主导，但同时也涉及左脑所控制的语言活动。两者结合在一起，方能创造一致性、意义和幸福感。为了直接调用右脑与无意识的资源，米尔斯将故事的非凡力量进一步发展成了故事游戏治疗（StoryPlay®）。与目前许多创伤知情治疗方法不同，故事游戏治疗无须来访者直接面对创伤事件。这为创伤知情流派的儿童治疗师开辟了许多新的可能性。严重创伤者，无论是儿童还是成人，通常都会对"重温创伤事件"有强烈的抵触情绪，因为他们担心自己会被压垮或再次受到创伤。某些在治疗过程中重新体验到创伤事件的来访者甚至会代偿失调，需要住院才能逐渐稳定下来。因此，基于隐喻和讲故事的间接治疗方式对来访者和治疗师而言是更具吸引力的。

已故的大师级家庭治疗师奥尔加·西尔弗斯坦（Olga Silverstein）一生几乎都服务于阿克曼家庭研究所（Ackerman Institute）。她在教学中强调："有时候，'回到创伤中解决创伤'是毫无意义的，比如对大屠杀受害者来说便是如此。"面对这种极端的、无法言说的恐怖，人们的希望在于前进，比如享受儿女的成长与成功。艾瑞克森的方法则为我们提供了另一种选择：通过隐喻间接地触及创伤元素，同时激活往往是无意识的内部治疗资源，以帮助来访者更好地前进，实现与创伤过往的心理分离。

对于那些不熟悉乔伊斯·米尔斯的著作与工作的读者而言，他们将迎来一段令人耳目一新、充满希望的旅程。我仍记得米尔斯博士在某国家级会议的宴会上对我说过的话。宴席之中，她感触地表示儿童治疗从业者过往一直在强调创伤的危害性，而我们真正需要的是希望、光明和治疗的信息。对于这本经典的《儿童治疗隐喻与内在小孩》的第二版，我实在想不出什么更好的描述了。乔伊斯·米尔斯拥有一股治愈的力量。在这一点上，她与她所崇拜的米尔顿·艾瑞克森博士别无二致。《儿童治疗隐喻与内在小孩》是一本不可多得的佳作。阅读此书，你将迎来新的可能性和真正的创造力，探索属于你自己的内在资源、光明和温暖。这便是此书为你准备的礼物。

戴维·A. 克伦肖（David A. Crenshaw）博士

美国专业心理学委员会认证临床心理学家

美国游戏治疗师协会注册游戏治疗师督导

"波基普西儿童之家"临床主任

约翰·霍普金斯大学副教授

第一版序言

本书是乔伊斯·米尔斯和理查德·克劳利用心创作的大胆而有思想的佳作。阅读此书本身就是一种治疗体验。二人均是非常杰出的儿童工作者，但他们更大的成就在于提供了创造和利用治疗隐喻的新方式。这相当于打开了一扇新的大门，让人们对心理治疗中的"解决问题"和"促进成长"的全过程有了新的认识。

大多数专业人士都清楚，我们目前正处于新态度和新方法的"复兴"时期。而米尔斯和克劳利正处在这个新突破口的成长边缘。他们在米尔顿·艾瑞克森理念的基础上，加入了许多独特的思考，整合了弗洛伊德、荣格、现代神经语言程序学、认知行为等流派的理论，并辅以案例完美地阐明自己的新方法。

对我而言，本书最吸引我的地方在于其深入浅出的风格——高深的理论，简单的方法。两者相结合，便可轻松应用到日常的心理治疗工作之中。在这本书中，他们介绍了各种新的方法，如共分为三步骤的"内在资源绘画"和"疼痛好转日志"。我发现这样的"三部曲"同样适合成年来访者，我只需要做出些许调整即可。大多数人都能够轻松想象或感受目前所经历的问题，并且乐于设想问题解决后的模样。在这两个步骤后，往往可以迎来令人最为惊艳的第三步：想象"治疗过程"本身的画面，即想象问题如何从最开始的模样变成"解决后"的模样。

这三个步骤简单得让人不可思议，却出奇有效。它很快便能帮助来访者走出无望的迷茫之中。也许，这正是米尔斯和克劳利的新方法的关键所在：迅速使来访者进入充满力量和自我效能的状态。

无论读者的学术或培训背景如何，他们都会非常喜欢这些新颖的方法，因为它们能高效地应用于成人与儿童之中。这本美妙的佳作将唤起读者自身的创造力，使他们能够从一个不断扩展的治疗视角来看待来访者的问题。我希望能够继续向米尔斯和克劳利学习，共同为来访者和自己构建更有价值的未来。

恩尼斯特·劳伦斯·罗西（Ernest Lawrence Rossi）

于马里布，1986 年

前言

通向新起点的大桥

这就是我的秘密,一个非常简单的秘密;

用心,我们才可以看到真相;

肉眼,是看不清重要事物的。

——安托万·德·圣－埃克苏佩里

（Antoine de Saint Exupéry）

从 1981 年开始,我和理查德·克劳利博士便着手开始总结我们的工作经验。我们回顾了过往将米尔顿·艾瑞克森博士的理念以及隐喻应用到儿童治疗和催眠的案例,并尝试去编写一本书,以融合两者的力量与功效。经过近 5 年的编写、改写和编辑,《儿童治疗隐喻与内在小孩》正式面世。1988 年,该书获得了美国加利福尼亚州婚姻和家庭治疗协会（California Association for Marriage and Family Therapy）的"克拉克·文森特奖（Clark Vincent Award）",以表彰我们对该行业的杰出贡献。

从那以后,我们将这项工作延伸到了许多不同的新方向,使得"隐喻的大桥"下荡起了一波又一波的涟漪。克劳利博士成了一名世界知名的体育表演教练，出版了他的新书《心理球》（*Mentalball*，2006），并共同开发了一款应用程序"想象更好之事"（Imagine All Better™，2013）。我则逐渐开始了解印第安人和其他原住民的传统智慧和治愈原则。我发现，讲故事、隐喻和创造力在这些文化中都是不可或缺的。1986年，我出席了第三届艾瑞克森催眠与心理治疗国际大会，并推出了《儿童治疗隐喻与内在小孩》这本书。与此同时，我也有幸第一次听到了卡尔·哈默施拉格（Carl Hammerschlag）博士的演讲。自此，我的兴趣和好奇变成了一种发自内心的激情。哈默施拉格博士当时演讲的题目为"艾瑞克森——治愈大师（Erickson as Medicine Man）"。我后来了解到，哈默施拉格博士曾在菲尼克斯印第安医学中心（Phoenix Indian Medical Center）担任精神科主任长达14年，人们亲切地称呼他为"耶鲁大学精神病学家"。他在享誉全球的著作《舞蹈治疗师》（*Dancing Healers*，Hammerschlag，1988）中写道："去到印第安乡村时，我才第一次学会什么是治疗。"

原住民的传统智慧一直牵动着我的心，就像一个小孩不停拉扯你的衣服来博取你的注意力一样。第二年，克劳利博士和我参加了由哈默施拉格博士创立的"海龟岛治疗疗养院"的第一期活动，并与两位美国原住民协调员莫娜·波拉卡（Mona Polacca）和尼尔森·费尔南德斯（Nelson Fernandez）一起工作。在这个疗养院里，既有前来治疗灾难后遗症的来访者，也有寻求体验式学习的专业人士。对我来说，这个充满了故事、仪式和典礼的一周，彻底地改变了我的生活轨迹。自此，我的生活经历与我所接受的艾瑞克森心理治疗师训练，深深地交织在一起。我在这个疗养院里的每一次体验都伴随着神奇的隐喻。我的临床思维也因此得到了扩展：我不再局限于统计分析和行为干预，开始追求更深层次的智慧。这，也为我的生活和工作开启了一条崭新的康庄大道。

在接下来的几年里，我的工作及生活经历均以意想不到的方式在发展：我会坐在美国印第安人的圆锥形帐篷里，哼唱着希伯来歌曲；煮鸡汤的时候，我会顺便准备些无酵饼面团；我还会参加一些神圣的治疗仪式，体验一下"超然"的感觉。1992 年，我和丈夫决定离开居住了 26 年的洛杉矶，放弃一切安全和熟悉的事物，搬到了夏威夷的"花园之岛"——考艾岛。我们希望改变自己的生活方式，改变一成不变的生活。搬家后的第 10 天，飓风"伊尼基"猛烈地袭击了考艾岛。当地居民几乎 3 个月流离失所，停电停水，食不果腹。

于是，我们与当地居民和长老一起建立了考艾岛偏远西区家人计划（Kaua'i Westside Ohana Activities Project），并得到了当地儿童和家庭服务机构预防办公室的资助。具体开展的活动包括：①自然疗愈活动；②谈话故事家长小组；③谈话故事（咨询）中心。这 3 个活动都是以社区为基础的，并且照顾到了各种不同的文化。我会在第九章详细描述这 3 个项目。

在此期间，有人鼓励我再写一本临床书籍，把我搬到考艾岛生活后开展的新工作写进去。但每每提笔，我都会发现自己在写作思绪上的巨大变化：过去的临床思绪，变成了"启发式"思维。我发现写作需要源自内心和体验，而非头脑。因此，我给自己设定了一个任务，着手将原本要写进书中的原则转化为"走心"的语言。多亏了我的挚友伯尼·梅泽尔（Bernie Mazel，也是本书最初的出版人）的鼓励和支持，以及苏西·塔克（Suzie Tucke）和娜塔莉·吉尔曼（Natalie Gilman）的编辑才能，《重焕生命的魔力》（Reconnecting to the Magic of Life）一书于 1999 年正式出版，并被翻译为法语、葡萄牙语等多个版本。

在考艾岛生活和工作了 9 年之后，我和丈夫决定再次搬家。这一次，我们选择了亚利桑那州的菲尼克斯。搬家 10 天后，世贸中心突然爆发了"9·11"事件的惨剧。由于考艾岛的项目经验，我很荣幸受到项目经理查尔斯·埃塔·萨顿（Charles Etta Sutton）的邀请，成了创伤疗愈及康复项目（Healing and Recovery after Trauma，HART）[1]的一员。HART 是一支才华横溢的专业团队，专注于为遭遇"9·11"事件的儿童和家庭提供帮助。该特殊项目举办了一个为期一天的"振作（TAKE HART）"活动，为受"9·11"事件影响的家庭、青年和儿童提供互动、创造和治疗体验。后来，HART 项目覆盖了更多的学校和社区，干预的可用性也变得更强。在这个项目的帮助下，人们能够更好地应对持续不断的威胁和恐怖主义行为。我会在第九章对这个项目及其参与者进行详细描述。

在不断精进的过程中，我获得了灵感，并开发了艾瑞克森流派的游戏治疗模型。在第六届艾瑞克森催眠与心理治疗国际大会上，我首次介绍了这个模型（Mills，1992，1994）。几年后，艾瑞克森流派游戏治疗的基本要素（Mills，2001）自然地演变成一种新的、基于复原力和艾瑞克森的间接性的游戏治疗模型。我称之为故事游戏治疗（StoryPlay®）。故事游戏治疗以"复原力"为核心，融合了隐喻的基本要素和故事游戏治疗原则，同时加入了一些新的元素，包括原住民的智慧教义、发展的重要性、故事、创造力和游戏。

为了与艾瑞克森博士的理论保持一致，故事游戏治疗没有改动原来的治疗方式。相反，它为原有的调色板增加了新的颜色和内涵。它创造了新的神经通路，帮助治疗师通往好奇心、探索和意外收获。

在本书第二版中，读者会发现每一章的内容都有所更新。比如，第一章"隐喻的本质"添加了名为"隐喻与原住民治愈哲学"的部分，并在原来的"隐喻与生理学"的基础上新增了前沿研究成果与观点。

此外，在第二章"儿童治疗中的隐喻"中关于幻想与游戏的内容有所更新；第三章"故事创作的要素"则新增了关于"释放内心的故事家"的相关建议；第四、五、六章则各自围绕原先的重点内容添加了新的故事、参考资料和图表。第七章"艺术隐喻"新增了新颖而独具创意的技术，如"成功之路地图游戏""制作故事手偶"等。第八章"卡通治疗"增添了全新的应用方法和技术展示。第九章"从个体治疗到集体治愈"和第十章"故事游戏治疗"（一种新的间接性的游戏治疗模式）均是全新的章节，阐明了本人工作的新近发展。

我希望书中所分享的故事、隐喻和创造性活动能够让大家不再局限于日常"肉眼"所能看到的事物，而是用心去打开新世界的大门。通过这扇新的大门，你将能够为儿童、青少年、家庭和社区设计出创造性的解决方案。而这也将帮助你自己焕发新生，重新寻回工作与生活的本质、激情和灵魂。

也许你会有很多的问题，如"我该怎么做？""我该从哪里开始？"。答案也许正如《道德经》所言："常德不离，复归于婴儿。"

乔伊斯·C.米尔斯

注释

1. "创伤疗愈及康复项目"的发起人为新泽西州医科和牙科大学行为医疗中心的预防服务与研究办公室；由药物滥用和精神卫生服务管理局向新泽西州卫生部毒瘾司拨款资助。最初该项目的开发团队成员包括查尔斯埃塔·萨顿（CharlesEtta Sutton，项目经理；认证临床社会工作者）、保莱特·摩尔·海恩斯（Paulette Moore Hines，博士）、史蒂文·克里曼多（Steven Crimando，硕士；创伤压力委员会认证专家）、莫妮卡·因达特（Monica Indart，心理学博士）、乔伊斯·米尔斯（博士）、拉茹瓦·阿恰拉（Ijeoma Achara，博士）、乔安娜·罗森（Joanna Rosen，博士）以及贝丝·弗兰克尔（Beth Frenkel，博士）。罗伯特·邦纳（Robert Bonner）和切丽·卡斯特拉诺（Cherie Castellano）也为后续迭代做出了卓越的贡献。

致谢

我们谨向以下人士致以最深切的谢意，感谢他们在本书的构思和实施过程中为我们提供的精神与情感上的支持：保罗·卡特（Paul Carter）、约翰·保罗·克劳利（John Paul Crowley）、斯蒂芬·吉利根（Stephen Gilligan）、珍妮·戈登（Jeanne Gordon）、已故的史蒂芬·海勒（Steven Heller）、伯尼·马泽尔（Bernie Mazel）、多萝西·麦吉（Dorothy McGehee）、恩尼斯特·L. 罗西（Ernest L. Rossi）、查尔斯·J. 温格特（Charles J. Weingarten）与杰弗里·泽格（Jeffrey Zeig）。

感谢玛格丽特·瑞安（Margaret Ryan）在本书第一版制作和编辑时给予的指导，感谢其所投入的情感、爱与奇思妙想。

感谢我的父母约翰·克劳利（John Crowley）和安妮·克劳利（Anne Crowley），以及圣约瑟夫修女会（Sisters of St. Joseph）所赋予我的美妙回忆。若得知此书出版，他们必定十分高兴，因为他们的辛勤培育总算有所回报。

特别感谢我的丈夫埃迪·米尔斯（Eddie Mills），感谢你一路以来坚定不移的爱与陪伴；特别感谢我的儿子托德（Todd）与凯西（Casey）、儿媳琳内特

（Lynette）、孙子泰勒（Tyler）与帕克（Parker），感谢你们继续激励着我的生活。特别感谢我的母亲罗斯（Rose），您的教诲将永远与我同在。

除了上述几位外，我还要特别感谢为本书修订做出贡献的人，包括玛丽亚·贝克（Marilia Baker）、大卫·克伦肖（David Crenshaw）、史蒂芬妮·弗兰克（Stephanie Frank）、卡尔·哈默施拉格（Carl Hammerschlag）、娜塔莉·科拉尼克（Nathalie Koralnik）、蒙娜·波拉卡（Mona Polacca）以及在世界各地将故事游戏治疗发扬光大的所有从业者。

特别感谢我的挚友、本书的共同创作人理查德·克劳利对于本次修订的大力支持。

目录

故事的开始

彩色玻璃、镜子和灯管都是数世纪以来人们可以随手买到的东西。对一部分人而言，它们只是不起眼的小玩意。但对另一些人而言，它们是形状各异、五彩斑斓的万花筒，是将内心世界引入幻想和新视野的重要元素。

在过去的几十年里，专业人士曾撰写了诸多书籍，以试图理解和阐明精神病学家米尔顿·艾瑞克森博士的治疗方法。其中，自然不乏艾瑞克森的门生。艾瑞克森本人其实就是强大的"教学工具"，所有与他共事的人都曾被这个充满爱心、才华横溢的天才所激励，并在不知不觉中实现了自我的超越。恩尼斯特·罗西从1974年便开始与艾瑞克森博士紧密共事，直至1980年艾瑞克森与世长辞。但直到最近，罗西才真正明白了艾瑞克森博士为激励他而特意设计的独特而深奥的学习技术（Rossi，1983）。无论是以直接方式还是间接方式，无论是以幽默方式还是严肃方式，无论是以说教方式还是隐喻方式，米尔顿·艾瑞克森总在不断努力提升门生的心智、思辨与能力。

艾瑞克森是一位充满干劲且独树一帜的大师。但他的"隔代"门生还有多少发光发热的机会呢？这些没有机会直接与艾瑞克森合作的治疗师，又是否能以自己独特的方式，融合使用艾瑞克森出色的治疗技术呢？要解答这些问题，我们首先要确定的是：米尔顿·艾瑞克森之所以能在心理治疗和教育领域均取得巨大成果，在多大程度上取决于主观因素——如独特的能力、性格和生活经验？抑或在多大程度上取决于客观因素，如他所构思的透彻而经典的思想和见解？讽刺的是，能解答这个问题的，正是米尔顿·艾瑞克森的"隔代"门生——从未真正与其共事过的人。

我们此前曾写过一本书，描述了我们如何在儿童障碍的特定领域应用米尔顿·艾瑞克森的方法。经验表明，艾瑞克森的"隔代门生"，的确可以通过一种可靠而有效的方式，体验到其方法的真实性。在几年前举办的首届艾瑞克森研讨会上，我们感受到了兴奋的光芒。而随着时间的推移和不断的学习，这种光芒只会越来越耀眼。如今，我们意识到，这种兴奋之所以经久不衰，正是因为它不仅仅是对艾瑞克森创造力的回应，更是艾瑞克森理论在我们自己的工作中所激发出的创造力的直接产物。在其背后仿佛存在着一种"多米诺骨牌效应"。每当新的见解发光时，总会照亮另一个见解。

在引入艾瑞克森方法之前，我们已经积累了近 25 年的心理治疗实践经验。当然，大部分工作都是令人满意的。洞察分析、行为矫正、家庭治疗、格式塔原理等各种治疗方法也都是有效的。然而，我们仍然觉得缺乏一种更加核心的治疗方式。我们开始探索该领域当前的非传统方法，并参加了由理查德·班德勒（Richard Bandler）和约翰·格兰德（John Grinder）领导的神经语言程序学（Neuro-Linguistic Programming，NLP）研讨会。会议上丰富多彩的理论和技术深深地吸引了我们。于是，我们决定参加神经语言程序学培训学习小组，继续探索这些概念。不过，还是缺了点什么。我们发现自己陷入了"这一步必须往这里走"的困境，创造力也被这种结构化的方法所阻碍了。

就在那个时候，我们第一次接触到了艾瑞克森的思想和技术：1981 年 3 月，我们参加了保罗·卡特（Paul Carter）和斯蒂芬·吉利根（Stephen Gilligan）举办的一次激动人心的、令人着迷的研讨会。虽然理查德·班德勒和约翰·格兰德的技术同样来源于艾瑞克森的一些方法，但我们发现保罗·卡特和斯蒂芬·吉利根的工作坊更适合我俩的个性和偏好，因为它抓住了艾瑞克森方法的精髓——自发和创新。在这次研讨会上，我们逐渐明白了自己作为治疗师到底缺失了什么重要元素。

事实上，我们不仅缺失了一些东西，而且需要彻底颠覆过往的关注点和维度。在艾瑞克森的理论中，我们看到了他如何将历史上主导心理治疗的病理心理学"不经意"地转变为潜能心理学；看到了他如何在传统的"专制"方法中加入尊重和关怀，进一步演变为一种"利用病人潜能"的方法；也看到了他如何推倒曾经被极度推崇的分析和洞察方法，转而将焦点放在"创造性重构"和"无意识学习"上。

然而，比这些概念上的创新更重要的是，他在工作中注入的"尊重"和"尊严"元素。哪怕没有机会与艾瑞克森共事，这些元素同样能让我们获益匪浅。我们二人都曾接受过传统的催眠训练，然而我们发现它是人为的、限制的、专制的。传统的催眠似乎也没有尊重病人，我们所做的是告知病人他即将进入某种奇怪的游离状态，成为暗示的被动接受者。然而，在卡特和吉利根的工作坊里，情况恰恰相反：恍惚（trance）状态成了一种自然而然的集中和专注的内在运动；而催眠暗示则成了一种用以唤起来访者自己的解决方案的自然的外在手段。每当我们在工作坊中进入恍惚状态时，都能触动内心最深刻、最私人的东西。就如一块突然向上掀起的窗帘，让阳光进入并照亮了黑暗的房间一样，艾瑞克森的方法唤起了我们意识的光芒，照亮了内心世界。这是一种更具创造性的工作方式。从工作坊出来后，我们得到了真真切切的启发。

"发现光、瞬间点亮内心世界"是一回事，而"以适合自己的方式将这束光固定在生活中"又是另一回事。我们很快发现，我们过去所追求的愿景，不过是这个过程的起点。将愿景带入现实，仍需要许多长年累月的工作、实践和研究。1981 年 8 月，我们参加了另一个由卡罗尔（Carol）和史蒂夫·兰顿（Steve Lankton）举办的密集工作坊。在工作坊上，他们介绍了更多的艾瑞克森方法。我们不断学习，并努力在自己的研究和来访者的实践中不断拓展和应用所学到的新的催眠治疗策略。

1982 年，我们又向前迈进了一步。我们认识了史蒂芬·海勒（Steven

Heller）。他在其"无意识重构"模型（unconscious restructuring，Heller & Steele，1986）中引入了一种新的心理功能模型，包括他所谓的"意识之外（out-of-conscious）"系统，从而扩展了神经语言学的交流理论。海勒强调用隐喻来整合意识之外系统，这给我们提供了一种更有针对性的治疗干预方法。这种交流持续了大约两年。在这期间，我们得到了数位艾瑞克森流派老师的指导和鼓励，尤其是艾瑞克森基金会（Milton H. Erickson Foundation）的主任杰弗里·泽格（Jeffrey Zeig）。杰弗里不仅在情感上支持我们的工作，在本书的出版过程中也起到了积极的作用。在他的穿针引线之下，我们认识了玛格丽特·瑞安（Margaret Ryan）。玛格丽特不仅成了本书出版的合作者，而且成了我们生活当中的挚友，她对我们来说非常宝贵。随后，通过玛格丽特，我们认识了恩尼斯特·罗西。他为本书慷慨地撰写了序言。最后，杰弗里还把我们介绍给了出版商"布伦纳／马泽尔（Brunner/Mazel）"。

学习使用米尔顿·艾瑞克森的技术（以及基于其方法的技术）总是具有挑战性的，并且经常令人感到不安。刚开始，大家可能都会发现自己很笨拙，时刻关注自己的一言一行。有时候，我们会觉得有点尴尬。例如，我们需要在谈话过程中打断成年来访者的话语，出乎其意料地插入一句引导语："这让我想起了一个故事。"然而我们之所以这样做，是因为我们相信用比喻来表达一个观点，要比普通谈话或讨论更加有效。我们也担心来访者会恼羞成怒地说："我花这么多钱，不是来听故事的。"幸好，这句话从来没有在现实中出现过。而事实是来访者的反响都很好，我们也因此越来越有信心了。很快，给孩子和成人"讲故事"，成了再自然不过的一件事情。

当然，孩子一般都能接受这样的方法，因为在大多数情况下，他们更喜欢听故事，而不是被一些成人评头论足。事实上，儿童是艾瑞克森隐喻方法的最佳应用对象，因为隐喻对大多数儿童而言是如此熟悉（虽然是无意识的）。在我们的文化中，童年的身份认同有一部分是由童话、动画片和电影英雄等对孩子影响最大的片段编织而成的。父母的示范，其实也可以看作一个隐喻的过程。在这个过程中，孩子将学会如何像父母一样行事。

考虑到儿童对隐喻的自然而然的接受能力，我们发现，通过讲故事有意识、有方向地应用治疗隐喻，会产生有效而令人满意的结果。当然，讲故事并不是一种多么新颖或独特的儿童治疗形式。但使用特定的技术组合来创造故事，的确可以产生一些很特别的东西。孩子在体验故事的过程中，故事内容会迅速被带进孩子自己的内心世界。当然，故事是一个复杂的过程。治疗师需要精心设计，透过观察、学习、直觉和目标，最终给孩子留下非常重要的信息。

本书的作用之一，是对我们自接触艾瑞克森心理治疗方法以来的儿童工作进行探索性和经验性的回顾。我们想要表明的是，人们可以在这些方法的基础上进行整合和拓展。这总能取得令人兴奋的效果。在介绍中，我们会在一定的框架下试图将右脑和左脑功能融合在一起讲解，希望能激发读者自己独特的联想和体验。毕竟，米尔顿·艾瑞克森的技术就是如此巧妙。他从未试图教授一成不变或结构化的治疗原则，他从未试图提出一种所谓的"正确"的工作方式。相反，他所做的是帮助治疗师发现适合自己的方式。

一个孩子发现了一盒五颜六色的蜡笔。她把盒子里的东西全倒在地上，选了一种颜色开始画画。刚开始，她只是在乱涂乱画，单纯享受着色彩的融合和流动。一片蓝色的涂鸦，可以代表一块石头、一条狗、一片天空，也可以代表任何她想要想象的美好事物。

后来，孩子长大上学了。她依然快乐地在教室里拿起蜡笔。但不同的是，这次有了明确的指示："今天我们要画蝴蝶。"于是，孩子再次涂鸦，试图创作出属于她的蝴蝶形象。当她在画的时候，旁边可能会有一个声音打断她说："蝴蝶不是这样画的。你该这样画。"老师甚至会给她一张印有蝴蝶形状的纸，告诉她："在线条内上色，这样画出来才像一只真正的蝴蝶。"她试着在线条内着色，但她不小心涂出了边界。"不行！"她又被老师提醒了，"你不能画出边界。"

现在我们来想象一下另一个场景：老师给孩子提供纸和颜料，简单说了一句："请用自己喜欢的方式去创作这幅画。让我做你的向导，而不是你的手。"

作为治疗师或教师的我们，曾多少次听到"不能画出边界"之类的话？这太矛盾了。我们一直被教导要遵守边界，与此同时又被要求具有创造性和原创性。艾瑞克森博士通过承认和尊重每个人内在的能力和资源，从侧面解决了这个矛盾。他所做的是促进这些能力和资源的发展。他没有选择精心设计一套公式或信念体系，而是给予了一个创新的框架，激发每个人独特的内部过程。当我们对他的工作进行深入研究时，我们会发现自己的内心也发生了这样的变化。即使没能有幸与博士亲自共事，我们也能一层一层地解封自己的创造力和原创力，最终结出硕果。我们俩最后都觉得，米尔顿·艾瑞克森博士以他独特的间接方式，直接地教导了我们。

本书致力于为专业人员提供一种可以在各种环境中使用的方法，包括个人、家庭和团体治疗，以及学校和医院。为此，我们首先会讨论隐喻的历史和性质，以帮助各位更深入地了解什么因素驱动隐喻成为一种创新方法。接下来，我们会提供一座"桥梁"，帮助各位将所了解到的知识迁移应用在儿童和家庭治疗领域。

有了这个基础后，我们会转而探讨"创造治疗隐喻"的多维度过程。在"故事创作"部分，我们会为读者提供一个创作原创故事的指南，并指引各位通过观察和利用每个孩子的无意识语言中的隐微线索，整合他们独特的内在资源。

"将隐喻过程扩展到艺术作品"是本书的下一个关注点。其中，我们展示了各种绘画策略，探索如何在治疗中使用艺术促进儿童的干预及学习。

最后，我们会讲到卡通人物及其虚拟世界。这些"现成"的隐喻，可以用来帮助儿童应对常见的童年期问题，甚至有助于解决当今社会面临的严重的儿童虐待问题。

虽然出于教学目的，我们会对隐喻创造技术进行分析。但请诸位记住，作为治疗工具的隐喻之所以有效，正是因为它不会被完全分析。这一点，颇为耐人寻味。无论我们如何彻底解读故事的组成部分，无论我们如何仔细辨别构成它的无数内在因素，故事仍然拥有着某种不可言说的特质。而恰恰是这种不可言说的特质，给故事中蕴含的隐喻带来了转变的力量。关于东方隐喻的形式——禅宗公案（the koan），科普（Kopp，1971，p. 67）曾恰到好处地写道：

禅宗公案或直指人心，让人大吃一惊；或迂回委婉，让人摸不着头脑。它是矛盾的，是逻辑上无法逾越的。弟子可能会花数月甚至数年时间来解决某个公案，直到他发现原来根本没有什么问题需要解决。唯一的解决办法，是放弃尝试理解，因为没有什么需要理解的，只要自发地做出反应。

大多数孩子都非常擅长自发反应。他们不会试图缕清楚所呈现的故事，他们只是在用自己的想象力全身心投入其中。这些想象力一旦被激活，就是改变和治愈的关键。隐喻犹如蜡烛的火焰，可以点燃孩子的想象力，使其获得最明亮的力量、自我认识和转变。

对于那些正在寻求一种方法，希望借此让生活中的儿童和家庭变得更好的人，本书是有意义的。通过隐喻，你可以在已掌握的技术和知识的基础上增添一个非常强大的工具。而通过隐喻，你可以让自己的"内在小孩（child within）"与儿童来访者进行联结，并呈现出一种创造性的力量。

孩子的幻想

理查德·克劳利

超越现实生活的束缚

你慢慢靠近了我

慢慢地回归于我

把我带到我曾遗忘的另一个世界……

那个叫"孩子的幻想"的世界

一旦我摆脱了礼仪和僵化的束缚

我便再一次且永远地进入了

之前的快乐花园

和那个孩子在一起

和他一起游戏

在玩具和回忆的幻想中

甚至在独自一人的空荡荡的房间里

体验属于孩子的神奇的爱

并再次分享它

其他人可能意识不到这种爱

除非我愿意冒险

并再次变回孩子……

第一部分

Therapeutic Metaphors for
Children and the Child Within

隐喻的棱镜

第一章

隐喻的本质

陶瓷工人如果想制作一件陶器，会将黏土放在转盘的中心，慢慢转动，加上一点水，用温柔而坚定的手，塑造出黏土的形状，直至成型。最后制造出来的陶器是独一无二的，人们可以以不同的方式去欣赏和使用。

隐喻是一种象征性语言，几个世纪以来一直被用在许多领域的教学之中。无论是《旧约》和《新约》中的比喻、禅宗佛教的公案、文学的寓言、诗歌的意象、原住民[1]的智慧，还是故事里讲述的童话，都利用了隐喻——一种间接却更有意义的传达想法的方式。隐喻的这种特殊力量也体现在父母和祖父母的教育里。长辈一般会观察孩子的特征，通过隐喻的方式，给孩子带来抚慰，让孩子能够更加直观地把自己的经验和成人的教导联系起来。

本章将阐述哲学、心理学和生理学中关于隐喻本质的观点，从而为各位读者提供一个理论谱系，帮助大家了解从古至今的伟大思想是如何解读隐喻的。

隐喻与原住民治愈哲学

所有的原住民文化哲学和故事均认为自然世界是我们的亲人、老师和治愈者，且大自然中的每个事物都是神圣的。在这些古老的智慧中，地球、天空、月亮、太阳和恒星并不仅仅是通过科学仪器可以观察到的现象，相反，它们被比喻成与人类相关联的事物，如地球母亲、天空之父、月亮祖母、太阳祖父、星星之国等。人们相信大自然会指导、教导、保护我们，让我们的物质和精神道路变得畅通无阻。

有生命的植物和动物，如昆虫、鱼类和鸟类，同样如此。大自然的每个事物，都可能蕴含着治愈的智慧和故事，能够提升人们的幸福感。举个例子，当一只动物穿过或停在面前的道路上时，它不会被视为"妨碍我们前进的困扰或烦恼"，而会被认为是大自然的亲人，在提醒我们一些重要的事情，而这样的提醒会对我们的生活有所帮助。

在许多部落中，人们相信"遇到响尾蛇"是大自然在提醒我们要小心翼翼地行走在地球母亲之上，换言之，"要看清楚你前面的路"。其背后的隐喻则是在提醒我们，要注意自己正在过着怎样的生活。如果遇到死去的蛇，我们要开始警惕并及时摆脱那些不再对我们有益的事物。乌龟可以是自我支持和保护的象征，当受到威胁时，小乌龟会把头缩进去，以从内部寻求力量；当感觉安全时，小乌龟又会把头伸出来，继续前行。

根据祖母莫娜·波拉卡（Mona Polacca）[2]的说法，"在霍皮族的传说中，蝴蝶可以指引我们通往转变之路，帮助我们度过黑暗和混乱的时期"（Schaefer，2006，p.125）。

祖母莫娜的这句话让我想起了多年前我在一位传统的故事讲述者口中听到的故事。他大概是这样说的：

据说，很久很久以前，有两个卡特彼勒人非常相爱。有一天，一件令人伤心的事情发生了：卡特彼勒男人去世了，而卡特彼勒女人则伤心欲绝。她不想看到任何人，拒绝与任何人交谈，她把悲伤像披肩一样缠绕在自己身上。然后她开始前行……一边走，一边哭。

她就这样走了整整一年。因为地球是圆的，她最终又回到了起点。造物主非常怜悯她，说："你遭受了太长时间的痛苦了。现在是时候走进一个充满色彩的新世界……一个美丽的新世界。"然后造物主拍了两下手……女人在悲伤的披肩里蜕变成一只美丽的蝴蝶。

据说，这就是蝴蝶被视为新生和蜕变的象征的原因，它告诉我们，在所有痛苦结束时，我们会收到一份"新生"和"蜕变"的礼物。

（J.C. Mills，1999，2007）

两只狼

在下面的故事中，一位切诺基老祖父正在和他的孙子谈论我们每个人都曾经历的内心挣扎。由于故事是口口相传的，内容可能会稍微有点出入。

"孙儿，现在就好像有两只狼在我们内心搏斗。其中一只狼是邪恶的，充满着嫉妒、愤怒、自怜、自大、自私和傲慢。另一只狼呢，则充满了爱、同情、谦逊、慷慨、诚实和信念。"

思考了一会儿后，孙子看着爷爷的眼睛问道："爷爷，哪只狼赢了呢？"

老祖父回答说："你喂养的那只狼。"

老祖父的这个故事是在鼓励孙子深度思考，而不是简单地教育孩子在生活中做出正确选择的重要性。这个故事犹如一个隐喻的鹅卵石，被扔进了无意识的池塘里。

双头蛇妖西斯奎特

跨文化精神病学家卡尔·哈默施拉格博士（Carl Hammerschlag，2009）[3] 在其知名文章《惠乔尔人的智慧：萨满治疗之旅》（*The Huichol Offering: A*

Shamanic Healing Journey）中描述了一个美国墨西哥联合团队与惠乔尔印第安人社区合作治愈一种长达十年的流行病的故事。据说这是因巫术诅咒而引发的疾病。文章称，生活在寄宿学校的惠乔尔儿童被恶魔般的巫术附体，并变成了具有侵略性的野兽。

本人很荣幸，当时是美方队伍的一员。我想跟大家分享一下哈默施拉格博士在抵达后第一个晚上的聚会时告诉我的一个关于"恐惧"的故事。在组织者费尔南多·奥尔蒂斯·莫纳斯特里奥（Fernando Ortiz Monasterio）将我们介绍给社区的孩子之后，哈默施拉格博士讲述了一个来自太平洋西北部萨利什（Salish）人的部落故事，其中介绍了一种叫作西斯奎特（Sisquiutl）的双头蛇怪物，也被称为"恐惧怪物"。

那个时候，我们面前聚集了几百名穿着传统服装的孩子，他们的眼睛都睁得大大的。哈默施拉格博士说：

恐惧怪物长 18 米，就和我们身边的那棵树一样大。这只怪物的两个头都可以眼观六路，没有任何东西可以逃脱它的视线。如果你遇到了这只怪物，第一反应肯定是逃跑。但是只要你一移动，这只怪物就能看到你，并且会追逐你，直到抓住你、吃掉你。如果你本能地逃跑，你必须马不停蹄地一直跑。但如果你不动，它会走到你的身后，停住脚步，用头慢慢靠近你，先是一个头，然后是另一个头，直到你被它夹在两个头之间。这时候，这只怪物的一个头会看到自己的另一个头，它会被自己的丑恶形象吓到，在惊恐中溜走。

因此，逃避恐惧怪物的唯一方法就是不要逃跑。无论你怎么跑，恐惧总是跑得比你快。但如果我们停下来，面对它，我们便可以击败怪物，驱逐疾病。

这个古老的原住民故事直到今日依然很有现实意义。我们可以一次又一次地把这个故事讲给孩子们听，鼓励他们直面自己的恐惧，而不是逃避它们。就像"两只狼"的故事一样，这个故事并没有直接和孩子讲一些关于恐惧的大道理，而是搭建了一座通往"勇敢行动"的隐喻大桥。

盐女士

1992 年 12 月，在凤凰城参加艾瑞克森会议时，我顺路开车到纳瓦霍探访一位男性友人。我喜欢叫他杰瑞叔叔。杰瑞叔叔是一个曾经为我带来治愈的人，他和家人都非常好奇我们搬到考艾岛后发生了什么事情，也想了解我们现在过得怎样。以表尊敬，我从考艾岛带来了一份礼物：盐。我解释说，这是飓风过后两名施以援手的人送给我的。他们告诉我，这种盐从他们祖辈开始便传递下来，非常非常神圣……数百年来，它一直被夏威夷人用于治疗和祝福。

叔叔说："侄女呀，我们纳瓦霍人也有一个和盐有关的故事。"他大概是这样说的：

很久以前，纳瓦霍人生活在一个平凡的村庄里。有一天，一位母亲正在照顾她的小宝宝，她突然发现小宝宝虽然嘴在笑，却没有发出任何声音。村里有一位名叫"盐女士"的老太太，她看到这位母亲抱着婴儿时，用指尖轻轻碰了下孩子的嘴唇。突然之间，孩子笑了起来。从那天起，大家都知道是这位盐女士给孩子带来了第一次笑声。

杰瑞叔叔没有解释为什么他告诉我这个特别的故事，但我猜，他是在提醒我要多笑一点。毕竟，搬家以后我就没有怎么笑过了。在我离开之前，叔叔说："侄女呀，如果遇到什么困难，往你的嘴唇粘一点盐，盐女士与你同在。"

我微笑着告诉杰瑞叔叔，我真的很喜欢这个故事，并问他我能不能分享这个故事。叔叔知道我会把这个故事用在治疗之中，于是很幽默地打趣道："当然，不然我干吗告诉你这个故事呀？"

隐喻与东方大师

小和尚问："我如何才能看清真相？"

大师回答说："通过你每天都使用的眼睛呀。"

我们之所以选择东方大师的故事，是因为他们的哲学精髓与儿童发展都蕴含着相似的隐喻。东方哲学认为"道法自然"是学习、成长和解决问题的方式（道教）。这种与生活和自然的互动，也正是婴幼儿接收信息、逐渐凝合世界观的方式。从这个意义上来说，东方大师的理念与幼儿的发展过程是类似的。

来自神秘东方的大师长期以来一直使用隐喻作为教学的重要工具（Kopp，1971）。大师在传道时会使用一些间接的手段，因为他们意识到学生普遍追求的逻辑和理性自身便是进步的拦路石。例如，道家大师庄子在解释人、自然和宇宙的统一时，会通过故事、比喻和寓言来帮助弟子发现和体验隐喻意义，而不是盲目堆砌逻辑术语（Kopp，1971，p.61）。

传说有一种近似龙的独脚动物，名为夔。夔对蚰蜓妒羡不已，问："你是如何管理百足的。为何我明明只有一条腿，管理起来却如此困难？""太简单了。"蚰蜓回答，"我根本不管理它们。它们就像一滴滴唾液，落满了一地。"

在禅宗佛教的方法中，这些故事和寓言发展成了简明扼要、精雕细琢的公案。公案是逻辑上无法逾越的悖论谜题。

有一些公案看起来是直接简单的陈述，实际上却是间接的问答（Kopp，1971，p.67）。

告诉我孤掌击打的声音。

或

花不红，柳不绿。

还有一种公案虽然采用的是问句，呈现方式却别出心裁。通常情况下，弟子会向师傅提出一个合乎情理、可预测的问题，然后师傅会给出一个出乎意料、完全不可捉摸的答案（Kopp，1971，p.67）。

小和尚问："悟道的秘诀是什么？"
师傅答："饿了就吃，累了就睡。"

或

小和尚问："什么是禅？"
师傅答："烈火烹油。"

这种方法的力量在于它的神秘性，而神秘往往能激起学生对知识的深层追求。

在一些禅宗教派中，公案是主要的教学载体。罗西和吉卡库（Rossi & Jichaku，1984）解释说，公案之所以如此被重视，是因为解开其谜底需要学生绕过或超越正常的二元论思维模式。是与非、黑与白、狮子与羔羊必须化而为一，方能解开谜底。这样一来，公案的神秘性、隐秘性和隐喻性会迫使人们超越自身的心智去寻求解决方案。而在寻求解决方案的过程中，顿悟会自发流动——事实上，它一直与我们同在。罗西和吉卡库曾引用过白隐慧鹤大师（Master Hakuin）对自己悟道过程的描述：在无休止的全神贯注的参悟中，最终产生看似矛盾的见解（Yampolski，1971，p.118）。

我以前所有的疑虑都消失了，就像冰块融化了一样。我高声叫道："太好了，太好了。没有什么生死轮回是一个人必须经历的。没有什么道是一个人必须要悟出的。昔日流传下来的一千七百道公案，没有丝毫价值可言。"

东方大师的"启蒙"一直都在。它们不是我们要学习或寻求的东西。然而，我们确实要去除阻挡在开悟和我们个人体验之间的杂乱无章的东西。方法之一便是利用公案、故事和寓言中隐喻。

摘自《说苑》中的这段话最能说明这一点：

客谓梁王曰："惠子之言事也善譬。王使无譬，则不能言矣。"

王曰："诺。"

明日见，谓惠子曰："愿先生言事则直言耳，无譬也。"

惠子曰："今有人于此而不知'弹'者，曰：'弹之状何若？'应曰：'弹之状如弹。'谕乎？"

王曰："未谕也。"

"于是更应曰：'弹之状如弓，而以竹为弦。'则知乎？"

王曰："可知矣。"

惠子曰："夫说者固以其所知，谕其所不知，而使人知之。今王曰无譬则不可矣。"

王曰："善。"*

---

* 这段话的大意如下。

有人对梁王说："惠子说事情总爱用比喻，大王如果让他不用比喻，他就不能说事情了。"梁王说："嗯。"次日梁王见到惠子，对惠子说："希望先生说事情就直接说，不要用比喻。"惠子说："要是现在有人在这里不知道什么是弹弓，告诉他：'弹弓的形状就像弹弓'，他明白吗？"梁王说："不明白。""于是更正说'弹弓的形状就像弓，但用竹子做弦'，这样他理解了吗？"梁王说："能理解了。"惠子说："告诉别人事情，就是要用他们知道的，比喻他们不知道的，来让人明白。如今大王不要用比喻，便不能说了。"梁王说："好。"——译者注通常而言，悟道是成人口中的一种概念。这和孩子有什么关系呢？也许，孩子对世界的体验本身就是顿悟的、纯粹的、互动的。在许多东方的禅宗和神秘主义著作中，儿童被视为自然的悟性拥有者。他们鼓励成人变得像孩子一样，以实现他们所追求的进步。因为孩子是生活在当下的。孩子与他们对所发生的事情的感官体验是密切相连的。他们不受成人关注的"探究"所束缚（Kopp，1971，p.89）。

在谈到精神的事情时，孩子似乎处于一种优雅的状态。他完全沉浸在自己的生活中，既没有时间也没有角度去思考诸如身份、目的或这一切的意义等问题。

这也是白隐慧鹤大师在悟道的那一刻所达到的"境界"——禅宗公案在生命价值本身的体验中崩溃。似乎我们都在经历一个完整的循环：从儿童的天真、新鲜和无自我意识，到成人奋力去理解自己的内心，最后回到儿童的自发和天真——唯一增加的也许只是意识和成熟。[4]

我们可以将孩子比喻为道教弟子本杰明·霍夫（1982，p.10）所说的"未雕琢之方块"。

未雕琢之方块的实质是：事物在其原有的简单性中包含着自身的自然力量，当简单性被改变时，这种力量很容易被破坏和丧失。

而这种简单的力量，是给予孩子的一份特殊礼物。作为在成人至上的文化氛围中成长起来的现代治疗师，这种力量会让我们感到惊讶。当我们发现孩子能够迅速把握复杂的人际关系时，我们也许会感到不悦。因为我们所接受的训练，几乎没有告诉我们该如何处理这种情况。我们不是理应要比孩子懂得更多吗？我们不是理应是孩子的引导者吗？为何孩子如此敏锐，如此具有领悟力呢？我们如何才能既支持儿童简单的力量（和脆弱），又教会他们更好地适应复杂世界的方法呢？这并非易事。我们要做的，也许是放松下来，探索一下治疗师能够利用起来的两套特殊资源：由成人认知的演变所获得的资源，以及源自很久很久以前童年时的资源。后者其实便是我们的"内在小孩"，一直驻留在无意识中等待着我们。

自然中的家庭

有位母亲曾向我含泪讲述关于她十几岁的儿子吸毒的故事。我全神贯注地聆听，了解母亲所感受到的不安和悲伤。据称，孩子最近已经克服毒瘾了。但她仍能感受到自己内心的不安，不知道什么时候该放手，不知道什么时候该"置身事外"，不知道什么时候该伸出援手。她质疑自己是否付出得不够多；看到孩子因戒毒而苦苦挣扎时，也不知道该如何处理油然而生的无助感。在她说话的时候，我突然想起了自己生活中的一段经历。这段经历与她所关心的问题有着奇妙的相似之处。

在谈话的某个瞬间，她叹了口气，肩膀松了下来，身体似乎与办公室的那张超大号椅子合二为一。就在这时，我直接看着她的眼睛，若无其事地开始讲起我的故事。

几个月前，我参加了一次河道漂流活动。一天早上，我早早就醒来了，同伴们都还没起床。于是，我走到了离住所只有几米远的河边。这是一段非常安静祥和的时光。我坐在河边的一根木头上，开始环顾四周。我注意到附近有一棵美丽的大树。在它的一根树枝上，栖息着一只有着五颜六色羽毛的小鸟。我注意到，这只鸟正专心致志地朝岩石上的一个凹槽看去。那个凹槽大约有6米远，比树枝低一些。然后，我发现还有一只鸟在来回飞翔，先是落在凹槽里，然后飞到同一棵树的另一根树枝上。

凹槽里有一只不敢出来的鸟宝宝。当我意识到这个"家庭"里发生的事情的重要性时，浓烈的好奇心涌入我的心头。鸟爸爸和鸟妈妈想教会鸟宝宝什么东西呢？我呆呆地看了好一阵子。其中一只鸟则一直在两点之间来回飞舞，仿佛是一场庄严的仪式。

我中途离开了一个多小时。当我回来继续观察这个"大自然的家庭"时，我发现鸟宝宝仍在凹槽内，鸟妈妈仍在来回飞翔，鸟爸爸仍在观望和鸣叫。最后，鸟妈妈又一次飞到了自己的树枝上，但这一次它没有飞走。过了一会儿，鸟宝宝扇动了一下小翅膀，开始了它的冒险之旅。它飞了一小会儿，但很快就掉了下来。而鸟妈妈和鸟爸爸只是在一旁看着，一动不动。

我本能地想冲向这只小动物，向它提供帮助。但我还是克制住了自己，因为我知道在这场自古以来便存在的"学习冒险"中，需要相信大自然的力量。

两只鸟儿依旧停留在原地。鸟宝宝不停在挣扎着，好不容易挥舞了几下翅膀，很快便掉了下来；继续挥舞，继续下落。这时，鸟爸爸本能地意识到，鸟宝宝还没有准备好接受这么重大的学习。鸟爸爸飞快地来到鸟宝宝身边，叫了几声。它飞回树上，降落在一根更低的树枝上，好让鸟宝宝更容易够得着。终于，这只小巧的、如宝石一样的小生物，飞到了鸟爸爸所站的矮树枝上。不一会儿，鸟妈妈也加入了这场"团聚"。

这时候，坐在办公室的这位母亲笑了一笑，说："谢谢你。原来我不是那么差劲的母亲。我的'鸟宝宝'仍需得到我的爱和引导，但最终他还是要学会独自飞翔。"

隐喻与西方心理学

卡尔·荣格

卡尔·荣格（Carl Jung）是一位具有里程碑意义的人物。他的工作犹如一座桥梁，连接了古代智慧与现代思想，东方大师与现代心理学家，以及西方宗教与现代化追求者。"象征"是荣格理论框架的基石（Jung，1912/1956，1964），它与隐喻一样，代表或暗示着一些超越其直接表象的东西。荣格认为象征介导了我们心理世界的全貌。人类的"自我"，从最低到最高等级，均通过使用象征得以体现。荣格对象征的定义与本书接下来的两节将提出的隐喻的定义惊人地相似（Jung，1964，pp. 20–1）。

当一个词或一个形象所暗示的东西比其明显和直接的意义更多时，它便具有了象征性。关于象征所涉及的"无意识"层面，至今仍无人能够给出准确的定义或解释。事实上，我们也不太可能找到其最终奥义。心灵在探索象征的时候，会被引向那些超出理性把握的想法。

对荣格来说，象征最重要的作用在于描绘出原型（Jung，1958，1959，1961）。原型是人类心理的固有元素，象征了人类意识史上共同的经验模式。也有人认为，原型是隐喻的原型，象征着人类进化过程中的许多里程碑。原型有许多种，如母亲原型、父亲原型、男性原型、女性原型、儿童原型等。在荣格看来，原型是"活的精神力量"，就像我们的肉体一样真实。原型对于精神而言，就像我们的器官对于身体一样重要。

原型也有许多不同的表达或描绘方式。最常见的原型描绘往往来自梦境、神话和童话。在这些人类心灵的特殊舞台上，一个个无形的原型被赋予了有形的形态，并付诸行动。在人类的意识层面上，原型可能会以某种故事或特定序列的方式呈现。但其精髓只有在无意识的层面上才能被完全把握。隐喻（荣格所使用的术语为 parable，即比喻）是表达原型的媒介。正如东方禅宗公案一样，隐喻的工作方式超越了人们正常意识层面的理解力（Jung，1958，p. 119）。

原型表达通常会以一个比喻作为开头。如果我们将太阳比喻成狮子、国王、龙所守护的黄金，或使人保持生命和健康的力量，则其所指既不是喻体，也不是本体，而是未知的第三物。通过比喻，该物或多或少得到了充分的表达。然而令智者永远感到烦恼的是——它仍然是未知的，不适用于任何一个公式。

象征之所以强大，是因为它们是超然的（numinous）。象征能唤起我们的情绪反应，为我们带来一种敬畏感和启迪感。荣格小心翼翼地解释说，象征既包含意象，亦包含情感。没有情感和超然感的象征，是毫无意义的（Jung，1964，p. 96）。

当只有意象时，象征不过是一个无关紧要的叙述图片。但当其拥有了情感时，原来的意象会因获得了超然能量（或心理能量）而变得活灵活现，其意义也将自然而然地流露出来。

象征对于荣格来说，具有维持生命的功能，是心理所急需的一种表达和改变生命的手段。事实上，荣格认为象征是现代精神的载体，源自每个人自身的心理动力过程的活力。随着传统的专制宗教的吸引力逐渐减弱，人类将越来越多地借助于自己的心理及其象征性的交流来获得信仰和"灵魂"（摘自 Edinger，1973，p. 109）。

人类需要象征性的生活。请记住，只有象征性的生活才能表达灵魂的需求——灵魂的日常需求！

谢尔顿·科普

在回顾著名心理学家和心理治疗师工作的过程中，谢尔顿·科普（Sheldon Kopp）的个人和学术著作开始舒适地"依偎"在我们的思想和经验框架之中。在《古鲁：来自心理治疗师的隐喻》（*Guru: An Psychology from a Psychology*，1971）一书中，科普讲述了童话故事在他童年时期扮演的"救世"角色，并描述了他后来如何重新发现了神话和诗歌的教学力量。在其作为治疗师的成长过程中，科普开始质疑科学世界的研究和理论，因为这些理论不符合他个人的感受、经验和直觉。而世界各地经典神话和隐喻却以一种持久而深刻的方式影响了他（Kopp，1971，p.ix）。

起初，我也觉得非常奇怪。我明明是一名心理治疗师，但促使我坚定不移的动力却是巫师和萨满的故事、哈西德派拉比的故事、沙漠僧侣的故事，以及禅师的故事。给予我最多指导的不是科学和理论，而是诗歌和神话。

这些充满隐喻的读物帮助科普发现了治疗过程中经常被忽视的一个重要方面：治疗师本人的内在过程。如今，科普已经能够在这个过程中轻松地体验到他与来访者之间的"处于发展初期的关联性"和"内在统一性"。

在研究隐喻现象时，科普指出了我们"认知（knowing）"的三种基本模式：理性认知、经验认知和隐喻认知。他提出，理性思维过程和经验感知过程都可被隐喻认知所扩展甚至取代（Kopp，1971，p.17）。

在隐喻认知模式下，我们不会依赖于自己的逻辑思维和感知检验。以隐喻的方式理解世界，意味着我们依赖于对情境的直观把握。在这种情况下，我们对经验的象征维度和可能共存的多重意义持开放态度，赋予两者额外的一抹意义。

科普对隐喻的定义与荣格非常相似。在科普的概念中，隐喻是一种沟通的手段，即利用一个事物来表达另一个事物。然而，这种新的表达方式，无法被意识层面完全理解。荣格所说的"智者永远会被未知的第三物"所困扰，即科普口中的"我们不能依靠逻辑思维或感知检验"。如上文所述，当我们以隐喻的方式去理解世界时，我们会对共存的多重意义持开放态度。而在本书接下来的章节中，读者将发现科普口中的多重意义也是米尔顿·艾瑞克森治疗方法的中心之一。

朱利安·杰恩斯

心理学家和历史学家朱利安·杰恩斯（Julian Jaynes）对科普的观点进行了延伸，提出了"主观意识心理其实就是隐喻过程"的理论观点。杰恩斯认为，与"主观意识"相关的术语大部分都是对现实世界中的行为的隐喻或类比（Jaynes，1976）。在杰恩斯的表述中，隐喻是一种主要的经验，它有两方面的作用，即：①描述经验，从而能够；②产生新的意识模式，扩大主观经验的边界。换句话说，在描述一个已经发生的特定的经验时，我们可能一开始会试图去提供一个"客观"的报告。但在描述它的过程中，新的对应关系产生了。这些对应关系扩展了原来的经验，超越了当时的情景。

杰恩斯曾举过一个非常幽默的例子："漏网之鱼"（在这个故事中，原本平庸的经历变成了宏大的成就）。但与之相比，"治疗过程"本身其实是一个更好的例子。因为在这个过程中，人们有时候仅仅通过讲述自己的人生故事便能获得新的感悟。在日常生活中，我们也都有过这样的经历：在向朋友讲述一件事时，我们也许会发现远比当时认识到更多细节、更丰富的质感和更复杂的联系。按照杰恩斯的说法，这种丰富的过程是经由人的头脑中的"隐喻生成能力"而产生的。

如果"隐喻是新的意识模式的自然生成者"这个观点是正确的，那么隐喻便可在以追求新理解为目标的情景中（如治疗、教学和心理咨询）成为一种特别有用的交流手段。

艾瑞克森与罗西

在 50 年的辉煌职业生涯中，米尔顿·艾瑞克森创造了无数个隐喻故事。其中许多隐喻都来源自其在家庭、学校和工作的生活经验（Rossi，Ryan，& Sharp，1983；[5] Zeig，1980）。他在治疗中使用的隐喻总是如此创新，令人拍手称妙。那么，为什么艾瑞克森的隐喻能够起作用呢？它又是如何起作用的呢？对于这个问题，艾瑞克森一直也没有找到答案，直到他在生命的最后十年开始与心理学家恩尼斯特·罗西合作。在罗西试图厘清米尔顿·艾瑞克森的隐喻和间接暗示的具体组成部分时，他们接触到了关于大脑半球功能理论的神经学研究，并基于此逐渐整合成了一套新的理论（Erickson & Rossi，1979）。

这套理论提供了隐喻、症状和治疗干预之间的重要联系。在下面关于隐喻和生理学的章节中，我们也会列出部分研究，表明右脑如何在处理隐喻类型的交流时被激活。通常而言，右脑会比左脑更多地参与到调解情绪和想象的过程之中（Luria，1973；Galin，1974）。因此，人们认为心理症状很可能是由右脑功能所主导的。换句话说，右脑可能是隐喻语言和心理症状的"家园"。艾瑞克森和罗西的理论认为，"症状会通过右脑语言进行表达。而我们所使用的神话语言与右脑功能的语言是一致的，因而能够建立起直接的对话与交流"（Erickson & Rossi，1979，p.144）。他们认为，这种对症状和隐喻意义的右脑调节，可以解释为什么隐喻治疗方法要比精神分析导向的方法耗时更少

（Erickson & Rossi，1979，p.144）。

"用隐喻的语言直接与右脑沟通"与传统的精神分析方法是截然不同的。传统的精神分析方法先将右脑的肢体语言转化为左脑的抽象认知模式，继而再以某种方式反作用于右脑来改变症状。

而隐喻则可以直奔目标区域——右脑。艾瑞克森非常擅长罗西所描述的"二级交流（two-level communication）"，即同时与有意识和无意识的思维进行交流（Erickson & Rossi，1976/1980）。在该技术中，治疗师会先用某种信息（以概念、思想、故事、图像等形式体现）使意识思维"忙不过来"，再通过暗示和内涵等方法将另一种治疗信息带入无意识思维。罗西指出，艾瑞克森的人际交往技术很好地诠释了"二级交流"的原理，它将具体的、治疗性的暗示整合到了一个更大的背景之中（如故事、逸事、笑话等）。当意识在听取"逸事"的字面意思时，精心设计、穿插其中的暗示会同时激活无意识联想和意义转变。这些联想和意义会不断积累，最后"溢出"到意识之中（Erickson & Rossi，1976/1980，p.448）。

我们的"意识思维"之所以会感到惊讶，是因为其内部呈现出了一种其无法解释的反应……类比、隐喻以及笑话之所以强大，是因为它们能够激活无意识的联想模式和反应倾向，聚合出一个"新"的行为反应数据，并将此呈现给意识。

将隐喻当作一种可以唤起新的行为反应的二级交流，这个概念在艾瑞克森与一名叫乔的来访者的工作中得到了很好的体现（Erickson，1966/1980）。乔原先过着十分惬意的生活。他拥有自己的花店生意，每天都过得无比充实。但这样的日子，很快就被"癌症晚期"这一噩耗所摧毁。乔疼痛难耐，疾病所带来的诸多限制也让他十分不适。因此，他总是不停地抱怨，并且不愿意服用带有一定致幻作用的疼痛控制药物。在接触的过程中，艾瑞克森意识到乔不喜欢他提起"催眠"这个词。于是，艾瑞克森以一株细长的西红柿植物作为隐喻的载体，通过间接和直接的暗示为该来访者带来了希望、安慰、治疗和快乐。以下为该来访者的治疗摘录（Erickson，1966/1980，p. 271）。粗体字为穿插的暗示。

　　我现在说话的时候，我感到**很舒适**。我希望你也可以**舒适地听**我讲关于一株西红柿的故事。你可能会很好奇为什么我要讲一个那么奇怪的故事。**西红柿有什么好讲的呢**？人们在地里种上颗西红柿种子的时候，能够**感受到一种希望**：希望种子终能长成一株西红柿。当种子结成果实的时候，人们能够**获得一种满足感**。种子会**愉悦轻松**地吸收水分，因为雨水能够**带来安宁和舒适**，也能为花和西红柿带来生长的**喜悦**。对了，乔。我是在农场长大的，我觉得西红柿种子是非常美妙的东西。**乔，你想一想，想一想**。在小小的种子里，西红柿正**在安稳而舒适地休息着**。很快，它就会长成一株美丽的植物，长出那么有趣的叶子和枝条。叶子和枝条的样子很好看，颜色美丽而浓郁。看着这一颗颗西红柿种子，想象着里面正在**安稳而舒适地休息**的西红柿，乔，**你能感受到真正的快乐**。

　　虽然案例中的来访者得了不治之症，几乎没有治愈的希望。但艾瑞克森却在很大程度上缓和了来访者的症状。其实在这个时候，乔的癌症仍在继续扩散，但在艾瑞克森的治疗下，他的疼痛得到了缓解，甚至不再需要接受药物治疗。于是乎，乔看到了前方的希望，带着"我要好好生活和经营花店"的心态，度过了余下的几个月。

　　虽然无法"证明"西红柿的故事"导致"了乔的进步，但看起来这个故事中的隐喻确实激活了"无意识的联想模式和反应倾向"，以某种方式"召唤"

了乔的意识，呈现出一种新的、更好的反应方式。这一过程可以用图解的方式
描述如下。

隐喻的输入激活了无意识的联想模式，通过产生新的意义来打断旧的行为
反应，进而产生新的行为反应（如图 1.1）。

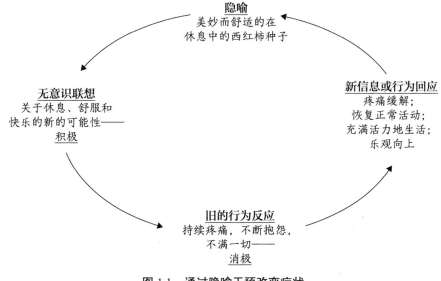

图 1.1　通过隐喻干预改变症状

具体到乔的案例中，则为①西红柿植物隐喻的输入，②激活了"休息、舒
适和快乐"的无意识联想模式，③打断了乔的痛苦、抱怨和不满的旧的行为反
应模式，以及④在新的行为反应中萌生出活力和积极的面貌。在绘制这个过程
的图表时，我们选择了一种环形而非线性的表示方法。这样的呈现方式能够增
强动态互动的感觉。当然，变化不是一下子就能发生的，来访者也不能一下子
就感受到隐喻所带来的影响。但这个过程的确能够产生一定数量的新意义，进
而带来新的行为反应。而这些新的行为反应又会强化隐喻的输入，产生另一系
列的新意义。如此反复，我们激活了一个循环流动的变化过程，随之而来的还
有一套内置的、自发的反馈系统。

班德勒和格兰德

艾瑞克森生命的最后十年，是其教学最富有成效的日子。艾瑞克森通过"利用（utilization）""恍惚（trance）"和"隐喻（metaphor）"等间接性的方法，教育和启蒙了许多跟随者。语言学家理查德·班德勒和约翰·格兰德曾对艾瑞克森的临床工作进行观察，并从中发展出了一个语言学导向的框架，以解释隐喻是如何运作的（Bandler & Grinder，1975）。

在他们的表述中，隐喻是在一种"三段式"的原则下运作的，即隐喻的意义会经过三个不同的阶段。

（1）隐喻通过故事的字面意思呈现出一种"表面意义结构"；

（2）"表面意义结构"激活了"相关深层意义结构"（与听者间接相关）；

（3）"相关深层意义结构"激活了和听者直接相关的"被复原的深层意义结构"。

第三步会激活一种所谓的"转移引申搜寻（transderivational search）"。在搜寻的过程中，听者会将隐喻与自己联系起来："通过引申搜索，来访者能够产生与当下经验最为相关的意义"（Bandler & Grinder，1975，p.22）。

广受好评的电影《E.T. 外星人》（*E.T. the Extra-Terrestrial*）便是一个很好的例子。在该电影中，"外星人"是一个隐喻，可以唤起听众的各种反应。看到电影中外星人和艾里奥特分别时，有些人会热泪盈眶；有些人会不由自主地抽泣起来；有些人会静静地坐着、深思着；还有一些人不为所动。对同一部电影的不同反应，是每个人内心所唤起的不同层次的意义的结果。而这些不同层次的意义，正是观众在进行属于自己的独一无二的"转移引申搜寻"时，所产生的不同体验。

在刚刚提到的告别的场景中，外星人和艾里奥特在告别时的互动给观众呈现出了一种"表面意义结构"。"表面意义结构"反过来又会激活观众的"相关深层意义结构"（往往是一般的、非个人的深层意义）。比如，有些观众可能会感受到朋友之间分离时的伤感，有些观众可能会思考艾里奥特错过了怎样的机会，有些观众可能会回忆起另一部电影中的类似场景。

而在某个节点时，观众会建立起与其个人直接相关的联系——"被复原的深层意义结构"。有些观众可能会想起他在父亲去世时的悲伤，有些观众可能会想起在婚姻破裂时的失落感，有些观众则可能会回忆起某段特别的友谊中的悲伤时刻。正是这种被复原的深层意义结构，使隐喻（或电影）具有了效力。故事情节本身，只是连接观众与故事信息之间的有形的桥梁。如果没有"个人连接"这一无形的联系，信息永远无法通往桥梁的另一边。"个人连接"一旦产生，故事和观众的内心世界之间就会建立起一个互动循环。通过这个互动循环，故事就会变得生动起来，并不断延伸。我们可以用类似于图 1.1 的方式来绘制这个变化过程（如图 1.2）。

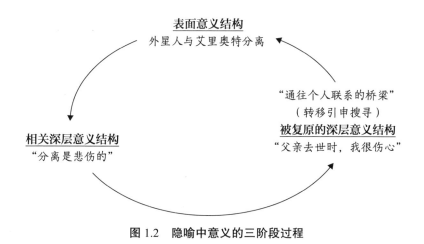

图 1.2　隐喻中意的的三阶段过程

在外星人和艾里奥特告别的故事情节中，其表面意义结构首先会激活"相关深层意义结构"（这个深层意义结构是一般的、非个人的），进而引出"被复原的深层意义结构"(具体的、个人的)。后者最终为故事和观众的私人内心世界提供了一座连接的桥梁(如图1.2)。

如果把这些关于隐喻本质的不同概念中的要点整合起来，我们可以总结出:

(1) 隐喻是一种很重要的经验;它

(2) 由右脑功能介导;在右脑中,

(3) 无意识的联想模式会唤起意识层面的新反应;

方法是:

(4) 转移引申搜寻。

回顾上述不同流派的理论，我们可以发现一个共同的线索:隐喻是一种特殊而有效的交流手段。无论是荣格的"象征"，科普对心理治疗的隐喻观，杰恩斯的"心灵即隐喻"理论，艾瑞克森的"日常万物皆可作为治疗隐喻"的理论、罗西的"语言、症状和治疗干预之间的联系"的探索，还是班德勒和格兰德对隐喻的语言学分析，均表明隐喻是一种多方面的方法，虽然使用方式迥然不同，但目标是一致的:扩展人类意识。

隐喻与生理学

艾瑞克森和罗西关于隐喻、症状学和右脑功能之间的潜在联系的理论，似乎为我们打开了一盏想象的灯。为了弄清楚为什么隐喻如此强大，以及在生理层面上发生了什么，我们着手开始研究大脑半球活动与象征性或隐喻性语言之间的关系。为了更好地描述这种潜在关系的意义，我们希望先介绍一下大脑研究的近代史全景。

20 世纪 60 年代，心理学家罗杰·斯佩里（Roger Sperry）及其同事菲利普·沃格尔（Phillip Vogel）、约瑟夫·波根（Joseph Bogen）及迈克尔·加扎尼加（Michael Gazzaniga）共同研究了大脑左右半球之间的关系。罗杰·斯佩里在 1968 年发表的论文中报告说，在菲利普·沃格尔和约瑟夫·波根成功地对患有癫痫大发作[6]的病人进行了实验性的、前所未有的外科手术后，斯佩里及其同事发现病人的行为发生了意想不到的改变。这种改变表明了大脑的两个半球处理信息的方式是完全不同的（Sperry，1968，p.724）。

这些病人并没有呈现出统一的单一意识流。相反，许多方面都表现出他们拥有两个独立的意识流。即，左右脑都存在独立的意识流。两个意识流的心理经历是彼此独立和隔绝的。换言之，每一个半球似乎都有自己独立的、私人的感觉；有自己的感知；有自己的概念；有自己的行动冲动，以及相关的意志、认知和学习经验。

对于熟悉左右脑差异的一代人来说，可能无法体会这个发现的重要性。然而，在斯佩里左右脑分工理论出现之前，人们普遍认为两个半球的功能虽然不完全一致，却是基本相似的。

斯佩里及其同事激起了相关研究的水花，让我们了解了越来越复杂的大脑功能。人类的左右脑功能，即存在着差异化的特定分工，也包含了用以平衡的整合元素。我们现在已经知道，虽然大脑的每个半球都有自己处理信息的"风格"（特定分工），但左右脑同时也会合作发挥作用（整合）。语言也是如此。此前，人们认为语言是属于左脑的专属功能；然而现在的研究表明，左右脑在语言生成和理解的"复杂冒险"之中，实际上也会协同互动。

与"左右脑如何处理语言"相关的研究让我们兴奋不已，因为它能够帮助我们进一步研究大脑如何理解和利用隐喻以进行交流。研究表明，左脑按顺序、逻辑和字面意思处理语言，而右脑则以同步、整体和关联的方式处理语言（Nebes，1977）。换言之，左脑会按照正确的顺序排列所有的"拼图碎片"，而右脑则会感知整个画面。

这和隐喻有什么关系呢？我们知道隐喻所依赖的是暗示而非字面意义。因此，我们似乎需要通过更多的右脑活动而非左脑的逻辑分析来解码隐喻的含义。事实上，这一点已经在两项不相关的研究中得到了证明。这两项研究调查了左脑和右脑在不同类型的语言处理中的参与程度。1978 年，奥恩斯坦（Ornstein）测量了医学生在执行各种认知任务时的脑电波活动。该研究发现，在阅读和书写技术文章段落时，所记录的左脑活动最为活跃；而在阅读苏菲故事时，所记录的右脑活动最为活跃。在阅读苏菲故事时，会产生与阅读技术类文章一样的左脑活动，但与此同时右脑的参与也会激增。兰姆（1980，p. 15）总结道：

这是因为在阅读此类故事时，既需要左脑去处理印刷文字的编码顺序，又需要更多的右脑参与去生成意象和处理隐喻，从而搜寻故事的意义。

1977 年，罗杰斯及其同事比较了在使用霍皮语和英语时左右脑活动的差异。他们将同一个故事翻译成了霍皮语和英语，并将其播放给了拥有双语能力的霍皮族小学生收听。与此同时，他们还记录了脑电图测量数据。结果表明，在处理霍皮语故事的过程中，右脑活动比英语版本更加活跃，原因是霍皮语是一种比英语更依赖于语境的语言。在霍皮语中，单词并没有固定的含义，只能结合整体的交流内容来理解。这种对情境理解的流动性需求，是右脑参与更为活跃的原因所在。

佩列蒂耶（Pelletier，1978，p. 102）总结道：

这些言语元素（右脑）没有固定的定义，而是取决于语境。当其被视为新模式的一部分时，它们可以转变意义。

佩列蒂耶的"右脑加工中转变意义"的概念与科普（1971）所称的"隐喻多重意义可以共存"，以及艾瑞克森和罗西（1976/1980）的"二级交流理论"不谋而合。

虽然目前还不能得出明确的结论，但初步的研究通过对比隐喻的语言特征与右脑功能的生理特征，证实了这些理论家的直觉。右脑的功能具有意象性、牵连性、情境性和流动性。隐喻产生于意象和意义的交织中，其信息只能在语境和意义转变的某个位置中获得。事实上，隐喻似乎是一种右脑的语言（Pelletier，1978）。随着未来研究继续深入探讨和证实我们当下的发现，我们将进一步找到"参与处理不同类型语言的左右脑活动"的精确模式，从而为我们理解甚至量化隐喻交流的功效提供生理学基础。

未来即现在

在过去的几十年里，学者愈发关注神经科学与故事之间的联系。著名的神经生物学专家丹尼尔·西格尔（Daniel Siegel）博士告诉我们："我们是讲故事的生物，故事是将我们联系在一起的社交黏合剂。"西格尔博士还说过："心灵作为我们人性的基本部分，是由故事所塑造的"（Siegel，2012，pp. 31–2）。

他的话让我重新审视了"神经可塑性"和隐喻之间的联系。所谓神经可塑性（neuroplasticity），即传统定义中的"大脑根据经验改变其结构的能力"（Siegel，2012）。在《重塑大脑，重塑人生》（*The Brain That Changes Itself*）一书中，诺曼·道伊奇博士（Norman Doidge，2007）告诉我们，在20世纪60年代和70年代初，杰出的科学家们发现"大脑每进行一次不同的活动，就会改变其结构，完善其回路，从而使之更适应手头的任务"。诺曼·道伊奇博士后来解释说："想象某行为与该行为本身所涉及的运动和感觉程序是一致的。"

早期的研究（Pelletier，1978；Rogers et al.，1977）认为："隐喻帮助我们在故事情节、音乐、艺术或诗歌中创造意象，似乎是一种右脑的语言。"而美国加州大学旧金山分校神经学教授布鲁斯·米勒（Bruce Miller）则认为，"左脑犹如一个恶霸，在抑制和压制着右脑。当左脑力量消退时，右脑的无限潜能就会显现出来"（Doidge，2007）。

隐喻（故事、音乐、艺术、诗歌）犹如一块鹅卵石。当我们将其掷入池塘（大脑）时，被释放的潜能将如一圈圈的涟漪一般，给我们的生活带来实质意义。神经科学家拉马钱德兰（Dr. V. S. Ramachandran，2011）告诉我们，"隐喻的使用以及挖掘隐藏的类比的能力是所有创造性思维的基础。"拉马钱德兰的说法与艾瑞克森和罗西的二级交流理论是相呼应的。二者均告诉我们，隐喻在某种意义上是矛盾的："一方面，隐喻所表达的并不是字面上的真相；另一方面，与平淡无奇的文字陈述相比，设计巧妙的隐喻能够如闪电一般，更快速、更深刻、更直接地揭示真相。"

精神病学家和神经衰老研究者麦吉尔克里斯特（McGilchrist）在其精彩绝伦的著作《大师和他的使者》（*The Master and His Emissary*，2009，p. 115）中写道："隐喻思维是我们理解世界的根本。因为隐喻是帮助思维跨越符号系统直达生命本身的唯一途径。它是联系语言与生活的纽带。"

新生代的神经可塑性科学家和神经科学家正在逐渐揭开隐喻的神秘的神经生理学面纱。随着这一创新知识的不断发展，我们可以进一步将隐喻这一可行的治疗方法应用于处理儿童依恋问题、注意缺陷／多动障碍和创伤之中。

注释

1. 首先必须指出，根据联合国原住民问题常设论坛（United Nations Permanent Forum for Indigenous Issues）的一致意见，为尊重土著人民的多样性，尽量使用"部落（tribes）""多数民族（first peoples/nations）"和"原住民（aboriginals）"等词语。

2. 霍皮族 / 哈瓦苏派族 / 特瓦族，13 位原住民祖母国际理事会（International Council of Thirteen Indigenous Grandmothers）成员，世界知名人权活动家。

3. 摘自：Hammerschlag, (2009).The Huichol Offering:A shamanic healing journey, *Journal of Religion and Health*, 48(2), pp. 246–258. 2008 年 9 月 26 日在线发表。版权归 Blanton-Peale Institute 所有。

4. 荣格将这一过程称为"个体化"（1960），并将其视为现代意识研究最重要的一项工作。

5. 详见 Rossi、Ryan 和 Sharp（1983）的传记中的第 42–44 页。

6. 菲利普·沃格尔和约瑟夫·波根发明了一种割裂脑手术。该手术会切断连接大脑两个半球的胼胝体的神经通路。

第二章

儿童治疗中的隐喻

在现实世界中，我们认为马就是马。然而在奇幻的神话世界里，如果加上翅膀，马就变成了飞马。谁骑上它，就能随心所欲去到世界上的任何一个角落。

联结内在小孩

对于我们这些从事儿童工作的人来说，"回到开始，重新成为孩子"是一句大有裨益的格言。我们发现，在重温愉快的回忆、幻想游戏，或观察在公园、海滩和校园里玩耍的孩子时，我们能够重新联结"内在小孩"。这是一种极其宝贵的体验，使得我们能够唤醒记忆中或观察到的自发时刻，并在以后将其用作重要的治疗工具。

关于如何与儿童建立有效的治疗关系，目前已经有了大量的理论支持（Axline，1969；Berg & Steiner，2003；Carey，2006；Crenshaw，2006，2008；Freud，1946；Gardner，1971；Gardner & Olness，1981；Gill，1991，1994；Gil & Drewes，2005；Guerney，1997；Hammerschlag，1988，1993；James，1989/1996；Jernberg，1979；Kestly，2001；Landreth，2012；Norton & Norton，1997；Oaklander，1978/2007；O'Connor & Braverman，1997；O'Connor & Schaefer，1994；Russo，1964；VanFleet，1994）。游戏治疗创始

人克拉克·莫斯塔卡斯（Clark Moustakas，1959/1992）指出："治疗师和孩子之间的良好关系是治疗过程和一切人际成长中不可或缺的维度，或许也是唯一重要的现实。"

人们普遍认同需要为孩子提供安全的环境，从而培养融洽的关系，以及尊重和合作等品质。对我们来说，联结内在小孩是建立治疗关系诸多维度的核心要素。事实上，它可能是决定我们最终能否触及孩子的最关键的因素。有时，作为治疗师的我们会发现，如果治疗师一时忘记让自己"进入内在小孩的世界"，我们会因此感到受限和挫败。

案例：透过孩子的眼睛

有一天，我的一位同事给我打电话，问我能否立即接待他的来访者——一位母亲和她4岁的儿子马克。同事解释说，这位母亲称马克曾多次遭遇父亲的性虐待。最近，母亲卷入了监护权之争，她试图说服法庭相信父亲的虐待行为。在过去的几个月里，孩子接受了法院指定的多位治疗师的询问和检查。然而，事情仍然悬而未决。与此同时，马克的行为和情感状态继续迅速恶化。母亲报告说：孩子会半夜惊醒，伴随无法控制的尖叫；白天也会非常害怕，多次号啕大哭。

我同意第二天早上接待孩子和他的母亲。当这位可爱的母亲走进我的办公室时，她怀里抱着一大堆文件和案件材料，都是关于她儿子的。马克是一个灰头土脸的小男孩，有着一双明亮的蓝眼睛。他十分勉强地露出了笑容。小手一直抓着妈妈的牛仔裤口袋。这位母亲呢，虽然无比激动和痛苦，却还是勇敢地坐在沙发上，开始尽可能高效地查看文件。马克坐在她身边，手指还在她的口袋里绕圈。我注意到他的眼睛扫过周围架子上的玩具、游戏、毛绒动物玩具、手偶、图画和绘画材料。

我要先看看前任治疗师的报告，还是先浏览一下冗长的法庭报告？这次会面的前几分钟，我按照母亲的意愿，一直在旁边观察小马克。我扫了一眼治疗师的报告，尽量抓住里面的关键词。对于报告中的父亲和孩子之间发生的事情，似乎可以做出各种各样的动力学解释。我翻开了厚厚的庭审记录，发现里面只有一些模糊的意见和建议。我的内在开始觉察到不舒服和心烦意乱。仿佛有 5000 个事实在房间里上蹿下跳，争相吸引我的注意。但当我接受的"信息"越多，我感觉自己离孩子越远。

与此同时，我面前这个 4 岁的小男孩，这一连串信息的当事人，正默默地、悲伤地坐在母亲旁边。他的动作幅度很小，但眼睛却一直好奇地在房间里"游荡"。尽管我只花了很短的时间去浏览"有关资料"，但我发现我不能继续这样了。我很快意识到，阅读这些看似相关的材料实际上妨碍了一个儿童治疗的最基本要素：在马克的世界里与他建立联结。

我把所有材料放到一边，向母亲解释说：和马克玩一会儿对我来说很重要。通过游戏，我们可以了解彼此。然后我走到马克跟前，握住他的手，用一种振奋的语气说："我注意到你一直在四处张望，我敢打赌，你一定想走近看看。"他点头同意，然后离开沙发。那一刻，他的眼睛亮了起来。随着这种转变的发生，我注意到我的不适和失联的感觉开始减轻。

马克开始环顾房间。而我则一直蹲在他身边，试图通过他的眼睛，而不是通过一位成年治疗师的眼睛，去环顾房间。我重复了他用来描述看到的玩具和游戏的词语。我还配上了他孩子气的音调和发音。这不仅是为了让我听起来像在说他的语言，更多的是为了让我自己——感受我内心的 4 岁孩子在经历如此的生命创伤之后，在他人办公室里和另一名治疗师在一起的感觉。

作为治疗师，我们接受的训练要求我们注意诸如客观性和移情这样的问题。然而，要是我们不知道这个人正在体验什么，我们就不可能真正客观。这个孩子已经经历了许多所谓的客观评估，这些客观评估形成了一份份的心理报告和庭审报告，让他不堪重负。显然，在这种情况下，客观性已经大量存在了。因此，我强烈地感觉到，对我来说反其道而行之至关重要——暂时抛开所有的客观，让自己感受到内在小孩，从而能够真正地认同马克。我知道我必须先感知到马克的世界，这些客观信息才能够产生意义，才能够帮助我更好地对马克实行干预。

尽管之前的治疗师认为马克沉默寡言，反应迟钝，但在我们的第一次治疗中，他就能通过艺术作品和故事讲述来表达他生活中的诸多挣扎。在此之前，我们不过是花了大约 30 分钟探索房间，同时以只有"孩子"才能做到的特殊方式相互了解罢了。

有时候，我们也会想方设法帮助父母抛弃成人的视角，换个角度看清楚孩子发生问题的那个真实的世界。转换角度，即意味着父母要与他们的内在小孩保持最低限度的联结。因为所谓的从孩子的角度看待问题，实际上是要父母透过自己童年生活经历来看待问题。通过这个角度，我们会有两个重要的收获：①他们能更加深入地共情孩子的经历；②他们同时获得了几十年前学到的，但从成人视角通常无法获取的潜在资源。

案例：怪物和纸杯蛋糕

丹妮尔今年 8 岁了，是一个非常可爱的小姑娘。她在母亲的陪伴下前来接受治疗。母亲称孩子有许多问题，如紧张和慢性睡眠问题。在过去的几年中，丹妮尔晚上睡觉时一直都很害怕，因为她相信卧室里有怪物。母亲曾理性地和她解释，怪物并不存在，没什么可怕的。但丹妮尔坚持认为，怪物确实存在，并竭力说服母亲相信这一"事实"。丹妮尔对这些怪物最初的恐惧进一步恶化，因为她无法让任何人相信这些怪物的存在。

在第一次治疗期间，我询问了这些怪物的情况，了解了它们的样子，是否发出声音，是否与小女孩有身体接触等。这些问题认可了丹妮尔世界中的"现实"。也正因如此，她回答问题时也变得活泼和兴奋起来。当我和丹妮尔互动时，母亲显得很困惑。她把我叫到一边，告诉我，她对我支持丹妮尔相信怪物存在的行为感到恼火，因为她花了很多年时间辛辛苦苦试图打消孩子的这种想法。我告诉这位母亲，在她引导丹妮尔按照她的思维方式思考前，她需要先进入丹妮尔的真实世界，承认她的恐惧，然后再引导她做出其他选择。我建议她假装自己是一个被怪物吓坏的 8 岁小孩，告诉她通过这样的方法，她有可能会在我和丹妮尔继续治疗的过程中学到一些重要的东西。在剩下的时间里，我们创造了一个能够重构怪物的隐喻。在这个隐喻的帮助下，丹妮尔找到了消除恐惧的解决方案。

当我询问丹妮尔是否听说过"怪物和纸杯蛋糕不为人知的故事"时，她摇了摇头。我看着她的母亲，问道："你呢？"她耸了耸肩，回答说："没有。"

随后，我告诉丹妮尔，怪物其实是那些没有朋友、闷闷不乐的孩子假装出来的。这些孩子一开始尝试了各种方法去交朋友，但总被小伙伴们忽视，无法得到他们真正想要的关注。这些孩子变得非常伤心，只好离开，独自忍受伤心和难过。后来有一天，他们意识到为了让其他孩子喜欢他们，他们需要吸引更多的关注。于是，他们把自己打扮得怪里怪气，行为举止也变得奇怪。他们回到其他孩子身边，希望得到朋友般的欢迎。结果却恰恰相反：其他孩子被吓得跑开了，以为他们刚刚看到了怪物！

这时，那些穿着怪物服装的闷闷不乐的孩子们自己也开始感到非常困惑和害怕。丹妮尔曾看过《E.T. 外星人》这部电影。因此，我让她回忆艾里奥特第一次在后院见到外星人时有多害怕。接着，我问丹妮尔是否还记得后来艾里奥特送了一份什么礼物给外星人并和他成了朋友。"牛奶巧克力！"丹妮尔自豪地插话道。此刻，作为治疗师的我热情地回应说："是的，没错。丹妮尔呀，要不你回家后也送你的怪物们一份礼物，让他们变成友好的怪物？"

就在这个时候，丹妮尔去了趟洗手间。她的母亲看着我，脸上带着微笑，评论道："你知道吗，我能在脑海中幻想你说的一切。在某种疯狂的意义上，这居然还挺有道理的。我已经忘了小时候我听收音机里的故事时的感受了，差点就不记得怎么去想象各种兴奋的事情了。谢谢你提醒我。"

一周后，孩子的母亲告诉我丹妮尔专门为这些怪物做了一个纸杯蛋糕，放在这些怪物"居住"的壁橱门前。而在这一整个星期里，丹妮尔只有一个晚上睡得不好，其余时候都睡得很香。在接下来的三个星期里，丹妮尔偶尔会有退行表现，睡觉前再次感到恐惧。这时候，母亲会提醒丹妮尔关于纸杯蛋糕、艾里奥特和外星人，以及牛奶巧克力的事情。令她高兴的是，她发现自己也变成了一个会讲故事哄女儿入睡的人。

荣格与内在小孩

荣格在他的自传《回忆·梦·思考》（*Memories, Dreams & Reflections*，1961）中，优美地回忆了他与自己的"内在小孩"的意外相遇，以及他对他的生活产生的奇特而持久的影响。在"直面潜意识"一章中，荣格描述了一系列的梦境。这些梦境让荣格迷失了方向，"内心也不断受到压力"。他的情绪如此不安，以至于他开始怀疑自己也有"心理障碍"。为了找到问题的根源，他开始探索童年的记忆。荣格写道："但这种回顾并没有取得我预想的效果，除了重新承认自己的无知外一无所获。我便只得对自己说：'既然我什么都没有参透，那就索性干点儿心中所想的事情吧。'"但在这段探索中，荣格想起了一个栩栩如生的画面。这个画面成为他人生中一个难忘的转折点（Jung，1961，pp. 173–4）。

第一件浮现在我记忆中的童年情景也许是我 10 岁或 11 岁时的事儿。那会儿，有好长一段时间，我喜欢玩各种积木类的游戏。我仍然能十分清楚地回忆起自己用积木搭小房子和城堡的情形，我还拿瓶子当作门窗和拱顶。再大一点儿，我便用石头和黏土造起了我的小房子，将泥浆当作灰浆建造房子是非常有趣的过程，我沉迷了很长时间。使我感到惊讶的是，与这一记忆同时而来的还有大量的感性情感。"嘿嘿，"我自说自话，"这仍然是具有生命力的。那个小孩仍然在那里，而他还有着我所缺乏的那种富于创造的精神。那么，我怎样才能找到通向创造力的途径呢？"而作为一个大人，我是没法跟11岁时相比的，这也是一道根本无法跨越的鸿沟。但我要是想与那个时期重新建立联系，就别无他法，只能返回那个时期，再次过着小孩那样的生活并玩他那时候玩的游戏。这是我命运的转折，只是经过无数次的思想斗争之后我才能屈从，这一体验过程也是非常痛苦的，因为我认识到，除了玩这种孩童时期的游戏之外别无他法。

荣格后来的确"屈从"了，开始收集石子来建造他的村庄，里面有别墅、城堡和教堂。每天吃完午饭，荣格就会继续玩这个建筑游戏。晚上要是诊治工作完成得早，他也会继续玩这个游戏。虽然他也会不断质疑自己在做什么，为什么要这样做。但他始终还是愿意相信自己单纯的渴望，在"脑海中的种种幻象的含意"中继续前行（Jung，1961，pp. 174–5）。

在这个活动期间，我的思想变得清晰了起来，于是那些起初模模糊糊地在我脑海中出现的种种幻象的含意也渐渐明晰了。当然，我也想到了我现在做的这一游戏的意义，于是我便自问道："你现在在干些什么呢？你是正在建一个小城镇，还是在举行某种祭礼呢？"对于这个问题，我没有给出答案，但我的内心却十分清楚，我正走向发现自己的神话的谜底。因为这建筑游戏仅仅是一个开始，它释放出了一系列我后来慢慢记忆起来的种种幻象。

荣格与自己内在小孩的接触，对释放非凡的创造能量起到了至关重要的作用，最终形成了著名的原型和集体无意识理论。

如前所述，荣格曾描述过许多不同的原型人物——母亲、父亲、孩子、英雄、小人、诱惑者、骗子等。在"儿童原型心理学"（1949/1958）一章中，荣格对儿童原型——内在小孩——的独特重要性进行了清晰的论述。[1]对荣格来说，儿童原型是未来潜能的活生生的象征，给有意识的人格带来平衡、统一和活力。通过内在小孩，我们可以整合人格内相反的品质，并释放新的可能性（Jung，1958，pp. 125–8）。

儿童母题（motif）不仅代表着远古存在的东西，也代表着现在存在的东西。也就是说，它不仅仅是一个遗迹，而是一个正在运作的系统。"孩子"为未来的人格变化铺平了道路。在个体化过程中，它预示着人格中的意识和无意识因素所综合而成的形象。因此，它是一个将对立面统整起来的统一的象征。

在"儿童原型的特殊现象学"一章中，荣格语气强硬地指出（Jung，1958，pp. 135–6）：

它（儿童母题）是一种具有生命力的人格化，完全超出了我们意识心智的有限范畴；这种人格化拥有着我们片面的意识心智所不知道的方式和可能性。它代表了每个生命中最强烈的最不可避免的冲动，即实现自我的冲动。

对于荣格来说，儿童原型远不止是一个概念或理论。这是一种活生生的力量，引导和支撑了他的成人人格。事实上，当荣格在个人和职业生活中遇到困难时，他依然会继续利用他与"内在小孩"的特殊联系以渡过难关。

艾瑞克森与内在小孩

艾瑞克森对童年的特质也有一种天生的敬意，可能源于他自己成年后的淘气和顽皮的个性。以下这则有趣的故事，很好地说明了艾瑞克森如何为了帮助自己解决一个"成人"问题，主动（尽管是无意识的）与内在小孩进行联结（Rossi & Ryan，1985，p.51）。

在写某篇论文某章节时，我死活也憋不出内容。我不知道该如何描绘我某个来访者的"不合逻辑"。我进入了恍惚状态，分不清自己在研究的到底是这个个案，还是另一个个案。回过神来，才发现自己花了很多时间看了一大堆漫画书。嗯，我用尽了所有的时间，看了一大堆漫画书。

下一次动笔继续写这篇论文时，我的状态很好，非常清醒。我来到之前无法描述的困难部分，没错，休伊、杜威、路易和唐老鸭*已经诠释了那个情况，那种特定的逻辑！我的潜意识把我送到装着漫画书的盒子里，让我在里面搜索，直到找到我想使用的确切释义。

艾瑞克森还讲述了另一则迷人的故事，再次描述了他如何与自己的内在小孩进行联结。当时，艾瑞克森正在机场候机，身旁有一位母亲带着 2 岁大的小女孩。为了打发时间，他开始观察人类的行为，这是他最喜欢的消遣。小女孩坐立不安，母亲则非常疲累。孩子发现了附近柜台上的一个玩具，快速回头看了一眼沉浸在报纸中的母亲。接下来，孩子故意上蹦下跳，到处乱跑，以此打断母亲。最后，恼怒的母亲站起来带孩子走动走动。当然，孩子把母亲直接带到玩具柜台。那孩子没有提出任何的口头要求，就设法得到了她想要的东西。艾瑞克森做出了如下赞赏性的总结，反映了他通过孩子的眼睛看到的世界，以及对此的感知和尊重（Rossi & Ryan，1985，p.65）。

这个 2 岁的小女孩充满着小孩独有的智慧。这是一种仍未被社会和习俗强

---

* 均为漫画人物。——译者注

加给我们的错误认识所搅浑的智慧。在这样的智慧下，小女孩开始这样思考：
"我想要那个玩具；但妈妈经常拒绝我；也许最好的办法就是惹恼她，再给她
一个让我安静下来的机会。"我也不是说这个孩子真的那么圆滑。只是，当我
看到她对玩具感兴趣时，我没想到她会用这样的方式去获得它。我以为——当
然这是作为成人的想法——孩子会简单地把妈妈带过去。但这个孩子比我聪明
多了，她知道劲儿该往哪里使！

作为治疗师，我们可以从荣格和艾瑞克森的个人经历中学习，学习他们如
何以各自的方式，与自己的内在小孩维持联结，如何为其提供滋养和灌输创造
性的活力。每个人都有着不同的与内在小孩联结的方式。就像原型和漫画书一
样，种类繁多，各不相同。在联结内在小孩的过程中，最重要的不是联结的呈
现方式——荣格的呈现方式是建造一座微型城市，艾瑞克森则是看漫画书——
而是联结的真实和真诚。对一个人来说，他的内在小孩可能是无忧无虑、任性
调皮的；对另一个人而言，内在小孩可能是敏感而富于洞察的；而对第三个人
而言，这个孩子可能是真诚而天真的。无论如何，成人治疗师都能通过这种特
殊的联结，寻回一种特殊的视角，从而为接受治疗的孩子带来一种无与伦比的
理解和共情。

幻想与游戏的重要性

有一天，我在海边观察到了一个可爱的小男孩。这个小男孩患有严重的神
经生理障碍。我无意中听到他告诉父亲，海岸线上的大石头其实是宝箱，里面
装满了各种隐藏的宝物。他一边说，一边用颤抖的小手指着岩石。他的眼睛闪
闪发光，脸上的笑容诉说着一种属于他自己的快乐，具体是什么可能只有他才
知道了。我不禁羡慕起来。

幻想，便是孩子的内心世界。它也是自然的、与生俱来的过程。通过它，儿童可以学会如何理解自己以外的世界。有些人甚至认为，幻想是一种遗传的生物功能，具有明确的出现时间，是儿童健康发展的必要条件（Pearce，1977）。皮尔斯（Pearce）指出，健康成长的儿童会呈现出两种不同类型的游戏。一种是模仿性游戏，如"跟随领导者"游戏 *；另一种是"幻想游戏"或"象征性游戏"，如将某物体当作与它外在现实不一致的事物。举个例子，有些孩子会将阁楼中巨大的空盒子幻想成一座堡垒、一座城堡或一艘小船；将餐馆里的盐罐幻想成一辆赛车、一枚太空导弹和一艘潜艇。换言之，原本意义有限的空盒子或盐罐，成了无限幻想和隐喻的跳板。这种"儿童创造的隐喻"似乎是儿童内在学习过程中的索引。孩子把所学的知识变成了自发的游戏或故事，而游戏或故事又促进了对所学知识的整合。

跳舞鞋

有一天，我来到一位费登奎斯 ** 治疗师的家中接受背部治疗。她两岁半的女儿凯蒂也在场。小女孩很怕生，安静地坐在沙发上，静静地把一张纸撕成小块。我询问小女孩这些撕下的纸片是不是送给我的礼物，并伸出了手。小女孩马上将纸递给了我。我表达了感谢，并小心翼翼地将纸片放在口袋里。

治疗差不多结束时，睡眼惺忪的我注意到凯蒂和另外一个 12 岁左右的小朋友一直在观察凯蒂母亲如何帮我治疗。我没有朝他们的方向看，而是像孩子般朝他们挥了挥手。当我终于睁开眼睛，坐直身子的时候，凯蒂和她的朋友正静静地坐在我对面。我对着他们笑了笑。那一次费登奎斯身心治疗的主

---

* 参与者需模仿游戏带领者的一举一动。——译者注

** 费登奎斯方法是一种整体康复方法，可以帮助人们缓解慢性或急性的背痛、肩部紧张和大多数其他肌肉骨骼功能障碍。——译者注

题是"平衡"。凯蒂母亲让我闭着眼睛慢慢地走过客厅，而凯蒂则一直在旁观察。当我完成后，我再次感谢凯蒂将纸片送给了我，并在不经意间让孩子注意到我的鞋子，我称之为"跳舞鞋"。我接着在原地快速移动脚步，仿佛在跳一段踢踏舞。停下时，凯蒂对我笑了笑。

我告诉她："你只要叫我的鞋子跳舞，它就会跳。"

说罢，我又迅速地在原地移动脚步。接下来，我和她说："你也可以让你的鞋子跳舞，把它变成跳舞鞋。"凯蒂照做了，并开始按照我的方式轻快地移动脚步。她为自己新发现的能力高兴得咯咯直笑。离开凯蒂家下楼取车的过程中，我让她继续命令我的鞋子跳舞。

第二周，凯蒂母亲报告说平时害羞安静的凯蒂喜欢上了跳舞，并一直向大家展示她的"跳舞鞋"。

幻想和游戏理论

关于游戏和幻想的创造性过程，学者曾提出过许多动力学理论。不足为奇的是，其中一些理论对幻想持否定态度，而另一些理论则支持其作为发展和治疗工具的价值和效用。

弗洛伊德（Freud，1962）认为幻想是从剥夺中发展起来的，实际上在表达一种愿望满足的需要。对弗洛伊德来说，幻想的功能与梦境一样，是一种填补空白或扭转错误的补偿机制。心理学家贝特尔海姆（Bettelheim，1975）对弗洛伊德的基本观点进行了补充，指出了幻想在发展中的关键作用：在童年的无力和依赖中，幻想点燃了希望，将儿童从失败的绝望中解救出来。此外，它还可以帮助儿童处理和"超越"弗洛伊德几个发展阶段所特有的情感和心理问题。

蒙台梭利（Montessori，1914）对幻想的看法则出奇地灰暗，认为它多多少少展示了"童年早期的不幸的病态倾向"，会助长"性格的缺陷"（Gross & Gross，1965）。另一方面，皮亚杰认为幻想在儿童的认知和感觉运动发展中起着极其重要的作用（1951）。象征性的游戏，如建造沙堡或盐罐赛车，可视为提高运动能力和发展认知空间意识的一种手段。皮亚杰在对儿童的研究中，仔细探索并利用了想象游戏的发展阶段。

最近的研究者则注意到，幻想可以在补偿性和创造性两方面发挥作用：儿童可以利用幻想来改变不愉快的情境或满足未满足的需要；也可以利用幻想来发展纯粹的创造性能力（Hilgard，1970；Olness，1978）。

与"幻想对儿童有病理影响"完全相反的一个观点是：幻想的缺失可能是真正的问题所在。加德纳和奥尔内斯（Gardner & Olness，1981）推测称，西方文化中对幻想的贬低可能会导致青春期出现的种种冲突。

阿克斯莱（Axline，1955）强调，治疗师需要对儿童幻想游戏的"自由飞翔"持开放态度，"而不是强行赋予它意义"。她指出，对儿童有意义和有治疗作用的东西，在成人看来可能是无足轻重的。

心理学家奥克兰德（Oaklander，1978）用自己的亲身体验说明了幻想的价值。据描述，她曾在童年时经历过一次烧伤，而正是"沉浸在幻想中"这件事让她从创伤中"幸存"下来。幻想在奥克兰德的儿童工作中起着核心作用。她认为幻想拥有重要而多样化的用途，幻想既是儿童快乐的来源，又是反映儿童内心过程的一面明镜。通过幻想，孩子可以表达出被隐藏的恐惧，描绘出仍未表达的欲望。

艾瑞克森（1954a/1980）曾对意识和无意识幻想进行区分。区分的方式十分有趣，却也非常实用。他认为，有意识幻想是一种简单的愿望实现形式：我们希望完成伟大的事业或创造出伟大的杰作，却始终无能为力。而无意识幻想是无意识中的潜能的表达方式。当意识层面与无意识层面达成一致时，这些潜能便可得到实现。"无意识幻想……是不同程度的心理构造；无意识已经准备好了，或者正在等待机会，使之成为现实的一部分"（Erickson，1954a/1980，p.

421）。

斯图尔特·布朗（Stuart Brown）博士曾指出（2009）："无论在什么年龄段，当我们参与幻想游戏时，实际上是在扭曲我们普通生活的现实，并在此过程中萌发新的想法和存在方式。"布朗博士还讨论过幻想和创造性游戏的重要性：它们为人类打开了发现的途径，可以改变人类，例如"爱因斯坦便是在幻想自己乘坐光速电车后提出伟大的相对论"（2009）。

本节开头提到的海滩上的小男孩，他眼中看到的是石头，但他的无意识却通过"宝藏"这一隐喻明智地传递了一则重要的隐喻信息：孩子自身的被掩盖的能力。

对孩子来说，"Block（有'积木'或'阻碍'之意）"一词是一个建造和探索世界的奇妙工具，可以激发孩子的无限想象。而成人在听到这个词时，往往只能想象出"障碍"的意象，无法如孩子一样将几块积木想象成城市、建筑、汽车、火车和飞机。成人是否已经遗忘了童年时曾拥有的智慧，遗忘了如何在天生能力的驱使下，利用任何可用的东西——图像、物体、声音、纹理——来创造自我发现的美妙体验？

隐喻在儿童治疗中的应用研究

对孩子而言，"在故事的框架下实现治疗隐喻的目的"就如星期六早上的卡通片一样，是一件自然而然的事情。当你向孩子描述某行为和事件时，他们只会关注其表面的意思。即使你正在传达隐藏的意义，他们也不会领会。可以肯定的是，孩子喜欢听治疗隐喻，但是否有任何实验证据表明其有效性呢？

在过去的几十年里，探索隐喻和讲故事对儿童和成人的治疗作用的研究层出不穷。回顾与儿童和青少年相关的文献时，我们发现了大量将隐喻和故事作为主要或辅助的治疗方式的应用。以下是对这些应用的总结：

- 施虐的父母（Lankton & Lankton，1983）
- 领养（Rubin，2007）
- 依恋障碍（Courtney，2013；Wenger，2007）
- 自闭症谱系（Courtney，2012；Scanlon，2007）
- 尿床（Crowley & Mills，1986/2014；Elkins & Carter，1981；Mills & Crowley，1988/2005；Rogers，1983）
- 课堂应用（Nickerson，1973）
- 社区恐惧（Hammerschlag，2009）
- 死亡（Mills，1993/2004）
- 家庭治疗（Brink，1982；Rule，1983）
- 焦虑恐惧（Courtney，2012；Mills，1989）
- 寄养（Kagan，1982）
- 文化问题（Duran，2006；Gil & Drewes，2005）
- 健康和福祉（Burns，2007）
- 住院（Bassin，Wolfe，& Thier，1983；Becker，1972；Schooley，1976）
- 学习、行为和情绪问题（Allan，1978；Arnott & Gushin，1976；Elkins & Carter，1981；Gardner，1970，1972a，b；Stirtzinger，1983）
- 轻微脑损伤儿童（Gardner，1974，1975）
- 恋母情结（Gardner，1968）
- 智力障碍的儿童和成人（Hariman，1980；Wildgen，1975）
- 关系（Landreth，2012；Crenshaw，2008）
- 复原力（Short，Erickson，& Erickson-Klein，2005；Mills，2011）
- 分离焦虑（Mills，2001）
- 严重疾病（Mills，1992/2003）
- 学校恐惧症（Elkins & Carter，1981）
- 自我概念增强（Burnett，1983）

- 睡眠障碍（Levine，1980）
- 压力（Reznick，2009）
- 拇指吸吮（Lowitz & Suib，1978）
- 创伤（Brody，1997/2007；James，1989/1996；Levine，2008；Mills，2007；Perry & Szalavitz，2006）

以上研究均认为隐喻是一种有效的沟通工具，能够以一种愉快和富有想象力的方式促进治疗变化。

除此之外，许多学者也曾对隐喻干预在成人、伴侣和团体治疗中的应用进行了有趣的研究（Adams & Chadbourne，1982；Amira，1982；Berg & Steiner，2003；Burns，2007；Condon，1983；Crowley & Mills，1984b；Gindhart，1981；Goldstein，1983；Hoffman，1983；Katz，1983；Kopp，1995；Lankton & Lankton，1983；Mazor，1982；Naso，1982；O'Connell，1979；Papp，1982；Pardee，1984；Ray & Sutton，2007）。

这些文献中描述了几种不同的创造隐喻和故事的策略，如"从儿童自己的想象中引出故事"（Bassin，Wolfe，& Thier，1983；Allan，1978），"重构与重述引出的故事"，如加德纳的"互说故事技术（Mutual Storytelling Technique）"（Gardner，1972a，1972b，1974，1975）。在"标准化故事"（Rogers，1983）中，常常会使用一些预设的主题，如"民间故事"（Brink，1982）、"动物传说"（Brink，1982）和科幻小说故事（Elkins & Carter，1981）等。部分学者则利用了儿童喜欢的活动和物品，同时运用了"定制童话"与心理动力学方法（Levine，1980）。接下来，我们将详细介绍文献中提及的几种讲故事和创造隐喻的策略。

治疗师布林克（Brink，1982）会在家庭治疗中联合使用隐喻干预，在治疗过程出乎意料的时候为家庭成员讲述一些故事。布林克的故事主要基于欧美民间故事或美国原住民故事。在其论文中，布林克介绍了自己的 23 个案例中最具有代表性的 5 个案例。在这 5 个案例中，治疗都带来了重要的积极变化，持续时间则各有不同。尽管难以区分故事带来的影响与整个治疗过程所带来的影响，但布林克推测，某些变化似乎与故事有关。他总结道，"在家庭治疗中可以使用隐喻，以间接的方式向家庭提供见解和建议。这种方式可以避免或克服家庭成员对变化的抵触"（p. 264）。

埃尔金斯和卡特（Elkins & Carter，1981）将基于科幻小说的幻想作为 6—13 岁儿童和青少年的主要治疗技术。在这种方法中，孩子会被邀请乘坐宇宙飞船，"在自己的想象中"进行一次科幻冒险。在太空旅行的过程中，孩子会遇到那些能够帮助其解决问题的角色和事件。作者描述道（pp. 275–6）：

对"科幻技术"的初步试验证明，这是一种有效的催眠诱导和治疗手段。作者们采用该技术解决了 8 例（共 10 例）学校恐怖症问题、5 例（共 6 例）儿童化疗不良反应问题（如恶心、疼痛和焦虑）、1 例青少年女性厌食症患者的害怕吞咽和窒息的问题，以及 3 例继发性遗尿症问题。此外，作者们也曾以该技术为辅助手段，解决了 2 例与多动综合征相关的多动问题。

该技术具有明显的局限性（作者在讨论中承认了这一点），即过度依赖于"太空旅行"这一独特的主题。许多儿童可能对此不感兴趣，甚至感到害怕。

心理咨询师莱文（Levine，1980）曾在 2 例儿童失眠治疗中使用了"定制童话故事录音带技术"。孩子们连续 6 个晚上在睡前收听这些录音，并都取得了不错的效果。其中一个 8 岁孩子在第 4 个晚上后便呈现出了积极的变化，倒头便能睡着，白天时似乎也变得"更自然和放松"。另一个案例中的 3 岁孩子每晚睡前会收听三四次故事录音，并在第 6 个晚上后呈现出了积极的变化。作者得出结论，"这些初步案例研究似乎证明了定制童话故事中的催眠暗示对治疗儿童失眠症的有效性"（p. 62）。

接下来，我们将展开阐述文献中曾出现的两种相关的技术，因为它们更加趋同于我们的治疗方法。

加德纳（Gardner，1970，1971）在工作中发现，儿童在讲故事和听故事时都能够体验到乐趣。基于此，他创造了"互说故事技术"。加德纳首先会使用一套预先确定的话术，如："大家早上好，再次欢迎各位来到加德纳博士的《编故事》电视节目。"接下来，加德纳会引导孩子，创作具有以下特点的故事：①要有冒险和刺激性；②不能是电视或电影中的事情，也不能是孩子实际经历的事情；③要有开头、中间和结尾；④要有寓意。

孩子们随之会根据这些指示创作一个故事，而治疗师则要"探究（寻找）故事背后的心理动力学意义"。然后，治疗师使用孩子故事里相同的人物和设置去创作另一个故事，但在治疗师的故事中，应呈现出"适应更加良好"的情节。

我们在早期的儿童工作中也使用了加德纳的"互说故事技术"，发现它的确很有帮助。但随着我们个性的发展，我们的注意力逐渐从"心理动力学意义"转移到治疗中实际发生的行为的细微之处上。在这些细节的基础上，我们会创造全新的利用"三级交流机制"的隐喻，从而将暗示和"感官交织"融合到一个引人入胜的故事情节之中（参见第四章和第六章）。

罗伯逊和巴福德（Robertson & Barford，1970）曾在一个患有慢性病的6岁男孩的案例中使用了"现实故事"的方法。这个孩子已经佩戴一年呼吸机了，但在取下呼吸机后，他经历了创伤性的生理和心理反应。

于是，二人为该儿童编写了一些故事，并在创作过程中纳入了自己的观点以及医疗小组的程序和目标。这些故事以治疗师的同理心作为"进入儿童世界的基础"，并充分考虑了该来访者的需求。故事情节、人物和问题均在故事中建立了直接的联系。例如，孩子的名字叫鲍勃，主人公的名字也叫鲍勃。故事中的鲍勃经历了与来访者相同的事情，但获得了各路角色的帮助，比如一只巴掌大的友善的绿龙。

尽管罗伯逊和巴福德在文献中称该方法成功治疗了该来访者。但我们还是希望能稍加改变，给予该方法更间接的隐喻框架。例如，我们建议为故事中的主人公换一个完全不同的名字，并稍加改变故事情节，不要直接描述孩子生活中经历的具体事件。从本质上讲，罗伯逊和巴福德是将实际问题的情景直接转变为讲故事的形式。但我们发现，当实际情景与没那么密切相关的隐喻结合起来的时候，效果会更加明显。因为这样做有助于脱离问题本身，从而增强孩子在不受意识层面的障碍干扰的情况下做出反应的能力（Erickson & Rossi，1979）。这样做还能将焦点从故事的内容转变为故事的过程。

小鲸鱼

来访者梅根是一名 7 岁的小女孩，时常因哮喘发作而呼吸困难。治疗师在为她治疗时，讲了一只喷水困难的小鲸鱼的故事。之所以选择鲸鱼作为比喻，是因为在之前的治疗中，孩子曾说过自己非常喜欢海洋馆的海豚和鲸鱼。故事开头描述了一条小鲸鱼在海里轻松地玩耍和嬉戏（让她想起了过去愉快的回忆）。后来，小鲸鱼的喷水口似乎被什么东西堵住了，每次想喷水的时候都异常困难。故事到这里，出现了一条年长的鲸鱼，它知道很多关于喷水口和其他奇妙事物的知识，还向小鲸鱼分享了如何解决生活中一些其他困难的方法。比如，有时由于云雾缭绕，鲸鱼的视线会受到干扰，很难在水中找到食物。年长的鲸鱼告诉小鲸鱼，在水再次变清之前，小鲸鱼要学会用她的其他感官来寻找食物。接下来，长者提醒小鲸鱼说，其实她拥有与生俱来的使用喷水口的能力和资源。

故事结束时，梅根依然气喘吁吁。不同的是，这一次她安静地坐在妈妈的腿上，露出了灿烂的笑容。她说，她感觉好多了。

第二天，我给梅根的妈妈打了个电话，看看梅根的感受如何。她报告说，除了轻微的睡眠中断外，梅根整夜都睡得很好。在两周的后续治疗中，梅根报告说"她感觉很好"。

而在为期 6 周的随访中，梅根的妈妈报告说，梅根通常都会在每年的特定时间点出现严重的哮喘发作，时不时就要跑一趟医院。但现在，孩子有所好转，只需要在家里服用普通药物即可。

是这个隐喻帮助了梅根吗？在我讲这个故事的时候，我也有点怀疑。然而，梅根口中的"感觉好转"和母亲口中的"孩子的重大变化"，似乎都表明小鲸鱼的故事确实对她的进步起到了不可或缺的作用。

利用"症状"的方法

米尔顿·艾瑞克森博士开创了一种名为"利用（utilization）"的方法。该方法不但接纳了来访者的症状，还将其纳入治疗策略之中。我们发现利用与隐喻之间的关系是至关重要、相辅相成的：有效的治疗隐喻必须源于儿童自觉和不自觉地呈现出的诸多类型的信息和行为。

长期以来，心理治疗的关注点都是这样或那样的症状。因此，治疗师首先必须认清自己如何看待症状本身。关于症状的起源和治疗，如今主要存在着四种主流理论。

第一种理论认为，症状是过去创伤性经历的表现，通常来自婴儿期和幼儿期，且只有回到最初的原因才能解决该问题。这一回归之旅在本质上偏向认知和分析风格（精神分析方法），或者其要点在于强烈的情感［例如传统的原始情感治疗（Primal Therapy）、生物能量学（Bioenergetics）和瑞奇疗法（Reichian Therapy）］。上述疗法均认为与原始原因的联系是治愈的关键因素。

第二种主流理论认为，症状是过去和现在的错误学习（条件）经验的结果，认为治疗的重点在于"当下"，以及"构建认知经验的再学习"（行为修正、认知重构、再条件作用、重构）。这种方法认为症状背后的原始原因是无关紧要的。

　　第三种理论则从心理神经生理学的角度来看待症状，同时分析它们的行为和有机成分。在这个框架中，遗传和生化因素以及环境影响被认为是决定症状病因的因素。治疗方法通常包括生物化学干预。

　　第四种理论认为症状是来自无意识的信息或"礼物"（Ritterman，1983）。无论过去的原因如何，都可以利用症状本身来解决问题。米尔顿·艾瑞克森便是第四种理论的鼻祖。其在催眠疗法使用的多维度"利用"方法，便是在"利用"问题去解决问题（Erickson，1980e；Erickson & Rossi，1979）。艾瑞克森强调在探讨任何其他心理动力学因素之前，必须缓解当下的症状。"作为一名精神病学家，我不认为在你纠正症状表现之前分析潜在的原因有什么好处"（Rossi & Ryan，1985，p.168）。在症状得到改善后，可以酌情寻找过去的原因。

　　"利用"当前症状意味着，其实所有的方法都是相关的，具体如何做取决于每种临床情况中的独特因素。病人甲可能需要强烈的认知干预；病人乙可能需要强烈的宣泄体验；而病人丙则可能需要直接的行为矫正技术。决定干预类型的是来访者的需求和症状。学会如何"利用"，则能够知道如何具体去应用技术。

暴风雨

　　我曾与另外一名治疗师合作治疗过一对夫妻。二人此前都有过一段婚姻，并在现在的这段婚姻中育有两个孩子。在上一段婚姻中，丈夫和前妻育有两个十几岁的孩子，分别叫卢克和卡洛琳。他们都与亲生母亲住在一起。后来，亲生母亲的新男友严重虐待了卡洛琳，导致两个孩子被送回，与亲生父亲和他的新妻子共同生活。

　　行为问题很多的卢克和卡洛琳给这个新的家庭带来了许多混乱。父亲和继母非常头疼，他们想把两个孩子送回生母身边，或者把他们安置在寄养家庭，但久久无法达成一致意见。无奈下，他们前来接受伴侣治疗。

在治疗过程中，两个大孩子始终保持着坏孩子的形象，从一个沙发跳到另一个沙发，肆意开玩笑，扔枕头，或总是胡乱提问插话。这对夫妇评论说，孩子们在家里经常表现出这种行为，使得全家不得安宁。学步时期的孩子正和另一位治疗师在房间中间玩耍。母亲的怀里还有一个新生婴儿，在不安地扭动着。是的，该案例总共涉及两名治疗师、一名小婴儿、一名蹒跚学步的幼儿、两名青少年、一名父亲和一名母亲（继母）。如果没有新的凝聚力出现，这个家庭只能迈入混乱和沮丧之中。

当看到两个大孩子如此"热情和娴熟"地干扰治疗时，我意识到必须要与他俩合作才有可能取得疗效。因此，我直接问孩子们刚刚父母说的话是不是真的。两个小屁孩你看我我看你，眼睛里闪烁出调皮的光芒，回答说："是啊！"我的直接提问打断了孩子们的滑稽动作。鉴于我已经吸引了他们的注意力，我决定干脆"利用"他们正在进行的行为做一个简单的比喻。我聊到了最近席卷洛杉矶的一场风暴。此时，另一位治疗师仍在与幼儿玩耍。我问两个大孩子是否还记得这场风暴，二人纷纷点头表示记得。得到回应后，我使用一种缓慢而有节奏的声音继续讲述故事，中间穿插了一些暗示。

我说，风平浪静了几个月后，一场暴风雨突然袭击了我们。我描述了躺在床上听到的噼里啪啦的雷声，以及抬头随处可见的巨大闪电。我提到，无论年纪多大，我们都能感受到暴风雨失控的感觉。我提醒他们暴风雨是如何击倒树木和电线杆的，以及给社区带来了多大的困扰。居民都知道他们再也无法承受如此凶猛的风暴了。重建社区是非常困难的。暴风雨结束前，居民在很长的一段时间内都必须各司其职，拯救社区免受洪水淹没的风险。大家都很清楚，此时必须保持冷静，做好自己手头上要做的事情。

我花了大约 7 分钟的时间来讲述这个隐喻。结束时，少年们静静地坐在一旁，脸上露出思索的表情。看起来，这个隐喻让治疗得以顺利进行，且唤起了各人亟待解决的重要事宜。

艾瑞克森的利用法则与儿童

在米尔顿·艾瑞克森的案例报告中，充满了"利用当前症状"的巧妙范式。例如，他曾巧妙地利用了"吸吮拇指"行为本身，解决了"吸吮拇指"的问题。这也证明了，"利用症状"既是一种哲学，也是一种技术。是的，"利用"是一种接受和承认的哲学理念，也是一种让人能够愉快改变看待问题的方式的治疗技术。艾瑞克森曾经接待过一个 6 岁的来访者。这个孩子因为严重的吸吮拇指问题被父母带来接受治疗。而从治疗之初，艾瑞克森便给予了孩子与成人同样程度的尊重和自我责任感（Rossi，Ryan，& Sharp，1983，p.263）。

我直接说吧。你的左拇指是你的拇指；你的嘴巴是你的嘴巴；你的门牙是你的牙齿。我想，你有权用你的拇指，用你的嘴，用你的牙齿做任何你想做的事。

在奠定了这个基础之后，艾瑞克森转而开始"利用"吸吮大拇指这个行为。虽然有点矛盾，但他开始让孩子增加吸吮的次数，除了右手大拇指外，还要公平地兼顾其他手指（p. 263）。

你上幼儿园学会的第一件事就是轮流做事情。无论是你，还是幼儿园里的其他男孩女孩，总是要轮流行事。在家里，其实你也学习了"轮流"的概念。妈妈在端饭的时候，可能会先端饭给弟弟，然后端给你，然后端给姐姐，最后才轮到妈妈自己。我们总是轮流做事情。但我觉得嘛，你总是吸着左手大拇指，却从来不给右手大拇指机会。这是不对的，也是不公平的。你的右手拇指从来没有被吸吮过，其他手指也没有。我想要不还是轮流将每根手指都吸吮一遍吧。

在这段话中，艾瑞克森通过一个前后有点矛盾的评论，告诫孩子"总是吸吮拇指是不对的、不公平的、不善良的"。换句话说，他在告诉孩子，问题行为还不够多。当然啦，孩子很快就厌倦了"公平吸吮十根手指"这个艰巨的任务，自然而然地戒掉了吸吮左手大拇指的习惯。

虽然对艾瑞克森而言，儿童工作并不是他的闻名于世的领域。但他所报告的案例包含了许许多多宝贵的治疗原则和技术，其中也包括"利用"法则。虽然艾瑞克森仅发表了 3 篇专门讨论儿童或青少年治疗的论文（Erickson，1952/1980，1958b/1980，1962/1980），但其在其他论文（1954b/1980，1958a/1980，1959/1980，1980a & b）、研讨会、工作坊、讲座（Rossi & Ryan，1985，1986；Rossi，Ryan，& Sharp，1983）以及培训（Haley，1985）中，为我们呈现了许多值得参考的经典案例。在我们看来，他的"利用"理念和技术构成了有效且尊重儿童的治疗基石。作为一种理念，"利用"的核心是对儿童所呈现行为的有效、完整而深刻的尊重；作为一种技术，"利用"的核心是高度熟练地观察、参与和重构来访者所呈现行为的能力。

对于艾瑞克森而言，儿童工作的起点表现为"不愿将我的个性强加于人"（Rossi & Ryan）。这种"不情愿"隐含着一种非评判性的态度，即从一个全新的有利角度来看待症状或具体行为。对艾瑞克森来说，症状或具体行为既不是对的，也不是错的——它只是一个关于来访者的信息。艾瑞克森非常乐意去观察和利用这些信息。对于儿童来说，这种非判断性的态度尤其重要。因为其童年早已充斥着太多的是非对错和判断。

在艾瑞克森眼中，儿童治疗与成人治疗的基本原则是一致的，治疗师的任务都是呈现出可被理解的想法，并利用每个个体独特的生活经验。艾瑞克森指出，由于儿童有一种天生的"对新经验的渴望"和"对新学问的开放性"，他们特别容易接受这些新想法。治疗师所面临的挑战是要找到"符合（儿童）经验背景和生活经验且给予孩子尊严"的沟通方式，从而传达出一种超越所使用的文字本身的完整的感官体验（Erickson，1958b/1980，p.175）。

母亲为哺乳期的婴儿唱摇篮曲，不是为了让婴儿理解歌词，而是为了传达一种悦耳的声音和节奏感，为母亲和孩子带来愉悦的生理感知，从而实现共同的目标。儿童催眠同样需要一种持续的刺激。不论是成人还是儿童，催眠都应源自对"日常生活中简单、良好且令人愉悦的刺激"的自愿利用，以激发人们的愉悦行为。

应用"利用"法则

在我们的儿童工作方法中，症状被视为资源受阻的结果（资源即儿童天生的能力和潜力），而不是心理学或社会病理学的表现。这些阻碍源自儿童对众多经验的认知或误解。无论是家庭问题、友谊问题还是学校问题都有可能会给孩子带来超负荷的压力，最终阻碍孩子天生的能力和学习潜力。这反过来又会扭曲孩子的情绪或行为，使其无法表现真实的自我。当孩子不能完全做自己的时候，便无法再利用其固有的内在资源，最终只能通过症状的形式来"解决"问题。我们把孩子的症状看成来自无意识的一种象征性或隐喻性的交流。它不仅为问题发出了信号，还为其提供了一种形象的、可利用的描述。症状既是媒介，又是信息。海勒（Heller & Steele，1986）恰如其分地指出：

我认为，所有呈现出的问题和症状实际上都是一种隐喻，其中包含一个"到底问题是什么"的故事。因此，治疗师有责任去创造隐喻，并将隐喻融入能够带来（潜在）解决方案的故事。隐喻即信息。

艾瑞克森利用症状解决问题的方式，为我们提供了一个很好的范式：帮助来访者将问题转化为解决方案。我们已经成功地在许多案例中应用了艾瑞克森的方法，即先认可症状，再重构症状。

萨拉最喜欢的东西

萨拉今年8岁了。但这位可爱的小姑娘在白天的时候总是难以控制自己的膀胱。在母亲的陪伴下，萨拉前来接受治疗。我让孩子选择她最喜欢的东西，比如最喜欢的冰激凌口味、最想穿的衣服、最喜欢的电视节目等。接下来，我让萨拉选择一个她最想在那一天尿裤子的日子。起初，萨拉一脸疑惑，但很快露出了灿烂的笑容。她说："我喜欢星期二和星期三这两天。"这时，我也露出了灿烂的笑容，说："好的。萨拉，我希望你在接下来的周二和周三尽情享受尿裤子的感觉。"

第二周，萨拉回来告诉我她在周二和周三成功地尿裤子了！我们又开始讨论关于最喜欢的选择。这次我主动要求她选出最喜欢的尿裤子的时间点。

在5周的时间里，萨拉在我的帮助下增加了许多不同的最喜欢的"尿裤子"情景。每一个新的"最喜欢"，都给萨拉提供了同时表现症状和控制症状的机会。通过限制，她只能在新的最喜欢的条件下尿裤子（如一周中的某天、一天中的某个时间、某个特定的地点、场合等），萨拉获得了控制膀胱和决定排尿时间的经验。5周治疗结束时，萨拉对这个游戏的新奇感消失了，尿裤子的兴趣也随之消散。

天使的歉意

在这个案例中，来访者安琪是一名害羞而天真的少女。与同龄人相比，她十分不自信，因此被转介到我这里接受治疗。不足为奇的是，安琪在治疗中表现得非常胆怯，总是战战兢兢的。在早期的治疗中，她的回应总是"对不起……我是否打断你了……我很抱歉……我没有说清楚……我很抱歉……我很抱歉……"这次，安琪又想说出这样的话了，她觉得问题是自己缺乏价值所导致的。但治疗师打断了她，并问她是否意识到自己口中经常出现的"抱歉"。安琪带着羞愧回复道："是的，每个人都在提醒我这一点。但我也控制不了。可以的话，我也不想这样说。"

她自称总是忍不住想道歉。协商后，我们决定利用部分治疗时间去消除安琪的"歉意"。于是，我建议安琪有意识地在每5个字后插入"对不起"这几个字。安琪很想取悦我，于是微笑着开始说话，5个字后，她骄傲地插入了"对不起"3个字。5个字……"对不起"……5个字……"对不起"。重复好几次后，安琪开始"犯错了"。她在说了六七个字后才想起要加个"对不起"。犯错后的安琪非常焦虑和沮丧，甚至难以继续讲述那个她喜欢的男孩的重要故事。

我承认了安琪的沮丧，并提出要帮助她计算字数。我告诉安琪我会在第5个单词后移动我的左手食指，这样她就可以轻松加入"对不起"3个字了。说罢，我引导安琪继续讲述她喜欢的男孩的故事。她笑了笑，感谢我的帮助。然而，几分钟后，安琪的脸就越来越红，声音也越来越紧张。最终，她大声地喊道："我受够了总是要说'对不起'了！我不想再这样做了！"

"你不想继续做什么了？"我假装无辜地问道。

"我不想再说'对不起'了！"安琪再次大声喊出。

我抱怨地回复说："你喜欢怎样就怎样吧。看来我得想个新的治疗方法了。刚刚那个技术也不是百试百灵的。要不，你再和我说说那个男孩的故事？"

第二周，安琪描述称自己每次说"对不起"时都会发现自己在笑。她越来越少使用这句话了，因为"感觉很蠢"。在此之前，安琪生活中关心她的人（父母、老师、朋友）都在劝她不要再说"对不起"了，但她却一直没有戒掉。因为解决问题的关键，在于让安琪有意识而坚定地选择去控制自己的行为。我在治疗最初的安排，其实是在结构化其"对不起"的使用场景，让孩子感受到这个行为有多乏味。

艾瑞克森在描述自己女儿如何老气横秋地纠正医生的例子中，对"窜改（falsifying）"与"修改（modifying）"儿童的现实做了重要而微妙的区分（1958b/1980，p. 176）。

医生对 4 岁的克丽丝蒂说："现在一点儿也不疼了，是吗？"克丽丝蒂带着尖酸刻薄的蔑视口吻回应道："你真笨！当然疼啊，还是很疼呀，但我不怕。"孩子需要的是理解和认可，而不是对她所理解的现实进行篡改，哪怕出于多么好的意图。告诉孩子"现在一点也不疼了"，其实是在自找麻烦。孩子有自己的想法，同样渴望自己的想法得到尊重。他们不希望你窜改其方法，但同时十分愿意接受对这些想法的聪明的"修改"。

在艾瑞克森的文献中，有许多案例都对"窜改"和"修改"进行了区分。在接下来这个简短的例子中，艾瑞克森首先接受了儿童的症状（拔毛症），进入了孩子的"现实"，然后对这个"现实"进行了"治疗性"的改变（Rossi & Ryan，1985，pp. 169–70）。

接受症状 我想到了一个小女孩，她的眼睑光溜溜的，一根睫毛都没有。我告诉她，也许其他人会觉得这样的眼睑不够好看，我却觉得非常有趣。小女孩很高兴，也相信了我说的话。事实上，我确实认为她的眼睑看起来很有趣，因为我是从孩子的角度来看的。

改变症状 接下来，我提出了一个问题：如果她的眼睑上左边有一根睫毛，右边又有一根睫毛的话，看起来会不会更有趣呢？如果中间也有一根，一共三根，会怎么样呢？这几根睫毛多长呢？中间的那根会不会长得更快呢？似乎，如果你不让它们长出来，好像无法回答这个问题呢。

这类方法非常"聪明",但这也正是其危险之处。上面的几个案例,无论是"责怪孩子没有公平地吸吮手指""建议孩子择日尿裤子",或是"思考拔睫毛的不同方法",都是非常聪明的。然而,许多治疗师很容易纠结于如何聪明地"改变孩子的想法",却忘记了与人相处的基本指导原则:"一方向另一方简单地提出一个认真、真诚的想法"。艾瑞克森坚信孩子有吸吮拇指的权利,并将问题行为看作孩子自己的私事。只有从这样一个"真正尊重和承认孩子的完整性"的角度出发,这些"聪明"的方法才会奏效。罗西曾推测说,艾瑞克森的治疗技术之所以如此杰出,正是因为其具有的真诚的品质(Rossi, Ryan, & Sharp, 1983)。

也许孩子很容易会被技巧和巧妙的认知操作所迷惑,但与此同时,他们也能够精明地察觉到虚假、巧妙和我们所谓的聪明。每个治疗师都必须在治疗技术和治疗理念之间取得微妙的平衡。这一点非常重要。

睡梦中的盗贼

20 世纪 60 年代,我是美国医疗服务团(Medical Service Corps)的一名上尉。在这里,我意识到了真诚和信念在与来访者合作中的重要性。当时,团里有一位十几岁的军人子女,名为德洛丽丝。德洛丽丝一直被睡眠问题所困扰,每晚睡觉时总会担心盗窃。十年前,她的家里曾经进过小偷。但在她的记忆中,这个创伤似乎并没有给她造成任何睡眠问题。德洛丽丝称,现在她每晚睡觉前都会进行一系列的仪式性行为:首先检查前后门是否锁牢;然后检查每一扇窗户是否关好上锁;最后挑选第二天要穿的衣服并放在一个特定的区域,以备其快速更衣。

当时,我正在接受一位精神科医生的督导。他在杰伊·海利(Jay Haley)的"矛盾意向(paradoxical intention)"法的基础上(Haley, 1963)设计了一套治疗方案。我并不熟悉这套非常规的方法,甚至有点嗤之以鼻。他建议我要利用德洛丽丝的仪式性行为去治疗她的睡眠问题。具体做法是先让德洛丽丝在睡觉时详细地执行她的仪式，然后让她上床睡觉。如果她在接下来的一个小时里还醒着，她就得下床，继续执行烦琐的任务：仔细检查整个房子里的每一把锁。如此反复，直至天亮。他希望我通过这个方法，让女孩在无意识中得出这样的结论："如果我在一个小时之内睡着了，我就可以摆脱这种枯燥乏味的任务，不用一直反复到天亮了！"

此时的我认为这样"利用来访者症状"的方法是不妥的，因为它与我在波士顿接受的精神分析训练截然相反。因此，虽然我听从了督导的建议，无意识间还是流露出了怀疑的态度。这种怀疑也感染了德洛丽丝。她虽然口头同意了这个治疗方案，却一直没在第二周实施。对此，督导严厉地批评了我，认为我没有坚定地布置这个任务。他说，我的纵容实际上让孩子放弃了一个有助于睡眠的重要处方。后来，我们详细讨论了如何才能接受这种创新的治疗方式。这一番讨论打消了我对这种"激进"的方法是否有效的疑虑（当时，这的确是一种激进的方法）。

第二周与女孩见面时，我带着坚定的信念和热情，以一种"如果你不愿意克服睡眠问题，就不要浪费我和你的时间"的气势布置了这个任务。随后的一周，德洛丽丝报告自己连续五晚顺利入眠。在执行这个"处方"的过程中，她颠覆了自己的睡眠模式。"睡梦中的盗贼"再也没有出现过了。

利用的灵活性

儿童治疗中的"利用"法则具有内在的灵活性。所谓利用，即对自发出现的现实情况做出回应。此方法无须严格遵守儿童治疗的传统程序。而艾瑞克森最为人所熟知的，正是其强烈的意愿和灵活性，他愿意在任何需要的地方提供治疗。如果来访者无法或不愿主动找他，他会直接去找来访者。在其某个案例中（Erickson，1959/1980，pp. 201–2），一名 9 岁女孩的父母联系了艾瑞克森，解释说孩子在课业上遭受了失败，并且在社交上退缩到了一个令人震惊的程度。父母报告说孩子不愿意前往办公室接受治疗。为此，艾瑞克森每天晚上特意前往孩子家中看望，一直持续了 6 个多星期。

交谈过程中，艾瑞克森发现孩子非常反感需要身体协调的活动，包括普通孩子喜欢玩的游戏。17 岁时因小儿麻痹症而落下了右臂残疾的艾瑞克森，向来访者发起一场名为"抓子游戏"的投掷比赛，声称自己玩得更烂。小女孩欣然接受挑战。连续比赛三周后，她已经能够玩得很好了。

在接下来的两个星期里，二人又开始挑战轮滑。艾瑞克森的右腿也落下了残疾，大呼自己肯定没有女孩那么厉害。两周后，女孩就掌握了轮滑的技巧。接着艾瑞克森让她试着教自己如何用一条腿跳绳。一周后，小女孩自己也掌握了这项技能。

最后是自行车挑战。这一次，艾瑞克森宣称自己可以击败女孩。大家都知道，他非常擅长骑自行车。女孩接受了挑战，并报告称之前的胜利让她感觉更好了。但是，由于艾瑞克森的残疾，这些成就似乎没有什么意义。而自行车比赛才是真正的考验。小女孩警告艾瑞克森说，她会时刻观察他的双腿，确保他已经尽力了。在这场比赛中，艾瑞克森的确尽力了，女孩一眼就能看出来。但最后胜出的还是小女孩。事实上，艾瑞克森此前是用一条腿发力去骑车的，并且表现不错。而当他想用两条腿同时发力时，他便恢复了残疾人的状态！小女孩并不知道这一点，她只知道艾瑞克森是位优秀的骑手，只知道自己在对方已尽全力的情况下依然赢得了比赛。

这场比赛的胜利，结束了艾瑞克森最后一次的"治疗家访"。后来，女孩在学校里成了一名狂热的体育爱好者，体育成绩也有所提高。

在这个案例中，艾瑞克森"离经叛道"的治疗计划带来了令人欣喜的疗效。这说明了"利用"法则是多么强大；而在这种利用中，灵活性是多么重要。艾瑞克森并没有处理所谓的"起因",他甚至没有直接处理孩子所呈现的"学习习惯"和"社交"问题。相反,他意识到焦点问题其实在于孩子身体的协调性不够。协调性不够,孩子自然而然就会受到羞辱。

这些问题是否可以在传统的办公室环境中得到充分的处理呢?显然是不行的。艾瑞克森积极去到孩子的住所,并因地制宜与孩子互动。看起来不像治疗,却与传统定义的治疗一样重要。对于治疗师而言,适当的限制是必需的,没有人能够终日奔波于各地。但灵活性也同样重要。灵活性能够打开治疗的新维度,将不可能变为可能。我本人也在一次出乎意料的感人经历中体会到了这一点。

粉红小象

治疗之初,母亲认为6岁的史蒂文是有别于其他3个兄弟姐妹的"异类"。除了有睡眠问题外,他很容易失控。每每有其他孩子在场时,他就会大发雷霆,最后不得不与其他孩子分开。孩子们通常很喜欢诸如"坐车"或"玩沙子"的活动。史蒂文对此却完全提不起兴趣。

在与史蒂文和他的父母工作了一个月后,我接到了他母亲的电话,要求我给史蒂文的老师打电话。母亲觉得自己与丈夫在治疗中大受裨益,并希望我能够帮助她儿子改善学校的情况。但是,尽管史蒂文正在逐步使用语言而不是行为来表达自己,其他孩子却仍然在用旧眼光来看待他。由于史蒂文和他的父母都很愿意,也很配合,我也乐于将治疗范围延伸到校园之内。我联系了老师,问我是否可以去教室观察并与孩子们互动,以帮助其他孩子接受史蒂文的差异。她欣然接受,并问我是否愿意与她分享我的观察和建议。在得到家长的书面同意后,我们设定了访问时间。

当我观察史蒂文在课堂上和课间休息时的情况时,我发现他很难积极主动地展示自己的能力。当他靠近正在玩耍的小伙伴时,其他孩子总会取笑他,叫他"怪人史蒂文"等绰号。史蒂文尝试表达自己的感受，但其他孩子却依然如此。

孩子们对我的存在感到好奇，纷纷上前问我是谁，我在那里干什么。我骄傲地说："我是史蒂文的一位非常特别的朋友。今天我是来和他玩的。"我是故意这样说的，因为我想让史蒂文感受到被接受和重视的感觉，而不是此前的被拒绝感。为了激发其他孩子的互动，我从地上拾起了一个足球，问史蒂文是否愿意接球。他欣然接受了。我们玩的时候，他站在大约3米远的地方。旁边有个孩子一直在观看。这个孩子的表情和肢体动作（即后文会提到的"隐微线索"）告诉我，他有兴趣和我们一起玩。过了一会儿，我随口问他叫什么名字。

"马修。"他回答说。

"你也想玩吗？"我问道。他笑得很灿烂，回答说："好啊！"

然后我把足球踢给了马修；他又踢回给了我。这时，我将球踢给了史蒂文，让他踢给马修。史蒂文与其他孩子的互动终于开始了。我们的游戏吸引了其他孩子的兴趣。不久我们就形成了一个团队，每个孩子都在与彼此互动。

玩了20分钟后，是时候要回到室内享受"安静时光"了。在这段时间里，孩子们坐在垫子上，老师则在一旁讲故事，和他们讨论如何交朋友等社交话题。此时，我意识到"改变的舞台"已经搭建好了。于是我问老师我是否可以讲一个故事。我带了一个录音机，告诉老师我很乐意给她一份故事的录音带。老师也欣然接受了。

我告诉孩子们，我很喜欢和他们一起玩；为了感谢他们的善意，我要给他们讲一个非常特别的故事。史蒂文和其他孩子一样，凑得很近，想要仔细聆听这个新故事。以下便是我为孩子们即兴创作的故事的逐字稿。

想象一下你正在进行一次不可思议的、令人惊奇的放松之旅。你可以闭上眼睛，想象各种奇妙的、令人兴奋的、美妙的事物。你可以去看，去感受，去品尝，去闻，去触摸它们。就是这样。大家可以在非常舒适的姿势中开始这段旅程，想怎么样就怎么样。用你的鼻子慢慢地深吸一口气，然后用嘴慢慢呼气。就是这样。继续轻松、舒适地呼吸。你现在，可以轻松地开始旅程了。

当你踏上这段旅程的时候，你可以想象一个你想去的美妙的地方。也许你想浮在云层之上。我不知道你想去哪里，但凭借奇妙的想象力，你可以创造出你想去的任何地方。当你舒服地顺其自然地飘入自己想去的地方时，我想给你讲一个故事，一个住在动物园里的小象的故事。这头小象和他的小伙伴有些不同。你看，他是粉红色的。大多数小象，尤其是这个动物园里的小象，都是灰色的。有几头是白色的，有几头颜色要更浅一些，有几头颜色要更深一些；但这头小象，是粉红色的。

他很担心，很担心。因为其他小象似乎很难接受他。他非常想成为群体中的一员，成为游戏中的一员。他也想在岩石之间奔跑，他也想与其他小象一起玩扔泥巴的游戏，尤其是洞穴里的那些小象。象这种动物，本来就很喜欢在泥土里打滚；喜欢在背上洒水；他们有很多共同喜欢的游戏。唯一的问题在于，这头小象与众不同。他看到的东西与其他小象不一样，他感受到的东西也不尽相同。有时候，他听到的东西也是不一样的。偶尔他的内心会泛起一种颤抖的感觉，他甚至不知道那种感觉是什么。

小象们懂得的东西并不多，他们也需要学习，需要了解很多关于自己的事情。有一天，当这头小象在游乐区的角落里闲逛时，另一头大象——一头比小象们更聪明的大象长老走过来对他说："今天好像遇到什么麻烦了？"

这头小象说："嗯，你看我和别的小象是不一样的。我无法和他们玩同样的游戏，我也不喜欢按别人的方式做每件事。我很担心。大家都是灰色的，粉红色的我步履维艰。"

这时，聪明的大象长老看着粉红色的小象说："不知道你还记不记得，曾几何时，这一身粉红，鲜艳的粉红，是你最为珍视的东西。"

小象想了又想，自言自语道："是的，我记得，很久很久以前我迷路了，到处乱跑。后来天黑了，所有的饲养员都出去找我。就是这样。他们都在找我，却不知道去哪里找我。天色越来越晚，我非常害怕。我以为没有人能够找到我了。我一直在路上徘徊，希望能够找到回去的路。突然之间，一辆车停了下来，下车的正是饲养员。他们找到了我！饲养员对我说：'还好你是粉红色的，而且是明亮的粉红色。因为如果你是灰色的，我们便无法在黑暗中看到你了。'"

这时，小象的眼睛里出现了一丝光芒。他终于意识到，曾几何时与众不同是如此重要、如此美妙的一件事情。

聪明的大象长老轻轻地推了推他，说："没错。有很多很多时候，与众不同是一种很奇妙的能力。你现在便拥有着这样的能力。不知道你是否能够教一教其他小象，把这些能力分享给其他可能无法理解的小象呢？"

粉红色的小象想了又想，眼里再次闪烁出光芒，说："可以，当然可以。"

他回到其他小象玩耍的地方，开始向他们展示三种特殊的能力。他想把这些能力分享给他们，让其他小象也能以一种新的、不同的方式来感受它们。在粉红小象的展示下，其他小象非常惊讶，原来粉红色有那么多好处呀。这种颜色不仅特别，而且还很有用。想罢，小象们纷纷想将自己变成粉红色。

但是，其他小象始终无法变成粉红色，没有办法变得和粉红小象一样。但在努力"转粉"的过程中，小象们意识到一些神奇而美妙的事情正在发生——他们对彼此的感觉和看待对方的方式发生变化了。他们开始看到、听到、感受到彼此身上奇妙的、神奇的能力。这种感觉是多么奇妙、多么令人兴奋啊！很快，粉红小象意识到天色已晚，于是轻轻地推了一下其他小象，眼睛里闪烁着光芒，仿佛在说："我是你们的朋友，我们有很多东西需要互相学习。"很快，小象们闭上了眼睛，进入了甜美的梦乡。故事就这样结束了。

在你不断畅想这些美妙而舒适的感受时，我们曾谈论和学习到的所有东西都会以一种新的方式汇聚起来，帮助你感到平静、放松和平和。你会体会到一种奇妙的感受，忽然发现原来你曾成功地做过许多事情。比如，你曾学会了如何系鞋带；你曾学会一加一等于多少，二加二等于多少；你曾学会了如何阅读；你曾学习到许多知识，许多神奇的知识。继续随意畅想，然后按照自己的节奏，想象回到一个非常舒服的地方。慢慢睁开双眼，只带走那些你想记住的愉快的时光，忘记你想忘记的一切。继续感受那种舒适而安宁，美妙而放松的感觉。就是这样。继续想象，想象你希望看到的时刻。就是这样。现在，你可以继续舒服地闭上眼睛，也可以慢慢地睁开双眼。深吸一口气，舒展一下筋骨，然后慢慢地恢复意识。你感到非常舒服，非常舒服。

搅拌巧克力的男孩

那是亚利桑那州六月里暖洋洋的一天，我和丈夫来到了一个叫杰罗姆的古老小矿镇旅行。在狭窄蜿蜒的街道上逛了几家艺术品店和古董店后，我们突然闻到了飘荡在夏日温暖空气中的浓郁的巧克力香气。循着香气，我们来到了一家专门制作软糖的小店。一个十几岁的小男孩正在搅拌一大桶热巧克力。香气正是从这里飘出来的。

男孩低头凝视着大铜缸，脸上露出一副很无聊的表情。他一遍又一遍地搅拌着厚厚的黑巧克力，连头都没抬过。我尝了尝店里的小点心，买了一块胡桃黑巧克力软糖。很快，我不由得又被这个男孩吸引住了。

我和小男孩说道："我敢打赌，你一定不认为自己在做什么重要的事情。我敢打赌，你一定觉得无聊死了。不过说实话，我觉得你的工作可能是镇上最好的工作。"男孩抬起头来，仿佛从沉睡中被唤醒。于是我接着说道："你的工作是搅拌巧克力！人们走进这家店，是因为你制造的那种美妙的香气。一旦他们进入店铺，品尝到'一小块天堂'，他们肯定会购买一些软糖带回家。在某种程度上，你就像《查理和巧克力工厂》中的威利·旺卡。是的，你担任着镇上最重要的工作……搅拌巧克力，给所有进入这家店的人带来笑容。"说罢，孩子的头已经抬了起来。

"当你长大了，不知道什么是生命中最重要的东西时，永远记住做软糖这份工作。花点时间，闻一闻巧克力的味道吧。"

男孩明显精神了一点。眼神也变得明亮起来。他站得笔直笔直的，笑得合不拢嘴。接下来，孩子放下了手中的搅拌棍，在沾满巧克力的围裙上擦了擦手，然后走到我站的柜台前，给我切了一大块刚做好的胡桃黑巧克力软糖。

在我看来，我们在生活中总会遇到无聊、缺乏归属感，甚至看不清前路该如何走的时刻。作为儿童工作者，我们有时也许会感到力不从心。而这个小故事其实在提醒我们：何不将生活当作一大块浓郁美味的巧克力，融化它，搅拌它，在浓郁的香气中享受生活的美味。

注释

1. 该章节也被收入《荣格作品集》（Jung's Collected works，1959）第九卷第一部分。

第三章

故事创作的要素

当太阳在海面上流淌着微光时，我们注意到海面上有一只灰白色的大鹈鹕。看着鸟儿以优美的姿态在水面上搜寻食物，我们很好奇它是怎么知道该在哪里寻找食物的。我们无法看到它的食物来源。显然，这种简单生物的意识范围，并不在人类的意识范围之内。

在随后的章节中，我们将从临床的角度提出"有效的治疗隐喻"的详细生成框架，包括如何观察、唤起和利用故事中所包含的大量的情绪和行为信息。在这一章中，我们将重点分享创作治疗隐喻的经验。实际上，它与我们童年时代曾听说的童话有着许多相通之处。

文学隐喻与治疗隐喻

隐喻既是一种文学修辞方式，也是一种治疗手段。这一点，在童话中得到了很好的例证。童话往往会采用丰富多彩、充满意象的语言来讲述故事，其中也蕴含着许多重要的心理信息（Bettelheim，1975）。然而，并不是所有的隐喻都具有治疗性。因此，我们需要区分纯文学隐喻和治疗隐喻之间的微妙区别。首先，无论是文学隐喻还是治疗隐喻，均具有对应性（correspondence，Jaynes，1976）。人们能够感受到隐喻和它所描述的任何事物（"喻体"）之间的即时同步性。然而，读者可以在许多层面上形成对应。文学隐喻和治疗隐喻也正是在这个节点上发生了分歧。

在文学隐喻中，隐喻及其参照物之间的对应关系必须足够紧密，以唤起一种意象的熟悉感：读者必须被吸引到丰富的意象中，无论被描述的经验多么遥远或陌生。例如，在 D. L. 劳伦斯（D. H. Lawrence）的长篇小说《儿子与情人》（Sons and Lovers）的最后一段话中，我们看到了劳伦斯对隐喻的熟练运用。文中的隐喻充分暗示了年轻的保罗在其母亲去世后的凄凉（p. 420）。

那无边无际、黑沉沉的寂静似从四面八方向他压来，要将他这个如此之小的火花扑灭，然而小得近乎无，也就无从扑灭。万物皆消失于其中的这黑夜，向四处伸展，远至星星，远至太阳。星星和太阳这几个光亮的颗粒惊恐得团团而转，相互抱在一起，在使它们相形见绌的黑暗里显得渺小、胆怯。如此这些，还有他自己，都微不足道，说到底不过是乌有而已，然而并非不存在。

在这段文字中，劳伦斯用隐喻的意象来描述保罗的经历。这段经历所设定的时间和国度，并不为大多数美国读者所熟悉。诸如"保罗的母亲在经历了漫长而痛苦的疾病后去世"的细节描述，可能只有少数读者能够感同身受。毕竟，不是每个人都曾经历过保罗所感受到的空虚与荒凉。然而劳伦斯笔下所创造的隐喻非常引人入胜，使得读者仅仅通过丰富的意象便能进入其中。

如果说描述是文学隐喻的主要功能，那么"改变、重新解释和重构"则是治疗隐喻的主要目标。为了实现这些目标，治疗隐喻必须同时唤起文学隐喻的意象熟悉感与基于个人经验的关系熟悉感。故事本身——包括其人物、事件和背景——必须与聆听者的共同生活经验相吻合，而且必须要用熟悉的语言来表达。《绿野仙踪》（The Wizard of Oz，Baum，1900）是现代童话故事的典范，其背后的隐喻便是"在外部的某个地方寻找一个神奇的解决方案"。聆听者普遍比较熟悉这个主题。而故事中所描述的邪恶女巫、好女巫、铁皮人、稻草人、狮子和巫师等形象，均是将聆听者的经验镜映在多萝西身上。因此，哪怕已经看了十次《绿野仙踪》电影版，成人观众依然会被多萝西的旅程所深深吸引。我们着迷地看着多萝西最初对"彩虹之上"的向往，到后来在无数次奇妙经历后，临别时所发出的宣言："没有一个地方比得上家。"

《绿野仙踪》中的每一个主要人物都承载着意象和治疗的信息。强大的巫师，表面上看是神奇解决方案的承载者，结果却"只是一个普通人"（Kopp，1971），一个引导人物找到他们内心所持有的解决方案的普通人。故事背后是一个关于"重新获得投射力量和能力"的治疗隐喻。而吓得多萝西与同伴们惊恐万分的东方邪恶女巫，是完全可以溶于水的，此中蕴含着负面观点和行动最终会被打败的隐喻。故事里的每个角色都在最后解决了自己的问题：原来狮子一直都有勇气，稻草人一直都有头脑，铁皮人一直都有心，多萝西也一直都有回家的能力。他们之前不过是忽视了这些罢了。这些都是符合基本治疗原则的隐喻，即答案、解决方案、能力和资源都存在于每个个体之中。

事实上，《绿野仙踪》的故事对所有年龄段的人都有吸引力，因为它能为观众带来一种关系熟悉感。故事中的形象包罗万象，覆盖了不同的年龄和各色生活经验。但与此同时，它们也足够个人化，能引起立即的个体反应。而相比之下，劳伦斯的黑夜隐喻虽然在文学层面上取得了巨大成功，却并不具备如此广泛的适用性。总而言之，在个体治疗、团体治疗或学校治疗之中，仅仅构建一个像劳伦斯这段话那样具有丰富想象力的隐喻是不够的。治疗师还需要用一种与个人相关的方式触动听众。

治疗隐喻的要素

隐喻如何才能生效，如何才能带来治疗作用呢？也许我们要关注的是隐喻最重要的功能，即罗西（Rossi，1972/1985）所称的"共同现象现实（shared phenomenological reality)"。在这个"现实"中，儿童会体验到由治疗师的隐喻所创造的世界。孩子、治疗师和故事之间会建立起一种三方共情的关系，从而使孩子对所描绘的人物和事件产生认同感。正是这种认同感带来了隐喻的"转变力"（Gordon，1978）。儿童必须在自己和故事中的事件之间建立起一座个人联系的桥梁，才能将故事中的部分内容带回他的"真实"生活中。有效的治疗隐喻往往是准确而间接的。所谓准确，即准确地表达儿童的问题，使其不再觉得自己是异类；所谓间接，即张弛有度，不能让孩子感到尴尬、羞愧或抗拒。

一旦在孩子和故事之间建立起认同感，孩子对自己的问题的孤立感（"没人有我这样的问题"）就会被一种共同感所取代（"他们也有和我一样的问题"）。但是，隐喻中的问题和孩子的问题之间的联系不能过于流露于"意识层面"。这正是治疗隐喻的精妙之处：故事虽然"击中了要害"，却以一种奇特的方式消散了；它聚焦于问题，却以一种悄无声息的方式扩散出去；它激活了特定的能力和资源，却是泛化的，不会带来个体的被威胁感。在观看电影《E.T.外星人》的告别场面时，经历过丧父之痛的儿童也许不会有意识地想到"我爸爸走的时候也是这样的"。然而，在某种程度上，电影结局所暗示的爱和最终的幸福感可能会帮助孩子以一种新的、更有疗效的方式感受曾经的丧父之痛。巧妙的是，孩子自己不会意识到这一切的发生。

那么，我们如何创造出能够实现治疗隐喻效果的"共同现象现实"呢？回顾经典的童话故事，我们会发现其中其实包含着许多共同的要素或成分。也许呈现方式有所不同，但万变不离其宗。

（1） 建立与主人公相关的表达"隐喻冲突"的整体主题；

（2） 以英雄或帮助者（代表主人公的能力和资源）和坏人或障碍物（代表主人公的恐惧和消极信念）的形式将无意识过程拟人化；

（3） 将"主人公成功了"的平行学习情境拟人化；

（4）　呈现一个必然会被解决的隐喻性危机，主人公通过这个危机克服或解决自己的问题；

（5）　主人公通过胜利的"英雄之旅"培养出新的认同感；

（6）　以"庆祝"为高潮，承认主人公的特殊价值。

丑小鸭的治疗隐喻

接下来，我们来看看一个闻名于世的例子。在童话故事《丑小鸭》中，作者塑造出了一种能够唤起人们"共同感"的世界。丑小鸭所带来的共同感，便是"感觉不被需要、不吸引人和与众不同"。无论儿童还是成人，都能感同身受地体验到丑小鸭的痛苦、排斥和孤独感。

读者在阅读丑小鸭的诸多苦难时，能够感受到一种共同的体验。而这种共同体验所产生的认同感，让读者能够充分参与到"丑小鸭蜕变成天鹅"的过程中。

实际上，安徒生笔下的《丑小鸭》[1]也包含了上述的 6 个要素。首先，作者以长相滑稽的丑小鸭的出生，奠定了故事的隐喻冲突。从孵化的那一刻起，这只新生的鸭子就显得与众不同。而他的兄弟姐妹，以及其他所有的农家院伙伴，都迅速而残忍地针对这种差异采取了行动。

这只可怜的小鸭子是最后一个被孵化出来的。由于长相丑陋，他被其他鸭子和母鸡啄了又啄，闹了又闹，逗了又逗。"大鹰！"他们咯咯地叫着……可怜的小鸭子不知道自己该去哪里。他为自己因丑陋而成为整个农场的笑柄而非常难过。

只有鸭妈妈才能够看到丑小鸭的优点。她承认了丑小鸭的潜力，并列举了丑小鸭无意识过程中的能力和资源。

看，他划水滑得多好呀，身躯多么笔直呀。他也许不漂亮，但性格很好，在水中也游得不错。我敢说甚至要比其他鸭子游得更好。我想他长大后一定会变好看，或者慢慢变得更加精巧一些。

尽管如此，农场里其他动物对丑小鸭的欺凌仍然变本加厉。无奈之下，丑小鸭只好逃到"野鸭生活的大沼泽地"，希望能得到接纳，或者，至少能得到喘息的机会。可惜，两个愿望都落空了。迎接他的，是故事中第一个隐喻性危机：猎人与猎狗将沼泽地包围了起来。其他动物都被杀害了，只有丑小鸭活了下来。面对"舔着舌头、眼神凶悍而可怕的大狗"时，丑小鸭觉得自己的生命即将走向终点。但讽刺的是，猎狗压根儿没有瞧他一眼，转身就离开了。在这里，安徒生创造了一个"重构"的例子，让丑小鸭认识到自己所谓的"丑陋"居然起到了"救命"的积极作用："谢天谢地，我这么丑，连狗都不喜欢我的味道！"

解决了这次危机后，丑小鸭找到了一间小屋，无意间得到了许多"平行学习情景"。其实，丑小鸭已经掌握了许多重要的技能：他学会了如何游泳，学会了如何照顾自己，学会了如何在危机中生存。而如今，他与一位老妇人、一只母鸡和一只猫相安无事地住在一间小屋里，并得以在"自己的看法和想要的东西"与"他人对他的看法和要求之间"做出选择。思索一番后，丑小鸭决定离开小屋回到水里去。傲慢的母鸡严厉地告诫丑小鸭：

"你一定是疯了吧。你问问猫，他是我遇到过最聪明的动物了，你问问他喜不喜欢游泳或潜水！我就不说什么了。你去问问我们的老女主人。她是世界上最聪明的女人！你觉得她喜欢游泳和潜水吗？我就不说了，你不会觉得你要比猫和女主人更聪明吧？别傻了孩子！你就是个傻子。我不是为了留下你才说这样的话，你一点儿意思都没有。但你要相信我的话。我的话虽然不好听，但都是为了你好；相信我，你得学会分辨谁是你真正的朋友。"

丑小鸭没有气馁，坚定地回答道："我想到广阔的世界去！"

去到了"广阔的世界"后，丑小鸭仍然遭到了拒绝和艰辛。但随着冬天的到来，大鸟纷纷开始迁徙，他第一次看到了希望：一群美丽的天鹅飞过去了。在这里，安徒生将丑小鸭的无意识潜能以"丑小鸭在不知不觉间变成了天鹅"的形式拟人化了。

啊！他永远也忘不了那些美丽、幸运的鸟儿。他猛地潜入水底，这样就看不见这些鸟儿了。但当他重新浮出水面时，他震惊了：这群不知道叫什么，也不知道要飞往何方的鸟儿，居然亲昵地围绕着自己。这可是他从未受到过的待遇呀！他做梦也没想过会有人如此怜爱自己。

天鹅群飞走后，丑小鸭再次被独自留在贫瘠寒冷的冬天里。在这个冬天，他又经历了一次危机：他在池塘里冻僵了，最后一刻才被一个农民救了出来。随后，这次危机给予了丑小鸭新的学习机会：为了躲避农夫妻儿的"围剿"，他学会了飞翔。

尽管如此，寒冷的冬季仍然给丑小鸭带来了进一步的冲突、危机和学习机会。此时的丑小鸭，已经长大了。随着春回大地，万物复苏，丑小鸭的翅膀张开了，也获得了更大的力量，能够在天上任意飞翔了！这时候，他又发现了一群在池塘里游泳的天鹅。这一次，他决心要飞向他们——哪怕天鹅们嫌弃我丑陋要啄死我，我也要靠近他们。此处，安徒生以一种充满爱意的方式描述了丑小鸭"发觉和获得无意识潜能"的过程。天鹅的再次出现，象征着丑小鸭美丽的蜕变。透过水中的倒影，丑小鸭终于"看见了自己，他不再是一只丑陋、笨拙的、不讨喜的灰不溜秋的鸭子，他是一只天鹅"！

接下来，丑小鸭经历了一段快乐的过渡期。结合过去的种种经历，他逐渐开始认同了自己的新身份——一只美丽的天鹅。

他为经历了如此多的艰难困苦而高兴，因为这一切使他懂得了如何迎接眼前的幸福和美丽。他非常，非常高兴，却一点儿也不骄傲。因为一颗善良的心是永远不会骄傲的。

最后，一场庆祝活动开始了：孩子们一边跳舞一边拍手，"老天鹅对丑小鸭鞠了个躬"。这一切，揭示了丑小鸭真正的特殊价值。至此，丑小鸭彻底接受了自己的新身份，并在最终的觉悟中圆满了："丑小鸭回想起了自己曾受到的种种鄙视和迫害。但如今，人人都说他是最可爱的鸟儿。"

丑小鸭的故事始于"拒绝"和"伤害"，结束于"庆祝"和"快乐"。它向读者展示了这一系列的事件如何促进了"转变"。

而这些事件，也有可能会帮助读者促进现实生活中类似的转变。以下是《丑小鸭》如何利用故事创作的要素实现"共同现象现实"（Rossi，1972/1985）的总结分析。

共同现象现实

觉得自己不受欢迎和格格不入；

学习许多新事物；

克服困难；

转化为更大的潜能。

隐喻冲突	长相滑稽的丑小鸭诞生了。
无意识过程与潜能	鸭妈妈为其辩护并道出了丑小鸭的积极品质；丑小鸭第一次看到天鹅。
平行学习情景	学习如何游泳，如何照顾自己，以及如何飞翔。
危机隐喻	沼泽地里受到攻击；池塘里经历寒冬。
新的自我认同	丑小鸭在水中看到了自己美丽的新形象。"他太高兴

了，但一点儿也不骄傲。"

庆祝　　　　　"老天鹅在他面前鞠躬。"

想要创作出《绿野仙踪》和《丑小鸭》等触动孩子的原创故事，作者需要有意识地使用故事写作的六个经典要素。当然，我们不是说每一个隐喻中都必须有这六个要素。我们需要的不是一个"必须怎么做"的僵化执行程序，而是一个具有指导和激励意义的思维"网格"。出于教学目的，我们在书中使用了部分概念化的术语来描述这些隐喻要素。如此表述，定然会带来些许陌生感。但实际上，大家早已从童年的童话故事、电影、书籍和自己内心幻想中了解和熟悉了这些元素。在无意识中，我们知道一个好故事该如何展开。实际上，如果我给你 5 分钟时间即兴创作一个故事，你的故事中定然会包含书中所定义的故事要素。你不需要任何意识层面的努力，无须刻意回忆，便会将这些元素自然而然地纳入你的故事里。

另一个令人欣慰的发现是：人们会无意识地借鉴一些家喻户晓的故事或童话，从而为孩子创造一个新的"原创"故事。例如，在下面的"浮木"隐喻中，你会发现它的主题与丑小鸭中描绘的主题之间有着明显的相似性。然而奇怪的是，我们在创作"浮木"隐喻的几个月中，并没有意识到这种联系，直到着手编写此章节时，我们才恍然大悟。从我们当时的意识层面来看，"浮木"隐喻是一个独一无二的故事，因为这是我们根据孩子的现实生活创作的。但也许在创作过程中，无意识过程也在积极参与，并快速调动了那些有用的记忆。

同理，一位朋友告诉我，他在阅读本书第六章"萨米大象"的隐喻故事时，联想到了小飞象的故事。我很惊讶，打趣地告诉朋友："我们在创作时从未联想到小飞象的故事。"我们意识到，一个由过去的知识和经验组成的"支持系统"在我们的潜意识中有效运作是多么重要。有时我们创造的故事完全是原创的，有时我们会有意识或无意识地借鉴已知故事中熟悉的元素。借鉴与否并不要紧，只要它是针对孩子不断变化、独一无二的现实做出的动态反应，便是一个"原创"的治疗隐喻故事。

浮木

在一个寒风凛冽的午后，我来到了一位朋友家中，准备一起商量一下出版此书的事宜。朋友的大女儿香农已经 16 岁了。她来到前门迎接我，并告知母亲会比预期晚一小时回家。她粗鲁地说："你等一会儿吧。"这时候，我不禁注意到孩子似乎快要哭了。她的声音紧促而颤抖，眼眶湿润，肩膀也是耷拉着的。我问她："今天过得怎么样？"她脱口而出，说她参加了学校话剧表演的选角面试，但没有成功。更糟糕的是，5 个试镜的学生中有 4 个被选中了。也就是说，她是唯一被拒绝的学生。

香农出生时便确诊了脑瘫。她的病情相对来说还是比较温和的。她可以正常说话，手和手臂的协调性几乎正常，也能够独立行走，虽然步态明显有点拖拉。脑瘫会给患者带来许多影响，其中有些症状不太容易被发现，如学习障碍以及情感认同上的缺陷。

当香农告诉我试镜失败的事情时，我走进了客厅，开始往壁炉上放木头。这时天已经快黑了，我以为火的温暖和光亮会帮助她振奋精神。但我错了。香农的对话中充斥着"我一文不值""我一点都不好""我永远不会有任何成就""我还不如死了算了"等表述。

我认识香农好几年了。在这些日子里，我曾多次看到她因为被人叫"瘸子""弱智""怪人"而哭着从学校回家。每次我都试图通过强调她的其他能力来安慰她，但都徒劳无功。当她为"自己无能做某事"而感到非常痛苦时，并不想听到别人告诉她自己"能做什么"。于是，我尝试了另一种方法。我以出版书籍为借口，邀请她帮忙简单地听了一个故事。这个故事对她来说，可能有意义，也可能没有意义。我当时随身带着一个录音机。孩子很喜欢录音带，于是我提出待录音完成后把它作为礼物送给她。

　　原木和壁炉成为我下面这个故事的灵感来源。以下是这个故事的逐字稿。讲故事时，香农靠在椅子上，身旁的火苗燃烧得噼啪作响。

　　当你坐在这里的时候，也许你会意识到自己以外的东西……也许是一些你自然而然就会关注的东西……也许，就是那边那个花瓶。

　　当我和你说话的时候，你可以闭上眼睛，尽情地想象。慢慢地调整自己的姿势，找到最舒服的位置。

　　你可以想象一个壁炉……也许，你能想象到火焰噼啪的声音……或者，你能"闻"到烟的味道……又或者，你想象到了那边柴火的样子。你被它吸引了，然后再慢慢忘记它的存在。

　　噼里啪啦的声音，仿佛有着自己的旋律。也许，是柔和旋律？具体怎样只有壁炉自己才知道了。

　　当你看着火焰舞动时，也许它们能唤起另一个愉快的记忆……（长时间的停顿）。

　　很久以前，发生了一个关于木头的故事。有一块木头觉得自己很糟糕。它的样子看起来和其他木头格格不入，因此总是被人嘲笑。但谁让它长得和别人不一样呢。

隐喻冲突	这么多年以来，小木头一直很悲伤。它不懂为何自己长得和其他木头如此不同。为什么它看起来残破不堪，而其他木头却显得很结实、很牢固、很有用呢？
隐喻危机	有一天，这块木头被放进了壁炉旁的木堆里，很快便要被烧成灰烬，再被无情地扫走。一想到没有人会再记得自己，小木头感到又伤心又难过。但不知为何，小木头居然摆脱了在壁炉中被烧焦的厄运，反而莫名其妙地被送上了一辆卡车，准备送进工厂做成家具。

无意识过程	在卡车里，小木头又成了车上最显眼的一根木头。车里还装载着许多优质的原木。大多数原木都十分嫉妒小木头，或者对它恶言相向，刻薄万分。归根到底，是因为它们觉得小木头和自己长得不一样。突然间，小木头回想起了多年来受到的各种伤害，包括他人的嘲笑声、关于它外形的笑话，等等。到达目的地后，小木头被卸下了卡车。孤零零的它直接被放在路旁，无人问津。小木头的羞辱感更加强烈了。
隐喻冲突	如果连被做家具的资格都没有，小木头也不知道自己到底还有什么意义。
	时间一天一天地过去。有一天，一辆垃圾车开了过来。人们准备把小木头扔掉。大家都不知道它有何用处。甚至，连壁炉都不知道。小木头被倾倒在一艘运送垃圾和无用物品的驳船上。驳船开走了，一路上发出叮叮当当的撞击声。我们的小木头呀，即将伴随一大堆无用的物品被扔到深海，然后沉入海底，越来越深，越来越深。（长时间的停顿）
新的自我认同	小木头想不通为何自己会沦落到这样的境地。它想："如果这就是我的终点，我宁可掌握主动权，自己从驳船上跳下来……我要在自己控制下……掉到水里，继续以自己的方式沉入水中。"*（长时间的停顿）它做到了。当它按照自己的方式跳下水时，它惊讶地……困惑地发现……自己居然漂浮在水面上……自己居然以一种特殊的方式漂浮在水面上。*
平行学习情境	小木头环顾四周，看到了许多东西。
	它看到了风声透过风帆低语的声音；它看到了鹈鹕捕捉食物的声音。种种悦耳的声音，让它的内心再次感到美好。（停顿）过了一会儿，伴随着起伏的海浪声，小木头被带到了岸边。这时，小木头又失去了前进的方向。它想，也许自

己会一直待在这里，慢慢干枯、消失了。那将是多么可悲的一生啊！不过很快，小木头在温暖的阳光和柔和的海浪声中睡着了。听着蓝天的声音，它更加放松了。随着海浪的声音，白浪一点一点地敲打着小木头。

新的自我认同　突然，一只充满善意和关爱的手将小木头从睡梦中唤醒。手的主人开心地赞叹道："你太棒了，你太棒了。"小木头已经不记得上次有人这样关切地看着自己是什么时候的事情了……（停顿）……也不记得上次被人赞美的感受……（长时间的停顿）……更不记得被人以如此特殊的方式触摸有多开心。（长时间的停顿）小木头很困惑，但不久便有人兴奋地将它带走，并将它展示给了更多人。大家都觉得很高兴，因为这块木头的形状非常独特，说是精雕玉琢也不为过。（长时间的停顿）小木头往四周看了看，发现门牌上写着关于浮木的介绍。原来小木头已经被贴上了浮木的标签，并且得到了高度的重视！事实上，它甚至被赋予了最大的意义——有史以来最好的浮木。

庆祝　后来，小木头赢得了许多比赛。美丽而温暖的它得到了全世界的认可。很快，小木头发现自己被放在一个非常特别的壁炉上。周边的环境非常美丽。白天，小木头总能看到一张张笑脸，听到一片片赞美之词。有时，人们还会轻轻地伸手触摸它——只是为了感受触摸这样一块独特而美丽的木头是什么感觉。于是，这块独一无二的小浮木过上了崭新而充实的生活。它想："尽管你一直在担心，但最终你还是轻松地到达了目的地，实现了你的意义！"是的，小木头确实实现了自己的意义，一个得到了所有人认可的意义。

隐喻框架：现实生活隐喻和虚构隐喻

在第二章的研究部分，我们描述了如何使用不同的策略来创造治疗隐喻。这些策略包括：使用来自民间故事或科幻故事的预定主题；使用基于已有童话主旨的原创故事；以及使用基于儿童（和 / 或治疗师）自己想象的原创故事。

与此同时，现实生活经验也是隐喻创作的另一个丰富来源。使用已知故事的主题 / 主旨及其无意识记忆这种方法肯定是有效的。但我们也发现，其实隐喻故事的框架并不需要那么多条条框框。即便是日常发生的琐事，也可以成为原材料，创造出独特的治疗隐喻。本节将对比从现实生活事件中孕育而生的隐喻，以及由想象和内心联想所诞生的隐喻。

现实生活隐喻框架

三条腿的狗

10 年来，艾伦一家四口的生活一直非常幸福圆满。但有一天，父亲突然离家出走了，两周后甚至要求与妻子离婚。38 岁的妻子朱莉和她的两个女儿桑迪和梅丽莎（分别为 8 岁和 5 岁）前来求助。这位妈妈夜不能寐，茶饭不思。她言语间透露出满满的愤怒和无用感："我觉得自己不再完整了。"两个小女孩也表达了对突然失去父亲的悲伤和恐惧之情。

在最初的治疗中，我让妈妈和女儿们将自己喜欢做的一些事情画下来。小女孩们描绘了自己的兴趣爱好、朋友和宠物，而朱莉的图则描绘了"整个家庭"（一家四口）的互动。这时，我想到了关于一只三条腿的狗的亲身经历，并马上给母女们讲述了这个故事。

上周，我载着 10 岁的儿子凯西在街上开车。突然，儿子喊道："妈妈，看那边！"他兴奋地指着左边。"那里有一只三条腿的狗！"他惊呼道。

"是的，"我说，"那的确是一只三条腿的狗。"

"可是，妈妈，"他疑惑地说，"你看看她在做什么！她在玩球，她在奔驰，她在站着，她在吃骨头。我们家狗狗能做的她都能做，可是她只有三条腿呀。她是怎么做到的？"（停顿）

凯西继续好奇地询问我："可是妈妈，她到底是怎么做到的？"（停顿）

"嗯，凯西，"我回答说，"我想她学会了如何适应没有另一条腿，适应没有第四条腿的生活。我想她也学会了如何用剩下的三条腿来玩耍。"

凯西再次质问道："但你不觉得这很难做到吗？"

"是的，"我说，"可能刚开始的时候很难。我们每个人都需要一点时间来学习新的东西。但一旦我们学会了，便能受益终身。"

过了一会儿，凯西问这只狗为什么只有三条腿。

"我也不知道——也许她天生就这样，也许她在小时候不小心失去了一条腿，也许是最近才失去的。但这都不重要。"我告诉他："重要的是，这只狗失去了一些重要的东西，然后学会了如何以一种新的方式去利用没有失去的东西。"

凯西很喜欢我的回答，在回家的过程中一直舒服地坐在车里。回家后，他急匆匆地跑去告诉朋友这只神奇的三腿狗的故事。

该家庭一共接受了为期 6 个月的治疗。在此期间，我采用了其他故事和艺术隐喻为其进行治疗。朱莉找到了一份不错的工作，甚至有了回大学继续深造的想法。她开始与其他人约会，逐渐觉得自己"完整"了起来。

在治疗的头两个月内，桑迪和梅丽莎的整体情绪波动有了明显的改善。她们的饮食和睡眠模式也恢复了正常。但她们还是偶尔会头痛、胃痛或不想上学。这些问题似乎总是在父亲打来电话或前来探望后发生的。在排除医学上的病因后，我联系了父亲，让他和女儿们一起进行家庭治疗。在治疗中，父亲开始明白自己在孩子们生活中的重要性，并愿意积极配合改善孩子们的状况。

治疗结束约两个月后，我接到了梅丽莎打来的一个令人愉快的电话。她兴奋地告诉我她们小区也来了一只三条腿的狗，她和桑迪教了这只狗很多"好玩的东西"。

凡妮莎的花园

在下面的案例中，我们通过一段真实的花园经历，为一个领养儿童创造了一个故事。一对年轻的夫妇和他们领养的女儿凡妮莎在社会工作者的转介下前来接受治疗。这对夫妇准备将女孩送到下一个寄养家庭。这就意味着，9 岁的凡妮莎在不到两年的时间里便要换 3 个家庭。养父母因为自己的个人问题，无法继续照顾孩子，也无法满足凡妮莎时刻需要被关注的需求。

当我们引导凡妮莎说出一些她喜欢和不喜欢事情时，凡妮莎说自己每周在花园里帮忙都能得到零花钱，这便是她喜欢做的事情。她的这句话让我想起了一段关于花园里的植物的经历。于是我以这段回忆为基础，写了一个符合她当前现实的故事，并指向一个更快乐的解决方案。

几年前，我的邻居卖掉了他们的房子。这座房子即将被摧毁，从而腾出空间建一栋新的公寓楼。从房屋出售、封窗、拆房到开始新的建设，中间过了挺长的时间。由于无人灌溉，房子周围的灌木和植物都已经枯萎了。我联系了新主人，新主人同意让我将任何我想要的植物移植到其他地方去。

于是，我选择了看起来最悲伤、最需要帮助的植物。我把它从街上的空院子带到了它的新家。我告诉它，即使我懂得很多照顾花的知识，但我还是需要它的帮助，需要它告诉我它的需求是什么——正如它通过枯萎的叶子告诉我它需要帮助一样。

我将其移植到了我认为的最佳地点，并为其提供了充足的水和肥料。但这还不够。植物一直没有生根。我只好将它迁出原来阴凉的位置，并单独种在了一个花盆里。接下来，我对它说："现在，你可以让我知道这是不是你想来的地方。"过了一段时间，它用其单调的色彩告诉我，这个地方并不那么适合它。我觉得很难过，它看起来也很难过。如果它能说话，它可能会说："我是否能够长大，绽放出所有属于我的颜色呢？"

在它身旁，还有几株长得很好的蔷薇花。我知道蔷薇过得很好，因为它们长出了美丽的红蔷薇，散发出我所闻到过的最好闻的香味。我指着蔷薇，对这株植物说："也许你不相信，这几株蔷薇花我可是移植了好几次，最终才为它们找到最好的土壤，以及恰到好处的阳光、阴影、水和肥料。我咨询了许多园艺专家。我知道蔷薇最终能够绽放的，只不过是时间问题罢了。所以呀，让我们将你从原来的花盆里挖出来，再换一个地方吧。得到了最好的土壤和条件后，你自然便会扎根。我很高兴，你知道什么是对你最好的，什么是对你不好的。尽管你一开始认为你会在那个花盆里待很久很久。"

凡妮莎搬到新的寄养家庭时，已经接受了两个月的治疗。她的新家也有个花园。于是，我把我花园里韧性最强的两株植物送给了她。这两株植物分别叫作"爬行的查理"和"流浪的犹太人"。我的经验告诉我，你几乎不可能杀死这两株植物，因为它们在任何条件下都能生存。凡妮莎欣然接受了这些植物，并完全承担起了照顾它们的责任。她知道，移植是任何一株植物生命中的重要事件。每一株植物每天都需要特别的照顾。

虽然凡妮莎过去曾多次被连根拔起，但这一次她"扎根"了。新养父母的关爱和滋养，让她自己也开了花。社工在持续的家访过程中，一直在花园里陪着凡妮莎照顾这两株植物。在这个隐喻中，我引用了一段真实的个人经历，并以此作为隐喻的背景结构，帮助凡妮莎解决问题。我通过拟人的手法，描绘出了与被遗弃和移植的植物的对话。如此一来，凡妮莎能够在安全的心理距离下寻找到意义和自我认同，并且不会由于过于直接而被压垮。而且，凡妮莎还能够自由地参与到故事的美好结局的创作之中。我送给她的植物，也最终锚定在了她的生活中，不断影响着她。

接下来，你将阅读到的是与本节的故事对比鲜明的隐喻故事——基于我们自己的想象和联想的隐喻故事。

虚构隐喻框架

蓝闪闪历险记

有一段时间，我每周都会接待一个儿童团体。团体里有 3 个男孩和 1 个女孩，年龄只有 8—9 岁。这些孩子都是因为行为问题被转诊过来的（如注意力缺陷和亚临床多动行为）。

事实上，这群孩子的确挺好动的，时不时就要扭动一下自己的身子！在我们的第一次团体治疗里，我发现他们都喜欢看动画片（注意力不集中的问题还没出现），而且都去过海洋世界看水上表演。孩子们争先恐后地表达了自己在看到各种不同的鱼儿在水中跳跃时的喜悦感。跳跃，本来就是孩子们最喜欢做的事。因此，我打算以"跳跃"为线索，开始这次治疗。我让他们闭上眼睛，假装自己在看一个名为"蓝闪闪历险记"的卡通节目[2]。

"蓝闪闪历险记"讲述的是一条名为蓝闪闪的小鱼的奇妙故事。蓝闪闪的尾巴摇得很快，谁也抓不住他。对于一条鱼来说，这是一个很好的技能，毕竟鱼儿需要保护自己，时而也需要和同伴比赛谁游得更快。但蓝闪闪几乎没有静止的时候。他从来没有停下来，去欣赏海洋内的宝藏。当他听到其他鱼儿讲述关于海里的迷人事物的故事时，他很难过。他努力尝试游得慢一些，却总是失败。有一天，他回想起了一段水流缓慢而宁静的时光。他清楚记得那种缓慢地漂浮在水面上的感觉。思绪之间，他发现自己的游泳速度慢了下来！惊喜万分的蓝闪闪迫不及待地再次尝试回想那段时光，想看看是否一直奏效。这样做真的有效！过了一会儿，他遇到了一群鱼。小鱼儿们都在围着一个闪闪发光的宝箱游泳。蓝闪闪再次想起了水流缓慢的感觉，成功放慢了脚步，探索了许多美妙的东西。而其他的鱼儿也都很惊讶。他们很高兴蓝闪闪能够和他们一起游泳、玩耍和学习。

在每一次治疗中，我都会和孩子们讲述诸如"蓝闪闪"的奇幻冒险故事。整个治疗持续了 8 个月。总的来说，孩子们的行为有了全面改善的迹象：他们在学校里能够更长时间地集中注意力，并能更好地与同龄人互动了。

一件艺术品

凯瑞是一个 11 岁的小女孩。最近，她被牵涉进了父母离婚的监护权争夺战中，左右为难。我很清楚自己无法改变或改善这场监护权争夺战的进程，因此，我把治疗的重点放在"帮助凯瑞认识到自己的美和自我价值"这件事上，尽管她在生活中经历了各种混乱的事件。

在某次治疗里，我和凯瑞讲了一个关于某件艺术品——实际上是一件杰作——被拍卖的故事。我花了大量的时间详细描述了这一杰作的独特性和美感。然后引入拍卖活动的隐喻，配合孩子正在经历的监护权和探视权之争。为了强调父母对她的爱，我告诉凯瑞："每个人都在加价竞拍，他们每个人都爱这件杰作，并认为自己有权利把它放在家里。"

这个比喻强调的是，无论谁拥有它，它始终是一件杰作。

由于杰作拥有自己特殊的美感，在未来的岁月里，它将被更多的人欣赏和喜爱。

释放内心的故事家 [3]

练习……练习……练习。刚开始学习如何创造和使用隐喻与故事时，我和克劳利会为每个个案编写一个故事。之后，我们会留出时间，一个人扮演来访者，另一个人扮演治疗师／讲故事的人。慢慢地，我们内心的"故事家"都被释放了出来。如今在我眼中，万物均包含着治愈的元素。

编写故事的 4 个步骤

（1） 把你的爱好、兴趣、才艺或最喜欢的经历列出来（现在或小时候喜欢做的事情）。

（2） 接下来，花一点时间安静地回忆与每个爱好有关的经历，比如你如何从祖父母那里学到这些爱好或技能……或者你去远足、露营或钓鱼的时候，发生了什么事情，等等。想一想，当你学会或经历它们时，你身处何方。

（3） 然后找一个安静的地方，选择其中一段经历，写下来。不用担心语法、拼写、标点符号等问题。只要写得开心就好。

（4） 写完这段经历后，找一个同事、朋友或家人（或者用录音机）把你的故事说出来。你可以读你写的内容，也可以用回忆的方式来讲述。你的故事可以这样开始："这让我想起了一个故事……"

注释

1. 《丑小鸭》中的所有引文均来自 R. P. Keigwin 翻译的版本，由 Charles Scribner's Sons 出版（New York，1965）。

2. 卡通作为治疗手段的详细介绍请见第八章。

3. J. C. Mills（1999，2011）。摘自 *Reconnecting to the Magic of Life*，p. 209，以及 *StoryPlay® Foundations Training and Resource Manual*，p. 69，72。已获得作者授权。

创造治疗隐喻

第四章

收集信息

小时候，我看奶奶织桌布。我还记得，她先收集了一大团米黄色的细纱线、特制钩针、一把剪刀，以及她将要参考的图案——所有这些都装在一个可爱的草篮子里。我问她能不能把自己知道的东西教给我，她点点头，说可以。

对治疗师来说，学习如何创造治疗隐喻涉及一个多方面的过程，需要一步步学习。在第二部分中，我们将提供一个包含所有"基本成分"的框架。通过这些成分，我们可以创造出用以促进改变和成长的隐喻。我们首先将探讨的是感知、唤起和生成不同种类的信息的方法。这些都是创造隐喻所必需的。我们所收集的信息涵盖感观系统和语言系统，既有具体的内容，也有非具体的。收集完信息后，我们将学习如何通过"感官交织"的过程对这些信息加以利用，并将其编成一个隐喻故事，一个情节、人物和行动都符合孩子所呈现的问题、内在资源和期望的解决方案的故事。

诱发和利用积极经验

治疗师可以从孩子那里"诱发"许多信息，其中最重要的可能是属于孩子的积极经验——那些给孩子带来积极影响的爱好、电影、卡通人物、玩伴、动物、事件、记忆等。传统的心理咨询方法最重视的往往是"问题"本身。而我们这种诱发积极经验的做法是非常不一样的。作为治疗师，我们非常清楚痛苦的记忆和创伤所带来的巨大影响力。但我们往往会尽量减少或直接忽略这一"必然结果"，转而更多地与影响力同样大的积极因素建立联系。毕竟在大多数情况下，我们对消极因素的关注已经足够了。通过关注愉快的记忆和兴趣，孩子和治疗师能够更好地走向平衡。这些愉快的联想可以起到"入场券"的作用，带领我们进入孩子独特的内心资源世界。此外，这些积极信息也有助于生成隐喻故事的"背景结构"，如儿童所熟悉的场景、活动和事件等（Brink，1982）。

如果你熟悉艾瑞克森的生活逸事，你会发现这位大师早已将"利用积极经验"这一潜力巨大的方法以有形的、人性的、真实的方式带入了心理咨询行业之中。

罗西（Rossi，Ryan，& Sharp，1983）在一本艾瑞克森的传记中，描述了这位大师如何在 17 岁时借助过去的感官记忆，成功从小儿麻痹症中实现自我恢复（p. 12）。

在（小儿麻痹症发作）之后的几周和几个月里，艾瑞克森一直在自己的感官记忆中搜寻，试图找到重新学习如何动起来的方法。例如，他会盯着自己的手看上几个小时，并努力回想自己的手指抓叉子时的感觉。慢慢地，他发现自己的手指开始抽搐，以微小的、不协调的方式移动。他一直坚持，逐渐扩大动作幅度，直到他能有意识地控制动作。那么，他曾经是如何用手抓住树枝的呢？爬树的时候，他的腿、脚和脚趾是怎么运动的呢？

在一段已被出版的谈话内容里，罗西不停地追问艾瑞克森，试图弄明白他究竟是如何实现康复的（Erickson & Rossi，1977/1980，p. 112-13）。

罗西：在 17 岁至 19 岁的自我康复经历中，你从自己的经验中了解到，你可以利用想象力来达到与物理康复相同的效果。

艾瑞克森：不是想象力，是强烈的记忆。你能够记得某样东西的味道，记得薄荷给你带来的某种刺痛感。小时候我经常在林场爬树，然后像猴子一样从一棵树跳到另一棵树。为了重新探寻肌肉有力时的动作，我回忆起了许多不同的扭动身体的经验。

罗西：你激活了童年时的真实记忆，从而了解你还剩下多少肌肉控制力，以及如何重新获得这种控制力。

艾瑞克森：是的，你用的是真实的记忆。18 岁的时候，我回忆了我所有的童年动作，帮助自己重新学习肌肉协调性。

利用记忆的积极力量，艾瑞克森实现了惊人的改变。这种个人经验使艾瑞克森自然而然地尝试在病人身上使用"唤起和利用积极记忆"的方法。这也是他实现"从关注病理到关注潜能"的重大范式转变的方式之一。

以下是一个治疗师和孩子之间的简短对话。阅读这一案例，你将了解"诱发积极记忆和经验"的过程。

宝拉娜今年 12 岁，是家里的幺女，有一个哥哥。父母对她的评价是"她是一个模范孩子，脾气总是很平和，也很容易预测"。她成绩很好，与同龄人的社交也不错。有一天，哥哥与爸爸发生了巨大的冲突，夺门而出。几个星期后，宝拉娜突然出现了睡眠和饮食问题，无法专心做作业，老师说她"一直在做白日梦"。

在听完家长对宝拉娜呈现的问题的描述后，治疗师随即与孩子单独见面。

治疗师：看起来，在很短的时间内，你生活里的很多事情都发生了变化。

宝拉娜：是的。我真的很想念波比。我很担心他的遭遇。他走后只打过两次电话，两次我都在学校［宝拉娜开始哭泣］。

[每次宝拉娜想起波比时，她都会重温那个可怕的夜晚，她的父亲和波比互相吼叫。波比打翻了椅子，摔门而去。她说，她从来没有见过他们之间如此激烈的争吵。]

治疗师：要怎么做才能让你感觉更好？

宝拉娜：波比马上出现，马上出现 [还在哭]。

治疗师：如果他回来了，会发生什么，你会有什么感受？

宝拉娜：波比会紧紧地抱着我，告诉我他再也不会离开了，然后我就会觉得很开心 [眼泪快止不住了]。（来访者描述期望的结果。）

治疗师：在你的生活中，平时还有哪些事情能让你内心感到快乐？（治疗师试图引出愉快的回忆作为故事的背景结构。）

宝拉娜：哦，我很喜欢音乐。你是这个意思吗？

治疗师：嗯 [肯定地点点头]。除了音乐还有什么？（治疗师引出更多孩子最喜欢的体验的信息。）

宝拉娜：我的小狗佩德尔斯。它真的很傻。哦，还有我妈妈教我如何缝衣服。在波比离开之前，我在做一件衣服 [伤心的样子]。

[为防止宝拉娜再次因记挂哥哥的离去而重新陷入消极恍惚状态，治疗师采取了一种战略性干预，迅速向她的方向扔了一根马克笔，并指示她一会儿要用它来做一些艺术品。]

（治疗师中断了来访者，使孩子保持在当前的状态，脱离痛苦的恍惚状态。）

治疗师：做得好，宝拉娜。具体来说，你喜欢的音乐是什么？

宝拉娜：[脸色好了点] 听到自己喜欢的乐队演奏，就会跟着音乐蹦蹦跳跳，感觉很好。我想不出别的。（确定"感官资源"为动觉和听觉。）

随后，治疗师引出了关于孩子的更多信息，包括宝拉娜和她的狗的关系、她的缝纫能力，以及她喜欢的音乐。这些经验提供了宝贵的使其"内心感到幸福"的资源。后来，它们被整合到一个治疗隐喻中，为她提供了新的、更积极的方式来应对"失去哥哥"的问题。

需要注意的是，这个诱发积极体验的过程是一个"软"的过程。在这个过程中，没有 A-B-C 公式可循。治疗师问的问题不一定能唤起对某一经历的具体记忆，宝拉娜就是这样。我们曾帮助过一个患有严重抑郁症的儿童来访者。在我们第一次问他问题的时候，他想不出让他高兴的事情。当我们细化提问，探寻不那么具体的联想时，小男孩突然惊呼："雨滴！我喜欢雨滴敲击屋顶的声音！"

记忆、经验和联想是微妙的、多维的现象，唤起它们的过程同样可以是错综复杂的。坐在壁炉旁，听着噼里啪啦的原木燃烧的声音，或者看着火焰闪烁舞动……这些记忆就像睡前故事的记忆一样，是一种强大的工具。治疗师所面临的挑战是如何找到触发过去积极联想的方法，并在孩子的治疗中对这些积极信息加以有意义地利用。通过阅读以下案例，你将了解如何利用孩子"最喜欢的东西"来形成治疗隐喻的背景结构。

波比和玩具店

几年前，我第一次见到波比。当时他只有两岁半，我正在给他的母亲安妮特进行抑郁症临床治疗。保姆没空的时候，母亲会把波比带到办公室。波比的父亲在其出生后不久便抛妻弃子离开了家。至今，母亲还没有走出创伤。幸运的是，我们配合得很好，母亲的抑郁症终于好了。但几年后，安妮特又回来了。这一次，是因为她不知道如何当好妈妈的角色，必须再一次进行短暂的治疗。

随着波比年龄的增长，他开始将父亲的缺席归咎于他的母亲。9 岁的时候，他被带回我的办公室。他的母亲被他突发的哭声吓坏了。波比的哭闹，逐渐演变成了尖叫和无法控制的愤怒和暴脾气。在这些混乱的状态下，安妮特无法与波比沟通，波比也压根儿不做出任何回应。在我与波比的沟通中，他偶尔会间接地表示"怀念生活中有父亲的日子"，却又很快否认这一点。但是，只要我的言语稍微靠近关于"爸爸的问题"，他就会变得非常退缩。

我从波比那里得知，他养了一只狗，喜欢毛绒玩具，喜欢在当地的玩具店里闲逛。根据这些信息，我提出了一个关于"一家特殊玩具店"的隐喻。在这个玩具店里，有许多毛绒狗在等待着被人买回家。有时候，买狗狗玩具的人是孩子；有时候，是一对男女一起买的；有时候，是女性顾客单独来买的。每天入夜后，玩具店里所有的狗狗都会嚎叫起来，讨论自己希望被谁带回家。

"我只想待在一个有趣的家里。"一只狗狗说道。

"我想待在单身妈妈的家里。"另一只狗狗说道。

"我和谁在一起都可以，只要他是一个会爱我、关心我的人。"又一只狗狗说道。

玩具店里，有一只狗狗非常苦恼。因为在他眼中，只有一种家能够给他带来幸福的感觉——既有妈妈又有爸爸的家。除此之外，别无他求。每当有孩子看到他想带他回家时，这只狗狗就会露出一副愁眉苦脸的样子，打消了孩子带他回家的念头；每当有单身女性顾客表现出想要买他回家的喜悦时，这只狗狗的脸会突然变成凶狠的咆哮状，吓得女性顾客迅速转向另一只狗狗。渐渐地，玩具店里所有的狗狗都被买走了，只有一只留了下来，因为他拒绝快乐，拒绝被带回家，除非家里既有妈妈，也有爸爸。

有一天，住在玩具店过道对面的巫师木偶对小狗说："有一个办法可以解决你的问题。如果你不这样做，你将在难过中度过一辈子。你要放下那些失望和烦恼，用你早已拥有的东西——'玩偶的爱'来代替。我不知道你为什么只坚持一个选择，一种解决方案。我的魔杖可以改变任何事情。它知道还有其他选择。我的魔杖绝对不会一直背负着伤心和疯狂。因为它们太沉重了，重到无法举起魔杖，无法发挥它的魔力。使用我的魔杖，让自己接受那个爱你的人吧。"

除了讲这种主题的隐喻故事，我还引入了一个生活隐喻。我决定要利用波比呈现出的问题，而不是试图遏制它；而在我眼里，波比唯一的问题便是他没有好好地哭过、尖叫过、生气过。

我给了波比一个任务：每晚花15分钟站在镜子前，打开录音机，按照我说的方法观察自己非常悲伤的样子；他要发出悲伤的声音；感受自己身体的哪些部位感觉到了最多的悲伤，哪些部位感觉到最少的悲伤。同理，他也要按照我的指引去感受自己的愤怒。

两周后，他的母亲报告说，波比很虔诚地练习这个任务，而且由他自己独立完成，她感到非常惊讶。不受控制的暴发已经基本停止了。然而，有一天，和安妮特待在客厅里时，波比又恢复了以前的行为。她紧张地问他："波比，你没事吧？"让人出乎意料的是，波比从"发脾气"中清醒过来，笑着大声说："我没事——我只是在练习医生让我做的事。"在后续的深化治疗中，波比继续强化了对单亲家庭特殊性的新认识。当他把精力转而投入普通9岁孩子会做的活动时，他的暴脾气渐渐消散了。

识别和利用隐微线索

随着手指的移动，她巧妙地用钩针交织着纱线，一圈花边神奇地开始出现。我在想，自己是否也能够如此轻松地做到这一点。

创造隐喻时，"利用隐微线索（minimal cues）"是非常重要的。因为"隐微线索"，总能微妙地为我们提供新信息。通过学会识别和利用孩子的最小行为反应，治疗师将能够创造出一个让孩子感到真实的故事。不管是言语（有意识的）还是非言语（无意识的）隐微线索，都能够告诉我们孩子最熟悉哪种类型的感官经验。在某种程度上，隐微线索便是编织故事情节的格栅。

理论上，我们可以通过修改语言表达的方式，将同一条故事线运用到不同的案例之中，以最大限度地提高治疗的可能性。也就是说，每一个案例中的故事主要内容可以保持不变，我们只需要巧妙地利用"隐微线索"对故事情节的格栅稍加修饰，便能反映每个孩子独特的感官和语言偏好。对一个普通听众而言，其实并不能发现改编后的版本有何差异。但如拥有一双"专业的耳朵"，便能发现其中重要且敏感的差异。

什么是隐微线索？其实我们一生都在对隐微线索进行识别和反应。父母更是"利用隐微线索"的最佳代言人。在宝宝出生后的几天内，父母便能掌握高度复杂、精细的隐微线索。事实上，婴儿在出生前就已经开始学习与母亲沟通。母体能感受到他的运动、成长和发育，能感知到他何时舒适或不安。宝宝一出生，父母便开始学习一门全新的语言。婴儿床发出的轻微声响或微小的动静，都可以告诉父母，宝宝正在清醒。家长很快便能分清"睡觉时的动静"和"起床时的动静"之间的区别。哺乳期的妈妈可以通过婴儿吸吮动作的力度和频率的细微下降来感知宝宝何时吃饱，甚至可以通过宝宝的吸吮质量来判断宝宝的情绪。此外，父母还能够通过孩子的面部表情判断宝宝何时开始出现不适，并对此做出反应；他们甚至能够通过宝宝在怀里时的微小紧绷动作，明白宝宝是时候需要被放下了。

因此，尽管婴儿刚出生时没有语言能力，但仍然能够传达大量的信息，如个人特质、感受和需求等。事实上，在每个发展阶段——从婴儿期到学步期再到幼儿期——父母和儿童之间会自发地浮现出一系列新的、复杂的隐微线索。

在课堂上，教师也能够接触和掌握大量的隐微线索。教师经常能识别出孩子在被迫参与课堂活动时的不适感，或者发现过度积极参与活动的孩子背后的潜在的不安全感。敏感的教师，总能够有意或无意地识别和回应孩子的隐微线索，如面部表情、眼睛眨动、声调和呼吸模式的变化等。

作为治疗师，学会识别和反映隐微线索，便相当于获得了最有力的治疗工具。隐微线索提供了一个了解儿童个人经历的窗口。例如，当儿童来访者表现出哮喘型的呼吸模式时，如治疗师自己能够认识到这一线索并加以匹配（如模仿孩子的呼吸去感受孩子）和利用，便能知道该如何教给孩子一种更舒适的呼吸方式。同样，当孩子以非常快速和紧张的方式说话时，匹配和利用孩子的说话模式可以帮助治疗师创造自己的内部体验，从而更好地了解孩子潜在的感受。

我们来模拟一个场景：假如有一位儿童来访者来到治疗室，且她知道自己是因为某个问题而被带过来接受治疗的。我问孩子："我想知道，你是否知道你今天为什么被带到这里来？"孩子说："不，我什么都不知道。一切都很好。"然而，我注意到：孩子在说话时眼睛朝下看；呼吸很浅；蜷缩在沙发的角落里；双手紧紧交叉在身前。在观察孩子的行为细节后，我可能会将自己的目光向下看，蜷缩在沙发的另一个角落，并"匹配"她的呼吸模式，目的是让自己对她的状态有一个体验性的认识。与此同时，我也在向孩子的无意识传达：我看到了，我听到了，我体验到了，我确实理解处于这种状态的感受。再接下来，我可能会根据自己的感受，讲一个符合孩子经历的故事，然后用故事情节慢慢引导孩子走出不舒服的处境。

"当我在听你说话时，我想起了一件事。有一次，我看到我朋友的小狗在角落里发抖。她被一场暴风雨吓坏了。当她听到雷声和闪电时，她把头低下，眼睛向下，用爪子捂住耳朵，并紧缩成一个小球。"在故事的后半部分，我会引入一些和"安全"相关的积极因素，直到孩子表现出更加放松、更愿意接受的情绪和态度。

随着20世纪60年代各种身体疗法的出现，人们正式认识到了隐微线索的重要性（Lowen，1965，1967，1975；Perls，1969；Reich，1949）。非言语化的身体语言随后成了治疗师的一个新且有效的聚焦点。在这一趋势下，我们大多数人所接受的培训多多少少涵盖了如何感知来访者的非言语行为。

在艾瑞克森的原始工作中，我们可以找到识别和利用隐微线索的具体方法（1964a/1980，1964b/1980，1980b，1980c，1980d），以及艾瑞克森门徒对此的深入阐述（Bandler & Grinder，1975；Dilts，Grinder，Bandler，DeLozier，& Cameron-Bandler，1979；Erickson & Rossi，1979；Erickson，Rossi & Rossi，1976；Rossi，1982，1986a）。早在"身体治疗"运动出现之前，艾瑞克森就在悄悄地观察和利用他所称的"隐微线索"，发展出了一套独特的创新方式。晚年时期，艾瑞克森的技术和能力得到了专业人士的认可。主要原因是他在临床上表现出了非凡的能力和效果。但我想再次强调的是，艾瑞克森并没有"发明"一种"观察和利用隐微线索"的技术。他不过是借鉴了自己童年和青少年时期的经验而已。从某种意义上说，他只是在阐述和完善其在儿童时期自然而然产生的东西。

罗西指出，在患小儿麻痹症之前，艾瑞克森的早期生活便已具有了"特殊体质""特殊感知"等特点（Rossi，Ryan，& Sharp，1983）。艾瑞克森天生便是色盲、音盲，且患有心律不齐和阅读障碍。他的童年好奇心得到了极大的刺激，因为他体验世界的方式与周围的人截然不同。他发起了大量的"实验"，以获得关于"个人如何感知和回应他们的世界"的信息。这些实验激发了他对细微行为观察的自然爱好，并为他在十几岁时"自我康复"奠定了坚实的基础。

在前文里，我们已经描述了艾瑞克森如何利用自己过去的记忆和联想实现自我康复。事实上，"感知和利用环境中自然发生的隐微线索"的能力，是帮助艾瑞克森实现康复的第二个主要工具。罗西描述道（Ross，Ryan，& Sharp，1983，p.11）：

艾瑞克森的康复故事，是我听过的最迷人的自助和探索的故事之一。当艾瑞克森昏迷三天后醒来时，他发现自己几乎完全瘫痪了：他可以非常敏锐地听到声音；他可以移动眼球，看到东西；他可以非常困难地说话；但，他不能移动。由于农村社区没有康复设施，所有人都断定：艾瑞克森余生都无法再活动四肢了。但拥有敏锐智慧的艾瑞克森，从未停下探究的脚步。例如，终日躺在床上的他，开始玩起了一种"解读四周的声音"的心理游戏。通过房门关闭的声音以及脚步声持续的时间，艾瑞克森便能够知道来的是什么人，以及他或她当时的心情如何。

事实证明，"利用发生在自己身体上的隐微线索"的能力，是艾瑞克森艰难的康复之旅的转折点。罗西继续描述道（Rossi，Ryan，& Sharp，1983，pp. 11–12）：

关键的转折点来了。有一天，艾瑞克森的家人把他一个人绑在摇椅上。他们在椅子的座位上凿了一个洞，还给他做了一种原始的便盆。摇椅位于房间中间的某个地方，艾瑞克森坐在椅子上，渴望地看着窗户。他希望自己能离窗户更近一些，这样他至少可以享受到眺望农场的乐趣。他坐在那里，一动不动，心里交杂着希望和疑惑。突然之间，他意识到他的椅子开始轻微摇晃。正是这个可能会被我们大多数人所忽视的细节，使这个 17 岁的小伙子进入了一个自我探索和发现的狂热时期。

正是在这段"自我探索和发现的狂热时期"，艾瑞克森利用前文提到的感官记忆来帮助他恢复对肌肉的使用。然而，罗西指出，如果艾瑞克森要重新走路，需要的不仅仅是对记忆中的感官体验的自省。艾瑞克森也意识到了这一点。此时，艾瑞克森最小的妹妹刚学会了走路。于是，他开始每天观察，并有条不紊地模仿妹妹所有的细微动作，以及起床、站立和行走等更容易被感知的"大"动作。艾瑞克森自己是这样说的（Rossi，Ryan，& Sharp，1983，pp.13–14）：

我通过观察妹妹的动作学习如何站起来：先用两只手做支撑，双腿不要交叉，要用膝盖作为更大的支撑点，然后把更多的压力放在一只胳膊和手上，这样就可以站起来了。此外，还可以通过来回摇摆来获得平衡。要练习膝关节弯曲，保持平衡。身体平衡后，要向前移动。身体平衡后，移动手和肩膀。把一只脚放在另一只脚前面，保持平衡。摔倒的话，再试一次。

艾瑞克森花了 11 个月的时间进行康复。终于，他在那年秋天能够拄着拐杖进入大学。大一的夏天过后，他已经可以在没有辅助工具的情况下行走，虽然带着明显的跛行。

艾瑞克森的早期生活故事对治疗师来说非常重要，因为它有力地证明了过去的积极记忆和当前的隐微线索在带来重大的情绪、行为和心理生理变化方面的力量。显然，艾瑞克森的康复取决于他与生俱来的能力，即感知和利用那些不明显的东西的能力。但在后期的临床实践中，艾瑞克森对这些能力的进一步发展，为在意识成长边缘的治疗师提供了一片肥沃的探索和扩展之地。艾瑞克森对隐微线索的临床治疗利用的贡献是开创性的。因此，接下来我们将对他在这个领域的著作做一个简短的概述。

1959 年，艾瑞克森无意间开创了默剧式（pantomime）的催眠诱导技术，这可能是艾瑞克森的隐微线索最让人印象深刻的呈现方式（Erickson，1964a/1980）。当时，艾瑞克森应邀在墨西哥城的一个催眠团体发表演讲，并被分配了一位既不会说也听不懂英语的催眠示范对象。艾瑞克森本人对当地语言（西班牙语）一窍不通，只好进行了一次完全无声的催眠演示。在这个过程中，他完全依靠非言语的、行为的、最小化的线索来与他的对象互动（以及进行催眠）。在艾瑞克森的一篇论文里，他描述了这一事件，以及后续使用默剧技术的经验。对此，他得出了这样的结论（Erickson，1964a/1980，p. 338）：

思想和理解的平行性是存在的，它不是基于唤起特定反应的言语，而是来自在有意识的思维层面上通常无法识别或理解的行为表现。

　　在另一篇重要的论文中，艾瑞克森（1964b/1980）描述了另一技术的演示过程。该技术在很大程度上依赖于他对催眠对象的隐微线索的感知和利用。他对这次演示进行了录像和录音。在演示过程中，艾瑞克森利用了非常细微的行为变化，细微到催眠对象和观众都无法马上明白到底是什么因素导致受试者进入了催眠恍惚状态。人们只好重复播放几遍录像，这才明白了言语和非言语行为之间的相互作用如何最终导致受试者的恍惚体验。后来，人们发现对本次演示的逐字书面记录对那些没有现场参加演示或没有看过视频的学生来说意义不大。"对于读者的眼睛来说，它（书面记录）只是可恶的重复罢了。只有观察现场整体的隐微线索以及作者本人行为的隐微线索，你才能理解这到底是如何发生的"（Erickson，1964b/1980，p. 357）。

　　20 世纪 60 年代，艾瑞克森（1980d）写了一段令人特别开心的文字，其中描述了他一生对言语和非言语交流的性质的观察过程。他以幽默和机智的方式描述了他在小学时期的困惑。在那个时候，同学们每当音乐响起时就会莫名其妙地拍手和拍脚。这些动作让艾瑞克森困惑不已（他有心律不齐的毛病）。使他更加困惑的是，他观察到同学们每次张嘴唱歌时的奇怪呼吸模式（他是音盲）。于是，研究呼吸模式逐渐成了艾瑞克森的兴趣。十几岁时，他已经认识到哼唱和打哈欠是有传染性的：他可以随意地开始哼唱或打哈欠，以诱发同学们进行相同的行为。高中时，他对口吃现象进行了观察，再一次巩固了他的呼吸假设：呼吸是一个强大却很少被认可的行为决定因素（Erickson，1980d，p. 364）。

　　当我第一次遇到口吃者时，我完全被他"思考如何说话"和"说话"时的呼吸模式所迷惑了。这让我感到不安、不适。我尝试模仿了几次这种呼吸模式，并意外地发现它为正在背诵的同学带来了一种不确定感和犹豫感。此后，我尽量避免这种呼吸模式。这让我感到害怕，也让我进一步相信，人们其实在不知道的"呼吸"意识水平上相互交流。

晚年时期，"呼吸模式"和"双眼"成了艾瑞克森最为人所知的促进来访者或受试者催眠体验的神奇法宝。

艾瑞克森在另一篇论文（Erickson，1980c）中，记载了关于我们如何在日常环境中吸收和回应隐微线索的有趣观察，以及关于隐微线索在记忆方面的作用。后来，艾瑞克森中在一篇简短的报告（Erickson，1980b）中，很好地描述了治疗关系中隐微线索的双向意义，重点讨论了治疗师在不知不觉中给出的隐微线索如何影响病人的回应。

艾瑞克森在其诸多著作中，从多个角度描述了隐微线索的概念，并提供了诸多的经验和数据。这为"理解治疗师和来访者之间发生的非言语和言语行为的动态相互作用"提供了坚实的基础。在接下来的章节中，我们将描述隐微线索的具体技术和确切定义。在此之前，我们希望各位能够先阅读下面的两个案例，探索隐微线索是如何被感知、利用，并以自发的方式传回给儿童的。

凯蒂的贝壳故事 [1]

下面这个案例很好地体现了上述隐微线索。来访者是一位 5 岁的小女孩，因分离恐惧症而被转诊到我这里。每当其父母任何一方试图在教室里和她分别时，她就会大发脾气，最终导致她无法参与幼儿园的学习。

凯蒂有着一头肉桂色的卷发。当她第一次走进治疗室时，她一只手紧紧抓住母亲的裙子，另一只手则握住父亲的手不愿松开。当他们三个人坐在大大的 L 形沙发上时，凯蒂仍然有些"依依不舍"的感觉。我的办公室布置得很像一个家庭游戏室，里面有蓬松的大枕头、玩具、桌游、木偶、游戏桌、微型模型、鼓、羽毛和许多来自大自然的物品。闲聊了一会儿后，我注意到凯蒂一直在盯着沙发前面桌子上的那堆物品：故事手偶、石头、水晶、蓝珊瑚和一个手掌大小的海螺贝壳。我继续观察隐微线索，并发现凯蒂的眼睛一直盯着那个贝壳。于是，我俯身向前，拿起贝壳在手里转动了一会儿，然后将它递给凯蒂。这时候，她放开了妈妈的裙子，双手接住了贝壳。

然后我跪在凯蒂身边，告诉她下面这个小故事。

你知道吗，凯蒂，这个贝壳让我想起了一件事。当我和你差不多年纪的时候，我的祖母带我去了一趟海滩。我在巨大的岩石附近玩耍，突然发现了一个和这个差不多大的贝壳被卡在两块大石头之间。我赶紧跑向祖母，分享我所见到的东西。睿智的祖母告诉我，当我把贝壳放在耳边时，我会听到大海的故事。我真的想听听那些故事，所以我知道我必须拯救那个贝壳。

你知道吗凯蒂，我使尽了浑身解数。但不管我怎么做，贝壳仍然卡在那里。我坐在沙滩上，看着潮水涌上来。一波又一波，冲刷着贝壳和岩石。（**我通过发出"嘶嘶"的声音来演绎海浪的声音。**）过了一段时间，我也不知道具体过了多久，大海变得平静起来。我决定要再试一下拯救贝壳。也许它这次准备好了呢。果然，事情有了转机。我把手放在贝壳上，稍微摇晃一下（**用手展示轻微的动作**），我感觉到一个微小的回应。似乎，贝壳已经准备好要从岩石中逃脱。最后，在耐心摸索下，我成功取出了这枚贝壳。我把它紧握在手里，迫不及待地拿给祖母看。祖母微笑着提醒我，当你把贝壳靠近耳边时，你就可以听到大海的故事了（**我的手动了动，仿佛在把贝壳靠近耳边**）。

当我说完这个故事时，凯蒂抬起了布满小雀斑的手，把贝壳靠近耳边。我笑了笑，问她是不是在听大海的故事。凯蒂也笑了笑，点了点头，表示"是的"。此时，凯蒂已经参与进来了。她和我一起坐在地板上，和桌子上的所有其他大自然物品"对话"，创造了属于她自己的故事世界。整个治疗期间，凯蒂一直十分主动地参与。她的父母也终于看到了希望，因为这是她第一次在毫无挣扎的情况下愿意离开父母的陪伴。

米奇的玩偶毯

6 岁的米奇（Mikie）很安静地坐在我的棕色大摇椅上，身上盖着一张由办公室里各式各样的动物玩偶做成的"毯子"。在这次咨询之前，我已经与米奇及其父母合作了几个月，并建立了良好的关系。米奇是一个精力充沛、好奇心强的孩子，在咨询中通常都相当活跃和健谈。无论是在地板上玩玩具的时候，还是坐在艺术桌创作的时候，都是如此。但米奇今天的行为却十分安静、低调，这颠覆了我们过去对他的认知。

此次咨询的前几周，米奇两岁的妹妹珍妮向他展示了她是如何被保姆"用笔戳这里"的（在珍妮的肛门部位）。米奇立刻将这件事告诉了母亲，随即母亲也报告给了有关机构。米奇的母亲告诉我，米奇感到非常生气和沮丧：一个他曾信任的人居然伤害了他的妹妹。随后珍妮接受了数次个人咨询。期间，我选择了绘画治疗作为主要治疗手段[2]，帮助珍妮调整在经历猥亵后的恐惧、受伤以及愤怒情绪。在珍妮做个人咨询期间，她的家人也穿插着接受了咨询。珍妮很快就恢复了正常的生活。在一次咨询中，她父亲报告说她"又变回那个活泼的自己了"。

然而米奇却很难从愤怒和不安的情绪中走出来。他的母亲说，自从那次事故后，除了父母外，他不愿再和其他任何人待在一起。如果没有母亲陪伴，他甚至不愿去朋友家玩。她简要地表示说："这件事动摇了他的信任感。"

和米奇做咨询的时候，我俩总会吃些小点心。而在这次咨询中，我注意到，米奇在接受我拿给他的牛奶和巧克力曲奇前，明显犹豫了一下。通常而言，他应该会因为点心兴高采烈才对。而且，每当我朝他挪近一点，他的身体便会微微僵硬起来。他腿上堆着柔软可爱的动物玩偶，其中有一只黑黄条纹的小猫咪。这只小猫咪，加上米奇周围的隐微线索（簇拥身边的玩偶，僵硬的身体，接受点心前的犹豫，以及忧伤），还有他桌前的牛奶，令我不知怎的灵光一现，想要给他讲个故事。

我先把猫咪玩偶放在右手上，用左手抚摸着它。我问米奇，之前我是否给他讲过一只闯进了我的院子的小猫的故事。他摇摇头，说："没有。"

"嗯，"我轻轻地、有节奏地开始讲道："有一天，我在房子里，听见外面有猫咪的叫声。我出了院子，看见一只可爱的条纹猫咪。我蹲下身，想抱它起来，可它对着我大叫大吼［我用猫咪玩偶模仿声音和动作］。我赶紧后退，意识到猫咪被吓到了，它在用大声吼叫来保护自己。我回到房子里，拿了一杯牛奶出来［我用手指触碰桌子上米奇的牛奶］。我把牛奶放在院子的地上，走回房子的角落，等待着。很快，猫咪又出来了，它漫步到牛奶边［我把玩偶移到米奇的牛奶杯旁］，开始喝奶。然后我再一次走到猫咪身边，这次只用手碰了牛奶杯，让它知道这里很安全，然后走开了。最后，我蹲在猫咪身边，伸出手给它闻。这次小猫咪舔了舔我的手，探头看向我。"

我一边注视米奇的眼睛，一边轻拍猫咪玩偶，对他说："以前肯定有可怕的东西吓到了小猫咪，然后它学会了用生气的样子和吼叫来保护自己。那害怕的感觉一定让他忘记了如何去相信别人。但小猫咪总得学会怎样再次相信别人，这一点非常重要。"

米奇完全沉浸在这个小故事和我手中的猫咪玩偶的小动作中。他听到故事结尾后——小猫咪重新学会相信——深深呼吸了一下，坐回原位，微笑起来。不一会儿，他就捡起一只大海象，开始用玩偶和我说话。然后他又拿起小黑熊，另一只手放下海象，换了一只棕熊，让我去拿大熊。他的行为越来越活跃，也越来越直接。他现在不再把自己埋在一堆玩偶中，而开始积极地使用它们来表达自己——也为了享受玩乐本身。咨询结束后，当他妈妈来接他时，米奇正玩得起劲，甚至不愿离开了。他问妈妈能不能再回来和玩偶玩耍；妈妈答应他后，他才愿意结束当天的咨询。

识别和利用感官偏好

　　看到我的表情，奶奶似乎明白了我的顾虑。她从篮子里拿出另一根钩针和一些纱线，开始教我如何把针和纱线夹在手指间——教我怎样开始编织我自己的作品。

　　世上每个人都是通过视觉、听觉、动觉、嗅觉和味觉这五种感官系统来感知、学习和交流的。感官系统作为婴幼儿时期早期学习的主要手段，在儿童发展中起着至关重要的作用。而儿童在感知运动阶段的学习经验甚至会塑造和渲染他的晚期认知发展（Piaget，1951）。我们的感官作为传递器，将信息传递给大脑，由此影响了人类整体智力和创造力的发展水平（Pearce，1977；Ramachandran，2011）。

　　如果我们以完美主义的视角来观察儿童发展，我们会希望在感官加工过程中看见一种同步性（synchronicity），即感官系统之间相互协调运作。然而，早期人生经验还有内在人格特质共同影响着成长中的儿童，使他们对一种感官功能产生偏好：儿童倾向于主要用一种感官系统来处理特定任务或体验，而不是其他几种感官。

　　例如，一个孩子可能主要依靠听觉系统来体验音乐（沉浸在优美的旋律中），而当阅读时，她主要使用的是视觉系统（将文字图像化）。这些是可预期的典型感官偏好。然而，另一个孩子也许会用动觉系统来体验音乐（主要对音乐节拍和自己的运动冲动做出反应），但是当他阅读时，会朗读出声，用听觉系统来体验（将文字转化为声音，而不是图像）。

　　有一点很重要，我们之所以强调"主要"，是因为在阅读或听音乐这类复杂的体验中，所有感官系统均在不同的意识层次上运作，但某一种系统会比其他几种使用得更多。同样是阅读和听音乐，前文提到的两个孩子会使用不同的感官模式。教师在课堂上经常能看到这种不同，父母在家中也经常会体会到这种差异。一个孩子最容易掌握用口头解释的新概念，而另一个孩子则可能需要图表或图像辅助来理解这个概念。

一旦感官偏好导致问题——无论是情绪、教育、行为还是心理生理问题，偏好就会转变为感官失调。当一个偏好朗读的孩子只能通过读出声来阅读时，她就出现了感官失调。此时，这种偏好已经凝固为一种固定的反应模式，从而限制了孩子的感知选择，并且妨碍了她扩展体验的范围。感官失调的后果在有学习障碍的儿童身上表现得最明显。他们身上的失衡严重到会产生可观察到的困难。由于他们的感官 – 知觉层面上的体验有别于其他孩子，有学习障碍的儿童会经历他人未曾体会过的困难。

他们特殊的感知会导致认知和运动表现上的挫败，进而引起情绪和行为的失调，而这些失调都只是真正问题的外在症状。下面的案例突出显示了感官功能和情绪健康之间动态而微妙的相互作用。

玛丽的拼字熊

8 岁的玛丽被母亲带到咨询室时，她很害羞，不愿开口说话。据她母亲说，玛丽有严重的拼字困难。无论她怎么努力尝试，总是拼"错"字。虽然她在其他科目上表现优秀，但在拼写方面屡屡失败，这让她心情十分沮丧。她的母亲自然担心反复失败会影响玛丽在其他方面的进步。

在找家教帮助解决拼写问题未果后，学校辅导员建议由儿童心理治疗师对玛丽进行评估，以确定是否她存在情绪阻滞问题。

我从玛丽那里得到的唯一信息是她喜欢泰迪熊。她在卧室里收藏了很多泰迪熊。通过使用后续章节中所描述的技术，我识别出了造成她问题的"感官失调"。我发现，玛丽似乎很依赖于视觉感官。她能用生动的语言向我描述她的泰迪熊。但是她很少使用听觉。现实问题在于，老师在拼读教学中很强调语音，不断鼓励她"听清单词的发音"，以便学习如何拼读。但玛丽需要的是看到这个词的样子，这样才能记住它。

　　为了帮助玛丽克服眼前的拼写困难，我建议她选择一个单词，想象自己看到这个单词的字母印在她的泰迪熊的胸口——就像 T 恤上的标语一样。有趣的是，玛丽自发地选择了 "easy" * 这个词。她闭上眼睛，高兴地发现，她可以看到字母 e-a-s-y 穿过泰迪熊。由于我们无法重新培训玛丽的老师学会用更视觉化的方式教她拼写，所以我们仅让玛丽把它当成一个秘密游戏。每天晚上，玛丽都会全心全意地玩这个游戏——把她的泰迪熊当成背景，在上面学习拼写新单词。

　　解决了玛丽的拼写问题后，我们马上开始着手打开她被限制的听觉系统。我们引导玛丽回想生活中的偏好感官为 "声音" 的积极体验，比如海滩上的海浪声或她的鹦鹉在早晨发出的啁啾声。这些声音构成了愉快的听觉体验，可以在后续的隐喻中加以利用，用来加强、拓宽，并统合玛丽的听觉系统，使之融入她的日常生活。

　　虽然并不是所有儿童都会因为感官失调而出现问题，但我们发现，在决定如何帮助儿童应对当前问题时，感官失调确实一直扮演着关键的角色。可以说，任何情绪或行为问题都会伴随某种症状的感官失调，这就是为什么我们可以将感官系统作为一个可预测、可靠和可利用的治疗重心。通过将感官失调与其衍生的情绪问题分离，你可以改变整个心理动力结构。即使当前问题不是直接由感官失调引起的，在感官层面的干预也会引导心理动态因素向积极方向发展。

　　回顾文献，我们发现许多治疗儿童学习障碍的感官系统方法（sensory integration approach；Ayres，1971；Cantwell，1980）均已被证明可以有效提高注意力和专注能力，并改善整体学习能力（Abrams，1980）。我们发现，关注

---

* 中文意思为 "容易的" "舒适的"。——译者注

感官统合或感官同步性（sensory synchronicity）的概念也有利于我们解决儿童的行为和情绪问题。儿童感官系统的运作方式，既与儿童当前所反映的问题相关联，也与其在生活中的积极体验有关。因此，在解决儿童的行为或情绪问题时，这种加工方式是一种重要的诊断工具，也是有价值的诊疗资源。学会观察和利用感官失调可以为许多不同层面的改变提供核心基础。

艾瑞克森曾提出过这样一个概念："感官动态应作为一种标准的治疗工具应用在临床咨询中，而不只是针对学习障碍。"罗西解释说，艾瑞克森自认为自己是"视觉型"的人，他也会经常探查病人的早期记忆，以确定他们"主要倾向于视觉型还是听觉型"（Rossi，Ryan，& Sharp，1983，p.35）。随后，艾瑞克森会在恍惚催眠（trance work）中利用病人的倾向类型来处理任何可能存在的当前问题。艾瑞克森举例说，一个男人能够集中注意力回忆童年喜欢的蟋蟀声，从而分散自己的痛苦。

一如既往，艾瑞克森应用在病人身上的技术，往往事先从他对自身需求的回应发展而来。在生命的最后 20 年里，他几乎一直被疼痛折磨。他不断开发利用自己的感官记忆和感官偏好，作为缓解痛苦的手段。他回忆道（Erickson，1980g，p.123）：

我正在找回小时候的感觉。我俯卧在地上，朝前伸着手臂，抬起头望着那片美丽的牧场。我甚至感觉自己的手臂变得像孩子那样短。我睡觉时基本会重温那些童年时光，那时我趴在小丘上，俯瞰着青草和绿地。它们看起来那么美妙、幸福而祥和。小草在微风中轻柔晃动，自己并没有费力。

可以说，艾瑞克森开拓了"认识和利用感官动态"领域，将其应用在了多种临床问题之中。后来的临床工作者（Bandler & Grinder，1975；Dilts，& DeLozier，with Dilts，2010；Erickson & Rossi，1979，1981；Erickson, Rossi, & Rossi，1976；Grinder，DeLozier & Bandler，1977；Gilligan，1986；Haley,

1967，1973；Lankton，1980；Lankton & Lankton，1983；Ramachandran，2011）均在艾瑞克森的开创性方法的基础上增添了新的系统和理论。

在与儿童工作时候，我们的目标是促进感官同步性的持续发展。这种同步性将为儿童提供丰富且可得的内在资源"宝藏"。而讲故事，是用来开启感官同步进程的简单而自然的方法。这是一种丰富、诗意、充满感官体验的古老语言传统。

治疗师不同于历史故事的讲述者。后者创造的是与社会文化传统相关的经典故事，而治疗师 – 故事讲述者却会根据儿童的个体特质、特异性和心理动力学特质为其量身打造故事（隐喻）。为了设计这些特别的故事，治疗师首先需要发展对儿童感官偏好的敏锐觉察，进而了解其反映出的难以捉摸的儿童内心世界。

注释

1.　"Ericksonian play therapy," by J. C. Mills, 2001, in B. B. Geary & J. K. Zeig (Eds.), *The handbook of Ericksonian psychotherapy* (pp. 506–21). Phoenix, AZ: The Milton H. Erickson Foundation Press.

2.　绘画策略详见第七章。

第五章

学习儿童的语言

起初，我的手指笨拙地摸索着缝针。我沮丧地说："这似乎很难学——我能做得到吗？"奶奶用她独有的温柔的方式安慰了我。

语言线索：一种意识层面的交流系统？

当人们到另一个国家旅行时，用对方的母语与人打招呼是尊重对方的表现，也是彼此迅速建立融洽关系的一种方法。但是，如果我们没有掌握对方的语言，交流时就可能会产生困惑、沮丧甚至疏远。

有时候，同一种语言内部也会存在交流障碍。在交流彼此的体验、感受、认知以及想法时，我们会同时利用语言和非言语性质的感官描述。交流方式所揭露的信息，与我们的交流内容一样多。而交流中之所以出现问题，往往是因为我们的交流内容与交流方式相冲突，或者是因为我们的交流风格与听众的交流风格相冲突。例如，诗意的写作风格可能会引发一个读者的深刻联想，却可能会令另一个习惯于直白语言的读者望而却步。

同一种概念或思想，会因其表达者所使用的语言风格和读者的语言偏好不同而产生迥异的影响。虽然我们每个人都有自己的交流风格，但我们是彼此交流过程的共同参与者。因此，在描述共同的体验时，也许两个人的交流方式不一样，却总会努力选择共同的感官偏好来组织自己的描述。

那么，一个人会选择哪种语言来描述他的体验呢？另一个人又会通过哪种感官系统来感知其体验呢？刚刚提到，使用对方的母语进行交流能立刻激起对方的好感。在治疗和教学背景下亦是如此。学会认识和利用对方在语言交流中表现出的感官偏好，能帮助我们快速建立融洽和亲切的关系。由于治疗隐喻的有效性取决于其在交流中传导信息给听者的能力，语言偏好在隐喻的创造过程中就变得极为重要。事实上，一个精心设计的隐喻可能仅因为交流失败而失去效用。在这种情况下，治疗师很可能是在不知不觉中使用了对自己而不是来访者来说很自然的语言偏好。如此一来，尽管治疗师对问题的理解很透彻、很有同理心，却根本无法触及不在同一个频段的孩子。

20 世纪 70 年代，语言学家理查德·班德勒和约翰·格兰德对艾瑞克森的工作进行了观察和分析。他们提出了一种观察和利用感官偏好的模式（Bandler & Grinder，1975；Dilts et al.，1979；Grinder，DeLozier & Bandler，1977）。作为语言学家，他们关注的是艾瑞克森将语言作为治疗工具的精密技巧。他们试图从艾瑞克森的方法中，发掘出易于传授的"范式"或教学体系。基于其研究，他们开发了神经语言程序学（Neuro-Linguistic Programming™，NLP）作为治疗干预方法。我们发现，通过运用该方法的"基础要领"，我们可以快速地进入来访者的内心世界，探索其感官加工机制。因此，接下来我们会先简要讨论这个方法，然后再阐明怎样将其应用在儿童治疗之中。

根据 NLP 模式，个体在交流中使用的感官语言是其内部神经加工的一种有意识、口语化的体现。简单来说，有些孩子可能会说：

（**视觉型**）　　"让我给你看看我的娃娃有多少不同颜色的衣服。"（6 岁的玛吉）

"我想象自己在一艘飞船里，看着远处的地球。"（9 岁的菲利普）

而有些孩子可能会说：

（**听觉型**） "我可以整天听那群人唱歌。"（15 岁的史蒂芬）

"我老师的声音太刺耳了，我希望我有耳塞。"（13 岁的米歇尔）

还有些孩子会说：

（**动觉型**） "我喜欢给我的玩具上发条然后和它玩。"（5 岁的比利）

"当我抱着我的小狗时，我感觉很好。"（7 岁的蒂娜）

一个人的感官语言偏好，很容易通过他用来表达自我的谓语，即动作语（动词、副词和形容词）来识别。谓语往往反映了看（视觉）、听（听觉）和感受（动觉）三种主要感官体验中的一种（见表 5.1 "感官描述性词语清单"）。而一个人使用的感官性谓语的类型暴露了他最熟悉的交流系统。虽然我们每个人在说话时都会使用视觉、听觉和动觉词汇，但我们往往更多依赖其中的一种感官系统。这一种感官系统可以被识别为意识层面的交流系统。

那么识别这个系统对我们创造有效的隐喻有什么帮助呢？显然，利用儿童的感官语言偏好可以提高他对隐喻的相关熟悉程度，从而增强隐喻的有效性。相比陌生的东西，孩子更容易对熟悉的东西产生联想和反应。事实上，近来一项研究确认，相匹配的谓语确实可以帮助受试者更好地放松，并且能够"加强融洽感和影响力"（Yapko，1981）。神经学家拉马钱德兰（Ramachandran，2011）也在自己的论文中阐释了"共同感觉（Synesthesia）"[1] 及其与人类想象力，以及隐喻之间的联系。诚然，该领域目前还需要进行更多的研究。但治疗师也已经纷纷发现"在治疗中利用儿童个体所独有的感官偏好"的实用性，及其带来的积极治疗效果。这种方式可以帮助治疗师和儿童建立融洽关系，同时扩大治疗隐喻的效用范围。

表 5.1　感官描述性词语清单

视觉	听觉	动觉
看	咯咯笑	抓紧
观察	说出意见	抓住
关注（聚焦于）	大声说	抚摸、爱抚
变清楚（清晰度）	听见	触摸
闪烁	倾听	感到舒服
发光	听起来	不舒服
闪亮	滴答声	痛苦
发出微光	噼啪声 / 爆裂声	受伤
发出柔光	咔嚓声、砰的爆炸声	沉重的（轻盈的）
色彩（鲜艳）	音量、大声、安静	光滑的（粗糙的）
明亮（暗淡）	啁啾声	冷的（温暖的）
渲染	吠叫声	质地（柔软光滑的，粗
将问题可视化	啜吸声	粝的）
闪现	喊叫 / 呼喊	敏感的
观看	静止的	堵塞的
看起来	唠叨的	卡住的
视觉化	和谐的	靠近
反映	尖叫	转身
暗淡	对话	行走（奔跑，爬行）
模糊	语气（"我喜欢他的语气"）	放手（把握住）
看不清		放松的
照亮		兴奋的
色彩缤纷		刺激的
看起来似乎是		发怒的
看起来像		发狂的
画一幅画		跌落
历历在目的		紧（松）
朦胧的		接触到（不接触）
		坚硬的

眼动线索：一种意识层面的交流系统？

　　在奶奶钩针的过程中，我继续一步步练习完成自己的钩针创作。回忆起来，这次独一无二的学习体验花费了我不少时日。

　　除了前文讨论过的非言语隐微线索外，我们还可以利用眼动模式作为无意识交流过程中的指标。长期以来，人们一直致力于探索眼动模式作为"内心状态的反映"的重要性。比如在传统催眠领域，眼动行为（眨眼、转动眼珠和瞳孔扩张）便被当作一种行为指标（Spiegel & Spiegel，1978；Tebecis & Provins，1975），用以探索"可催眠性（hypnotizability）"和"恍惚深度（trance depth）"。自从心理学家罗杰·斯佩里（Roger Sperry）及其同事约瑟夫·波根（Joseph Bogen）开启了脑功能专门化（Brain Specialization）的研究后，科学家开始探索特定类型的眼动模式与大脑功能变化之间的关系。一些研究者一致认为，眼动差异确实能指示认知参与差异和大脑半球支配优势（hemispheric dominance）的不同：大脑半球支配优势和侧向眼动方向之间存在对侧关系，而认知任务类型（语言－分析型与空间－整体型）和大脑半球支配优势之间也具有进一步的相关性（Galin & Ornstein，1973；Kinsbourne，1972；Kocel，Galin，Ornstein，& Merrin，1972）。

　　NLP™ 方法（Bandler & Grinder，1975；Beck & Beck，1984；Dilts，1983；Dilts & DeLozier with Dilts，2010；Owens，1977）认为眼动模式为观察内部感官系统的活动进程提供了一种外在图谱表征。对于一个典型的右撇子，NLP图谱会呈现出这样的表征：①眼球向左上方移动：表示正在激活过去的视觉记忆；②眼球向右上方移动：表示正在对新的或未来的表象进行视觉构建；③眼球失焦：表示正在想象；④眼球向左下方移动：表示内部听觉进程正在发生；⑤眼球向左或向右水平移动：表示听觉进程；⑥眼球向右下方移动：表示正在进行动觉（感官－感受）体验。[2]（如图 5.1）

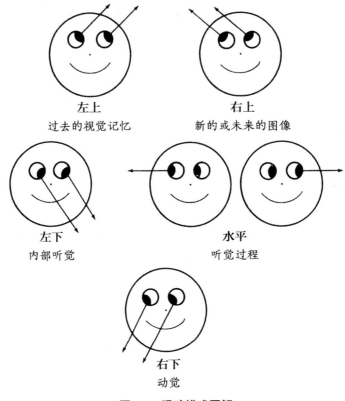

图 5.1　眼动模式图解

图片显示的是你正看向这个人。

这种眼动系统对我们临床工作者来说具有直观的真实性，因此我们在临床治疗中经常会利用它。但是，我们也承认并尊重对该系统进行科学验证的必要性。我们在线检索了《心理学文摘》（*Psychological Abstracts*）数据库中涉及眼球运动模式和大脑功能主题的研究论文，时间范围从 1967 年到 1984 年 5 月。在总体方向上，这些研究并未给出结论。相当多研究者未能证明眼动模式和脑功能之间存在特异且稳定的相关关系。一位研究者（Ehrlichman & Weinberger，1978）总结说，还需要进一步的研究才能可靠地利用眼球运动模式来推断脑功能机制。针对这个问题，罗西（Rossi，1984）在一篇未发表的回复中写道：

　　然而，这些大数据样本的统计研究可能掩盖了眼球运动规律和大脑功能之间高度个体化却可靠的联系，而这一类联系对于临床研究仍然保有价值。如果这类联系存在，它们需要以个案研究的形式来发表，以便被其他临床工作者评估和复制。[3]

　　我们希望提供一些临床个案实例，以期如罗西所建议的那样起到帮助作用。语言偏好与它们所反映的感观系统之间的关系是直截了当的，而且很容易被治疗师学习以利用。那么如果我们尝试利用儿童的眼动模式，会起到什么效果呢？部分读者可能觉得眼动模式非常复杂且烦琐，认为学习其观察技术非但无必要，还会令人困惑。然而，我们惊喜地发现这种技术在实践中持续富有成效，因此我们将描述对其的应用。

　　眼动模式提供了另一个维度的隐微线索，可用来构建治疗隐喻。除了将儿童有意识参与的感官经验与适当的谓语相匹配外，治疗师还可以利用眼球运动模式来更准确地反映儿童无意识参与的感官经验。例如，一个孩子可能会主要使用视觉性的谓语来描述一种体验，同时目光集中向右下角（动觉）。治疗师可以利用这些信息，将视觉性谓语和动觉性谓语以一种特殊的方式交织运用在隐喻中。在治疗咨询中，治疗师也可以自发地利用眼球运动模式来引导对话，下面的案例说明了这一点。

安妮的眼睛

　　安妮是个可爱的黑发少女，因为学习表现下滑，被父母带到我的咨询室。他们声称，在她开始"和一群吸毒的坏蛋一起厮混"之前，她是个品学兼优的好学生，且与同龄人相比非常成熟。"在遇到他们之前，她是个完美的孩子！"

　　在治疗过程中，我首先请安妮描述一下她是怎么看待这个问题的。当她说话时，她的眼睛看向左上方。

安妮：我觉得无聊，想要找点乐子。然后我就认识了这些新的孩子。[安妮的眼睛重新看向治疗师。]

治疗师：安妮，你是怎么回忆那段经历的？

安妮：啊？

治疗师：在你的脑海中有画面吗？

安妮：[迟疑；眼睛扫向左上方。]我好像想起来第一次看见这些孩子的时候。

通过上述这种询问，我们能够验证眼球运动模式所反映的内部感官加工过程。在这个案例中，治疗师通过询问发现安妮具有视觉性的无意识交流系统。且在治疗师的要求下，这种无意识交流系统能够进入意识层面。如果安妮无法回答这个问题——即如果她"想不起来任何画面"，不知道自己是如何处理回忆进程的——那么我们可以判断安妮的视觉感官系统处于"意识之外"的状态。也就是说，安妮的视觉系统可能被隔绝在她的意识察觉范围之外，从而造成或促成其后的困难。（下一节将详细讨论"意识之外"的感官系统。）

安妮的咨询（续）：

治疗师：接下来发生了什么呢？

安妮：这些孩子喜欢我，但他们说我是个乖乖女，他们想让我听他们的话……比如和他们一起喝酒，逃学。

治疗师：所以最后你做了什么？

安妮：[她的目光再次扫向左上方。]嗯，我其实对很多事情都感到愤怒。比如我不想一直表现得那么完美。所以我逃了很多次课，吸毒，抽大麻。[目光转回治疗师。]但现在我真的给自己找了大麻烦，我很害怕。我感觉自己好像被困住了，无处可去。

治疗师：［向前微倾，直视她的眼睛。］被困住一定感觉很糟糕。我想帮你一把，把你拉出困境。［停顿了一下，轻轻碰触她的手。］我们可以一起找到出路，这样你就会开始感觉好多了……你会开始看到自己又开心起来，恢复以前的样子。

在上述对话中，安妮首先使用了动觉性词汇，在意识层面上与治疗师建立了融洽关系（rapport）。为了处理这些动觉性表达，她的意识保持在当下层面。接下来，通过视觉性表达，她开始专注于搜索无意识层面的记忆信息，因而注意力由当下转向内部：安妮在无意识中应用了内部视觉性系统。为了提取这些视觉性表达代表的视觉线索，她必须改变目前的意识状态。因此，通过将无意识感官系统和恰当的谓语表达联系起来，治疗师可以强化融洽关系，也可以促成"意识改变（altered consciousness）"状态（恍惚；全神贯注）。现在，意识和无意识的交流大门已经打开，通向被阻塞的"意识之外"的感官系统。而那里，正是治疗的关键所在。

我们也许会发现，治疗师用于匹配安妮的感官系统的那些示例语句读起来有些造作或刻意。确实，在早期学习阶段，用这种精心选择的方式说话，治疗师可能也会觉得造作。但是我们发现，通过练习，治疗师可以借由这种方式真诚而自然地走进儿童内心。这种方式与其说是在机械性地推动进程，不如说是自然而然利用即时呈现的信息。

针对眼球运动的提问

安妮的个案说明了如何用提问来验证她的眼动模式所反映的内部感官过程。请注意，这些提问要么是开放性的，要么是引导性的。

开放性提问："安妮，你是怎么回忆那段经历的？"

引导性提问："在你的脑海中有画面吗？"

一般来说，我们先进行开放性提问。接着，如果孩子看起来很困惑或没有反应，我们就会跟进引导性提问。引导性提问往往是必要的，因为这种针对内在体验的提问陌生且不常见。于是为了回答这类不常见的问题，人们需要提取那些无意识的、陌生的信息。引导性提问可以迅速表明治疗师想知道些什么。

有人认为，使用引导性问题等同于"诱导证人"。治疗师是否在"操纵"来访者使用画面（或声音、感觉）作为答案呢？根据我们的经验，并非如此。如果孩子如案例中的安妮那样持续呈现出可用的感官信息，治疗师就可以通过提问来提取这些信息。如果信息被阻塞了，孩子就不能理解问题，也无法口头回答。

在下面的例子中，一个孩子在描述与母亲的争论时，眼睛扫向代表动觉的方位。治疗师此时会问："你觉得你现在体验到了什么？"孩子茫然地看着治疗师，回答："没什么。"治疗师甚至还跟孩子说："看向你刚才正在看的方向，然后继续跟我讲你和妈妈的争论。"

孩子继续说了几分钟，然后治疗师问："你在谈论这场争论的时候，是否意识到有一些感受？"

孩子回答："没有。"［眼睛跳到动觉方向。］

"好吧，那你意识到了什么？"治疗师问道。

"毯上的裂口。"［在他的视线边缘。］

当提问中提到的感官系统被阻塞时（"意识之外"），以上这类对引导性提问的回复十分常见。当它没有被阻塞时，孩子的回答将反映他的部分内部体验。例如，"我的胃在打结""我妈妈的脸又红又气"或"可怕的吼叫"。如果治疗师通过提问提取出了这些感官信息，就可以进而把它们作为可用资源。而当治疗师无法获得这些信息时，便明白这本身就是问题的一部分。在下一节中，我们将在"意识之外"的感官系统中探讨这一点。

此时需要强调的是，眼球运动的模式并不是固定的，也不总像上面的例子如此直接呈现。在临床上，儿童的眼睛往往不会简单地移动到一个位置，然后再回望治疗师，虽然这种情况确实存在。根据话题的不同，孩子更多的时候会把眼睛移到很多不同的位置。但是，敏锐的观察者总能察觉来访者的眼动模式，也就是儿童为了处理周遭世界而发展出的一种无意识的感官策略。这些模式或策略往往会随着孩子的优势和劣势而有所不同。例如，在呈现出问题的领域，孩子最频繁使用的可能是他的动觉系统；而在一些比较积极的领域，他可能会更多地依赖视觉系统。

为了教学目的，在本书的例子中，我们通常只讨论揭示一个无意识沟通系统的眼球运动模式。但有些孩子可能会同时呈现两种无意识沟通系统，比如同时高度依赖视觉和动觉来处理经验，并表现出相对应的眼球运动。

意识之外的感官系统：一个新的理论角度？

> 我们每天都会编织。奶奶会教我一些新的织法，然后让我回家练习。第二天见面时，我会向她展示我完成的作品。每一片织物都在展现它的美。我一直在学习。

在介绍本节的理论概念之前，我们想先请大家花点时间，从个人的角度思考一下：在你、你的朋友或来访者中，有多少人曾尝试过戒烟或减肥，但都徒劳无功呢？我们明明知道香烟和暴饮暴食的利弊，却不可避免地被一些东西介入，阻挡我们的决心。于是，我们沉湎于这些习惯中无法自拔。治疗师无论如何努力（无论是为自己还是为来访者努力），这一内在工作的领域似乎从来没有得到任何永久性的改善。在这一节中，我们将介绍"意识之外"感观系统。也许，它正是干扰我们无法产生积极变化的元凶（Heller & Steele，1986；Cameron-Bandler，1978）。以下对话内容节选于关于本话题的一次演讲。[4] 选择这段内容，是因为它以一种"随意"和"个人化"的方式，介绍了一个原本抽象的理论概念。

乔伊斯·米尔斯：我想和大家分享我的一次亲身体验。我曾经很害怕坐飞机，并为此接受了许多小时的传统催眠治疗，却都无济于事。后来我遇到了一位治疗师，史蒂芬·海勒（Steven Heller）博士，他向我介绍了"意识之外"感官系统的概念。该理念框架认为，我们每个人都会在不同程度上和不同的意识水平上使用我们的主要感官通道（视觉、听觉、动觉）。我意识到自己是一个非常视觉化的人，我当然也意识到自己是一个高度动觉化的人——我对飞行的焦虑反应佐证了这一点。因此我缺少的是听觉系统。那在我惊慌失措时，听觉系统在"做什么"呢？

很快我就发现，我一直在心里和自己进行着关于可能会发生各种可怕事情的对话，而我却完全没有意识到这一切的发生。这些"意识之外"（听觉）持续产生的对话使我联想到了可怕的画面（视觉）；而这些画面又导致了可怕的感受（动觉）；这些感受反过来又促生了更多令人恐惧的听觉对话。如此一来，我们常说的恶性循环就建立起来了。显然，解决这个问题的方法就是必须使用某种方式来打断我对自己内在听觉过程的消极利用。随后，理查德·克劳利用催眠和隐喻的方式帮助我朝着这个目标努力。很快，我的恐惧反应就消失了。

理查德·克劳利：乔伊斯曾经尝试过其他解决方法，比如对自己的视觉和动觉感官系统进行再训练（如：看到自己在一架飞机上感觉很舒服的画面）。但这个方法的问题在于，它忽视了对听觉的再训练。因此，她仍然在一段"意识之外"的对话过程中产生可怕的画面，尽管她强迫尝试使用视觉安抚。我的方法是将她生活中其他部分的愉快听觉体验融入飞行体验之中。在询问乔伊斯的过程中，我发现她很喜欢棒球。原因有很多，包括在比赛中常见的大喊大叫会给她带来刺激感。显然，这样一种外在的积极喧嚣会覆盖她自己不知不觉产生的内在消极喧嚣。也就是说，棒球比赛中的大喊大叫，让她能以积极、刺激的方式动用自己的听觉通道。

当她处于恍惚状态时，我向她呈现了一个棒球的隐喻，其中穿插了各种暗示，并利用了她所有已有的积极听觉联想——她自己在比赛中兴奋的声音、球棒与球碰触的声音、人群欢呼的声音、小贩的声音。随后我将"乘坐飞机飞行"与"飞翔的棒球"从多重感官上结合起来。

球越飞越高，越飞越远，在空中飞翔，越来越刺激。而那悦耳的声音都来自高飞的棒球……在上面……舒适地飞向目的地……让你看到那上面所有的美景。想象自己在空中享受那样美好的飞行……听到那些雷鸣般的欢呼声在平稳的高空飞行中越飞越远，真是太幸福了。听到了全垒打的声音后，跑垒者离开本垒，一路狂奔，最后安全地返回本垒，此时你会为自己的能力感到自豪。

在下一次的飞行体验中，乔伊斯不自觉地借助棒球隐喻让自己产生了愉快的听觉信息，而听觉信息又产生了愉快的视觉和动觉反应。现在，她的所有感官系统都在全力配合创造舒适、无畏的飞行体验。积极的多米诺效应也随之而来：乔伊斯不再害怕此前所害怕的东西了：滑雪、海泳，甚至河道漂流。

值得注意的是，意识层面的回忆隐喻不一定会带来我们想要的变化。如果意识层面有解决方案，一开始就不会产生问题。一个人甚至很少会有意识地去思考这个隐喻故事。实际上，我们主要将隐喻故事当作一种积极的、无意识的催眠暗示，用以抵消或取代助长问题的消极程序。

在对无意识过程的层次或程度进行区分时，人们发现了"意识之外系统"这个概念。不同程度的无意识过程自然会有不同的临床意义。例如，"一个人没意识到脸上戴着的眼镜"与"一个人没意识到内在的消极对话"，这两件事在性质上（及神经上）便有所不同。由此表明，人们需要一个更能充分反映无意识过程的实际复杂性的概念。

在弗洛伊德和荣格的著作中都有提及区分无意识过程程度的概念。弗洛伊德（1936）明确地描述了无意识过程的两个层次，提出了"前意识和无意识心理器官"的概念。荣格则在他的《精神与象征》（*Psyche and Symbol*, 1949/1958）一书中，暗指无意识过程的三个层次（p. 3）。

无意识内容的总和……可分为三类：一是能主动再现的暂时性潜意识（subliminal）内容（记忆）；二是不能主动再现的无意识（unconscious）内容；三是根本无法成为意识（conscious）的内容。

荣格的"心理类型"理论（1921/1971）中，也提到了另一个有趣的平行论点。他讨论了人格是如何由四种意识机能的强弱来塑造的：感觉（feeling）、思维（thinking）、情感（sensation）和直觉（intuition）。这四种机能以荣格所描述的主要、辅助和次要（或受压抑）的方式相互作用。有意识的主要机能通常由无意识的辅助机能来支持，而两者都与最不发达、最不常使用的次要机能和谐相存。

荣格的心理类型理论有两个方面与我们演讲中提到的"意识之外"感官功能水平尤其相关。第一个方面是，荣格强调，未被认识到的人格类型差异往往是造成社会各个层面（包括治疗环节）出现严重沟通差距的原因。第二个方面是，荣格描述了心理动力学中三个机能水平之间的关系，把这三个机能水平称为主要的、辅助的和次要的（或受压抑的）。而这与我们的意识、无意识和意识之外的功能水平模型惊人地相似（Jung，1921/1971，pp. 406–7）。荣格是这样描述的：

在实践中，我们会遇到各种类型的机能。除了有意识的、主要的机能之外，原则上还会有一个相对的无意识的、辅助的机能。后者的性质在各个方面都与主要机能不同。举个例子，在面对异乎寻常的思维类型时，我发现许多分析师会竭尽全力直接从无意识中开发感觉机能（次要或受压抑的）。这样的尝试是注定要失败的，因为它对意识层面的侵犯太大了。而当发展通过辅助机能的方式进行时，无意识和被压抑的机能会主动披露，并对意识层面进行充分的保护。这使病人对正在发生的事情和可能发生的事情有了更广泛的认识，从而使他的意识得到充分的保护，免受无意识的侵袭。

荣格口中的"通过无意识辅助机能将'受压抑的机能'连接到有意识的层面以触达'受压抑的机能'"，与我们的"利用感官描述（意识）和眼动模式"以及"利用隐微线索（无意识）作为一种检索意识之外系统的方式"类似。言下之意，荣格在这里指的是两个不同层次的无意识过程。辅助机能虽然相对于主要的、有意识的机能来说是无意识的，但却是熟悉的、可识别的。而次要机能则被深深压抑了，无法直接触达，只能通过作为中介的辅助机能触达。

荣格（1961）在自传《回忆·梦·思考》中描述了他自发地发现了一种整合自己的"意识之外系统"的方法。在题为"直面潜意识（Confrontation with the Unconscious）"的经典篇章中，荣格讲述了他在渴望直接体验自己的无意识时的可怕经历（Jung，1961，pp.176–7）。

源源不断的幻想被释放出来，我竭力不让自己失去理智，想办法了解这些奇怪的事情。我无助地站在一个陌生的世界面前，里面的一切似乎都很困难，无法理解。我一直生活在紧张的状态中；我常常觉得好像巨大的石块在向我倾泻而来。一场雷雨之后，又是一场雷雨。我是否还能忍耐取决于我是否有坚韧的力量。某种程度上，我设法将这些情感转化成图像——即，找到隐藏在这些情感中的图像——此时，我的内在平静，心安。如果我把那些画面藏在情感里，我可能会被它们撕成碎片。

如果我们从感官系统的角度来看待荣格的经验，我们可以这样对上述文字进行重构：他越是试图去听懂自己（思维 / 听觉），他就越是感到动荡不安（动觉过载）。只有当他能够将自己的感受（动觉）转化为图像（视觉）时——也就是说，只有当他能够将自己的无意识视觉系统带入体验时——他才能够重新获得内心的平静和心安。的确，如果无法建立起这种重要的联系，他会被"撕成碎片"。

表 5.2 回顾了历史上各大心理学主要学派对无意识的概述。无意识（或无意识过程）的概念在大多数流派中都扮演着核心角色。有些流派持有进攻性立场（无意识是存在的，我们该如何处理它），有些流派则持有防御性立场（没有所谓的无意识）。在以无意识为核心概念的三大学派中，我们看到了这样一个有趣的价值分布：对弗洛伊德来说，无意识整体上是消极的；对荣格来说，无意识整体上是积极的（尽管它包含了积极和消极的两个方面：自我与阴影）；对艾瑞克森来说，无意识整体是积极的。三者都把病理看成精神某一方面消极运作的结果。对弗洛伊德来说，病理是不可改变的、原始的本我所带来的结果；对荣格来说，它是未整合的阴影所带来的结果；而对艾瑞克森来说，它是意识思维的各种习得性限制（learned limitations）。

弗洛伊德的本我和荣格的阴影都在暗示着隐性的、不可观察的心理动力学过程。就其本身而论，这些概念与他们描述的"原材料"相差好几个层次。艾瑞克森的习得性限制框架更多的是在描述一个初级过程，但它也是对一个抽象概念（习得性限制）的概括。然而，"意识之外"感官系统理论所做的，是将有意识和无意识的过程与具体、持续、可观察的感官模式联系起来。因此，这是对心理学领域一直以来最难以捉摸的领域——无意识——的进一步"具体化"。

表 5.2　历史概览：心理学中的无意识

流派	关键概念		关键概念的本质	关键概念的功能	治疗性变化的方法
	无意识	其他			
精神分析					
弗洛伊德学派	以此为中心		天生的；生理的；原始的；动物主义的；生存主义的；乱伦的；谋杀的；利己主义的 本质上是消极的	无意识是： • 机体能量的来源（力比多） • 被压抑冲动的容器 • 症状反应的生成器	将无意识的内容带入意识以修改和社会化无道德的"本我"力量 自我导向
荣格学派	以此为中心		超个人的；超越的；原型的；神圣的 本质上是积极的	无意识是： • 心灵的指令性原则 • 个人记忆和经验的容器 • 集体想象结构（"原型"）的容器	个体化过程，即无意识的内容被意识到从而实现"自我"的统一——完整人格 超个人导向
行为主义	否定无意识	行为	"表面现象"（独立于生物学和神经生理学）；生理上的（条件反射）；客观上可测量的；主要由环境条件决定 本质上是中立的	行为是： • 个人经验的主要因素 • 预测和控制人类活动的来源 • 环境强化因素的"表面证据"指标	学习新的行为/情绪反应模式（重建条件反射），以达到更合适或理想的功能 自我导向
人本主义	中立	自我实现	天生的；经验的；整体的/统一的 本质上是积极的	自我实现是： • 人类生活的激励原则 • 人格（身心）融合的主要手段 • 个人意义和成长的主要来源	消除心理、情绪和身体上的障碍，使潜能得以体现；促进和提高内在资源 全人导向

（续表）

流派	关键概念		关键概念的本质	关键概念的功能	治疗性变化的方法
	无意识	其他			
认知	中立或否定无意识	认知	神经系统的；习得的；可改变的本质上是中立的	认知是： • 信念系统的主要中介是经验的主要决定因素	审视现有信念；改变或放弃产生问题或症状的信念 自我导向
艾瑞克森流派	以此为中心		先天的；习得的；经验的；自主的本质上是积极的	无意识是： • 所有经验、记忆和学习的仓库 • 最高潜能的主要来源 • 解决问题/症状的主要来源	间接激活无意识的资源和潜力，以解决问题/症状并增强功能水平 全人导向

术语"意识之外"最早由海勒提出（Heller & Steele，1986），后被卡梅隆–班德勒（Cameron-Bandler，1978）用以描述"意识之外"的感官系统。她是这么解释的（p. 53）：

（关于感官系统的）另一个重要的区别是……一个人是否能看到自己内在产生的画面，是否能感受到内在产生的感觉，或是否能听到内在产生的声音或文字。通常，来访者总有一个感官系统会被排斥在意识之外。假如这个感官系统恰好是其经验中最常使用的系统，个体便无法选择内在的其他体验。

对海勒和我们的方法而言，"意识之外"的感官系统在各种心因性（有时候甚至是生理性的）问题的产生和治疗中都起着关键作用。通过"无意识重构"过程（Heller & Steele，1986），我们可以确定资源，并将其衔接到发生问题的地方。海勒认为，隐喻是这类变革的主要载体，因为其信息是间接传达的。通过隐喻，我们可以打开"意识之外"的感官系统，激活其与问题的联系。

在我们开篇举的"害怕飞行的乔伊斯"的例子中，其"享受棒球比赛喧嚣"中的积极听觉资源，在无意识的层面上被重构了：在她内心的联想"地图"中，原本在形式上只依附于棒球比赛情境的听觉资源，如今也延伸到了"坐飞机"等体验之中。除此之外，我们知道乔伊斯对飞行的恐惧主要是受到了"听觉系统"的影响。当我们识别出这一点，并将其向积极的方向重构和利用时，能够带来两个好处：对问题的主要来源加以利用，且开辟了一条全新的利用潜在内在资源的通路。

以下是可能导致儿童"感官资源被屏蔽"的三种创伤性情况。

- 视觉：曾目睹家庭暴力的儿童可能会"拔掉"视觉感官系统的插头，以"消除"痛苦的场面；
- 动觉：经历过虐待（包括性虐待）的孩子可能会对情绪甚至身体的"疼痛"变得"麻木"，使得动觉系统被屏蔽；
- 听觉：经常遭受辱骂或在大喊大叫的环境中长大的儿童可能会屏蔽自己的听觉感官系统。这类孩子经常会被责怪"没有用心听清楚被告知的事情"。

如上所述，如果家庭成员每天大吵大叫，孩子可能会关闭自己的内在听觉通道，从而避免不堪重负。当然，他并非有意识地决定将自己的某个感官系统当作防御机制。当外在刺激威胁到孩子时，这个感官系统自然而然就会受到影响。对于孩子而言，如果拔掉自己听觉通道的"插头"就能解决问题，她肯定会这样做的。但在这个过程中，她也切断了很大一部分感官资源。这种心理层面的变化与生理层面的学习障碍类似。出于教学目的，我们把"意识之外"的感官系统比喻为一种非生理性的学习障碍，即由于一个或另一个感官系统的弃用或误用而产生的"心理障碍"。感官系统法是一种非侵入性、观察性的方法。当我们将这一方法运用在儿童诊断中时，可以提高治疗师对目前问题的感知，同时提高治疗的效果。著名游戏治疗师维奥莱特·奥克兰德（Violet Oaklander）曾出版过一本极具启发性的书，名为《隐藏的宝藏》（*Hidden Treasures*）。她在书中写道："由于某种创伤或其他原因造成情感困扰的孩子，往往会以某种方式切断自己的联系。他们会麻醉自己的感觉，限制自己的身体，阻断自己的情感，关闭自己的心灵"（2007，p.121）。

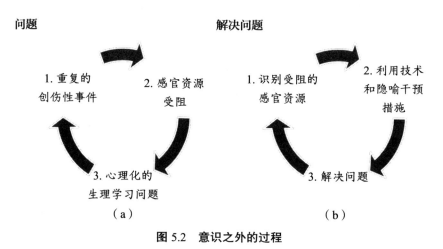

图 5.2　意识之外的过程

艾瑞克森本人并没有正式提出过"意识之外"这一无意识层次。但他曾提过一个类似的概念："心理阻隔"（mental block；Rossi & Ryan，1985）。根据记载，艾瑞克森曾接待过一名叫作汤米的儿童来访者。当时汤米已经在读五年级了，却连一年级的书都读不懂。刚开始治疗的时候，艾瑞克森对孩子说了这样一句话："我不会浪费时间教你阅读，我们在一起就是要好好玩耍。"正是这句话，让艾瑞克森进入了孩子的世界。接着，艾瑞克森巧妙地将男孩的"阅读消极体验"引导为一种更积极、威胁更少的体验——"查看地图，找一找你假期想去的地方"。艾瑞克森说道（Rossi & Ryan，1985，p.183）：

我们是在查看地图——不是在阅读地图。这是一个很重要的区别。我和男孩看了看这张地图，又看了看那张地图。他到底想去美国西部的什么地方度假呢？现在，让我们来看看：黄石公园在哪里？约塞米蒂公园在哪里？奥林匹克公园在哪里？它在哪个城市附近呢？从黄石公园下到大峡谷的高速公路是哪条？诸如此类。我们不要阅读地图，我们要看地图。

9月份开学时，汤米的阅读能力已经达到了相应的年龄水平。艾瑞克森解释道（Rossi & Ryan，1985，p.183）：

你要争取得到孩子的帮助；你要和孩子相处，而不是试图强迫他认识"c-a-t是猫的意思"，或者"d-o-g是狗的意思"。孩子不是不懂，他只有心理阻隔罢了。而你的任务，是帮助孩子更好地避开自己的障碍。

在上述案例中，艾瑞克森将阅读重构为一种愉悦、有趣的活动，从而帮助孩子更好地克服了与阅读相关的"心理阻隔"。

从感官系统的角度来看，艾瑞克森认识到阅读本身并不是问题——孩子本身并没有生理性的学习障碍。相反，可能是"心理阻隔"正在阻止这个男孩展示他已经掌握却无法表现出来的技能。在这个案例中，汤米对"看地图"这件事表现出了极佳的适应性，这很好地证实了以上猜想。我们猜测汤米的"心理阻隔"其实便是其被排除在意识之外的听觉系统。听觉系统的机能缺失，使汤米产生了消极的内在对话，阻碍了他的自然阅读能力。当艾瑞克森将焦点从"阅读"重构为"你看一看"时（并将其说给孩子听），孩子被激发出一种积极的联想（积极的听觉对话）。这有助于汤米完成查看地图的任务。

为了更好地展示意识之外的感官系统是如何运作的，我们将举三个虚构的考试焦虑案例（源自我们的临床案例）。在这些案例中，问题的根源正是无法触达的某一"感官系统"。

听觉

当听觉系统处于意识之外时，孩子就无法意识到，原来自己内心的声音在说着一些消极的、批评的或令人恐惧的事情。孩子似乎已经遗忘了与此类"内在对话"相关的记忆，从而让"问题"变成了无缰之马。孩子犹如处于深度催眠状态，对催眠暗示毫无抵抗之力。但孩子不知道的是，在"考试焦虑"这个问题中，她自己既是催眠师，又是被催眠者。作为催眠师，她会告诉自己："一进入考场你就会怯场，然后什么都不记得了"或者"你永远不会通过考试——你太笨了！"作为被催眠者，当她进入实际的考试情境中，她会自动、无意识地对这些消极暗示做出反应。即使她已经掌握了所有能够帮她顺利通过考试的必要信息，其意识之外的内在对话却阻止了信息传递，早早预言了考试的失败。

动觉

动觉系统处于意识之外的孩子，同样可能会遇到考试焦虑的问题。当你问此类孩子"要考试了，你感觉如何"时，无法触及动觉感官系统的他可能会耸耸肩，回答说"不知道"或"没感觉"。然而，随着测试的临近，孩子可能会开始出现心因性症状，如腹泻、胃痛和头痛。所有这些都指向了强烈的动觉反应。孩子根本没有把自己的身体症状和对考试的焦虑联系起来。

视觉

当视觉系统处于意识之外时，孩子无法意识到焦虑的源头其实是她正在经历的内在消极画面。她可能是个十分勤奋的学习者，但在临近考试的最后一刻产生了巨大的焦虑和心理障碍，导致成绩远低于实力，甚至无法完成考试。当被问及她在考试时"内心"发生了什么时，孩子只会回答："我不知道——我只是太害怕了，所以头脑一片空白。"实际上，她的内心当时正在闪回。内在的视觉记忆正在重新呈现几个月前的一次考试。在那一次的考试中，她因得了最低分而受到羞辱。就这样，孩子（在内心）看到自己一次又一次的失败，并最终将这幅"心理画"投射到了所有的考试情境之中。

在上述的案例中，我们用"考试焦虑"为载体讨论了不同感官系统受阻时儿童可能会出现的情况。但有时候，"意识之外"可能会给孩子带来两种甚至三种问题。我的一名厌食症少女来访者便是如此：她听不到自己内心批评自己体重和外表的对话（听觉处于意识之外）；在镜子里看到自己 39 千克的身型，却仍然认为自己很胖（视觉处于意识之外）；明明感觉到骨头的突出，却仍然觉得身上的肉太多了（动觉处于意识之外）。

如今，我们尚且无法确定为什么一个孩子会出现与考试有关的意识之外的视觉系统，而另一个孩子却会出现意识之外的听觉或动觉系统。甚至，我们仍没有弄清楚感官差异是如何以及为何出现的。也许，我们每个人都是在先天（生物基因）和后天（早期生活经验）的相互作用之下，产生了独一无二的感官群。否则为什么在基本相同的家庭环境中养育的两个孩子，却会产生不同的感官反应呢？在同一个家庭里，哥哥可能会因为吵闹的家庭环境，关闭自己的内部听觉系统，而妹妹却可能会呈现出"动觉系统受阻"的情况。妹妹可能会因为感官上的"选择"而患上初发性溃疡，而哥哥却可能会出现学习上的障碍。这些感官差异为何存在？原因仍然无法得知。但归根结底，最重要的是我们始终要关注孩子当下的实际情况。

确定意识之外的感官系统

在临床上，有以下几种方法可以确定处于意识之外的系统。

（1） 言语线索

（2） 呈现的问题或症状

（3） 遗漏的信息

（4） 眼球运动

（5） 绘画

言语线索

此前，我们讲到治疗师可以通过"感官描述语言"确定处于意识层面的交流系统。而当孩子在感官描述性词语或短语中加入"否定"成分时，其实是在利用自己的言语，指出被屏蔽在意识之外的感官系统。

一个十几岁的男孩："我看不到自己约女孩的可能性。"（意识之外的视觉）

一个 9 岁的女孩："我从来没有听到过老师让我做的事情。"（意识之外的听觉）

一个十几岁的女生："自从男友离开我后，我什么都感觉不到了。"（意识之外的动觉）

此类信息实际上给予了治疗师一个直接目标，使得治疗师能够有的放矢帮助孩子打开被阻断的感官系统。

呈现的问题或症状

孩子呈现的问题或症状也可以直接表明哪种感官系统出了问题。

A. 意识之外的视觉

（1）　可能会出现的情况：孩子呈现出协调性不足的问题，经常会撞到东西；身边的人抱怨说这个孩子总是"不小心"或者"走路不看路"。问题其实并不在于肌肉功能或本体感受器。相反，很可能是因为孩子的视觉感官系统被隔离在意识之外，并且对其外在视觉造成了干扰。

（2）　此类孩子常见的生理或心身不适的症状包括：夸张的眨眼、眼球抽搐、眼球感染或刺痛等。

B. 意识之外的听觉

（1）　可能会出现的情况：孩子总在学校里做白日梦，无法回答老师的问题，压根没有听到老师说了什么；家长常常抱怨，称自己的孩子经常面无表情，说什么也听不见，"就像在对着墙说话一样"。

（2）　此类孩子常见的生理或心身不适的症状包括：耳鸣、咽喉炎、耳鼻喉感染等。

C. 意识之外的动觉

（1）　可能会出现的情况：孩子尿床，无法意识到自己膀胱的感觉；孩子肥胖，无法意识到饱腹感或总极力否认这种感觉；孩子（青少年）遭受过生理或性虐待，总报告说"没有感觉""麻木"。

（2）　此类孩子常见的生理或心身不适的症状包括：头痛、胃痛、身体皮疹或对冷热极度敏感等。

需要注意的是，如果遇到任何生理或心身不适的症状，请先进行医学评估。

遗漏的信息

"遗漏的信息"也是找到孩子哪个感官系统被排除在意识之外的方法。我们要做的是观察孩子在生活中哪种感官系统用得最少。举个例子，我曾接待过一个十几岁的男孩，他告诉我他喜欢听音乐，喜欢敲打节奏，喜欢在家里唱歌，喜欢跳舞。由此，我注意到孩子遗漏了"视觉"信息，并据此制订了适合孩子的治疗方法，包括打开被他所遗忘的视觉感官系统（参见第六章中的"生活隐喻"部分）。

眼球运动

在上一节中，我们讨论了如何利用"眼动"识别无意识交流系统。治疗师在询问孩子的主观经验的同时，也可以通过观察孩子的"眼动"情况，精确找到意识之外的感官系统。

例如在安妮的案例中，她的眼动暗示了其视觉过程，而其言语回答则证实了她在尝试触及视觉记忆。这告诉我们，她的视觉感官系统处于无意识层面，需要时可用以交流。但如果她无法将视觉记忆从无意识带到意识，则我们可以判断她的视觉系统被屏蔽在"意识之外"。

当孩子谈论自己的问题时，或者当家长在讨论孩子的问题时，"观察孩子的眼球运动"尤为有用。因为讨论时，孩子会对讨论的内容呈现出不同的眼动模式。鉴别了连续一致的眼动模式后，我们可以进而通过提问确定孩子处于"意识之外"的感官系统。之前我们说过，孩子在说话时眼睛通常会朝向不同的方向，代表 NLP 图中描述的不同感官通道。当孩子的眼睛移动到某个位置时，治疗师可以直接提问与该感官相关的问题，即问孩子是否意识到与眼动相应的听觉、视觉或动觉体验。如果孩子呈现出视觉型眼动，且能够意识到内心的画面，则视觉感官系统是孩子的无意识感官系统；如果孩子呈现出听觉型眼动，且能够意识到内心的声音，则听觉感官系统是孩子的无意识感官系统；如果孩子呈现出动觉型眼动，且能够意识到内心的感受或感觉，则动觉感官系统是孩子的无意识感官系统。但是，如果孩子对你问的问题没有反应，称自己没有任何内心体验，则证明这个特定的感官系统被阻断了，被屏蔽在了意识之外。治疗师需要激活和积极利用被屏蔽的感官系统，解决因此所造成的问题。

绘画

绘画技术能为治疗师提供有关儿童感官功能的宝贵信息。孩子在绘画时，有可能会直接画出意识之外的感官系统。在本书的第七章，你可以找到更多与绘画相关的案例和技术。

下面的案例说明了一个感官功能障碍的极端例子。在这个案例中，儿童的意识之外系统的识别呈现出一种万花筒式的，而非固定的功能模式。

肖恩的彩虹小狗

肖恩是一个智力超常的 7 岁小男孩。无法控制课堂行为的他曾两度被学校开除。上课时，肖恩总会不恰当地喊出答案，然后从座位上站起来随意走动。记录显示，他在阅读、写作、拼写和数学方面没有问题，但在"行为"方面，大家对肖恩的描述是"精神恍惚"。有一份报告是这样写的：肖恩的情绪是"扁平化"的，就像灯亮着，但家里没有人一样。此外，肖恩偶尔也会呈现出攻击性的暴发，如攻击或撞倒别人。据观察，他在学习和游戏中都极不配合。

家长和老师称，肖恩会不停地撞到课桌、门、椅子等大件物品上，并经常会像动画人物"破烂的安妮（Raggedy Ann）"一样突然摔倒。起初他们以为肖恩只是在"闹着玩"。他们后来才发现孩子的内心肯定发生了一些很重要却无从得知的事情。

肖恩曾接受过神经系统检查，结果却显示一切正常。但根据资料，医生发现肖恩呈现出了许多脑部受损儿童的特征，并建议使用利他林（Ritalin）作为一种可能的治疗方法。但在服用药物之前，医生和家长一致同意先尝试一下"隐喻疗法"，以此为药物治疗的实验性替代方案。

当肖恩第一次走进我的办公室时，他的肩膀耷拉着，动作软弱无力。他扑通一声趴在沙发上，无精打采地等着。大多数孩子进房间后都会先环顾一圈周围的环境，肖恩却没有这么做。我做了自我介绍，随意与他交谈了几分钟。他没有和我进行任何眼神交流，但是他的眼睛以一种我从来没有（至今也没有）见过的模式开始运动：他的眼睛周期性地快速转动，却没有焦点，给人的感觉非常奇怪。

治疗师：*肖恩，你知道你今天为什么在这里吗？*

肖恩：［*耸耸肩，喃喃自语*］*我不知道。*

治疗师：*我想知道你妈妈或老师有没有告诉你什么？*

肖恩：*呃。*［*摇着头说不*］

我直截了当地告诉他："我知道你需要一些帮助，因为你在学校遇到了问题。是吗？"肖恩没有回答，他呆呆地坐在椅子上，一脸茫然。我们的互动就这样不明不白地继续着。肖恩这种一个一个字蹦出来、咕哝似的回答没有产生任何言语线索；他的眼动模式既不典型，又不稳定。一切，都不符合我的学习过的"诊断标准"。尽管如此，我还是获取到了这样的信息：肖恩完全没有意识到自己的身体。坐在椅子上时，肖恩会不受控制地从椅子上滑下来，就好像他的身体无法产生告诉他"座椅在哪里"的本体感觉线索。他似乎无法感知自己的身体和周围环境的关系，也无法感知自己的反应和情绪之间的联系。无论是身体上还是情感上，肖恩都是一个没有"个人边界"的孩子。然而他却非常聪明：他能做数学题，也能做阅读题；他能理解并执行口头和书面指令；他能完成作业，记忆力好，也能在课堂上很好地背诵内容。

总之，第一次见面肖恩给我的总体印象是：一个活生生的、三维的矛盾体——在场，却又不在场。

当我问肖恩他喜欢什么时，他似乎总算有一点点精神气了。他平静地回答："动物，我养了一只乌龟，一只猫，还新养了一只小狗。"

"真的吗？我也喜欢动物。你喜欢他们什么？"

"不知道，我就是喜欢他们。"

肖恩在对话中提到了自己喜欢动物，以及最近新养了一只小狗。我抓住了这些信息，并决定要加以利用形成故事隐喻。

在此之前，我去了肖恩的学校观察他在操场上的表现。一来是想看看肖恩与他所透露出来的丝丝信息是否一致，二来是想更全面深入地了解肖恩。但我看到的，却与我最初的印象别无二致。

在与其他孩子交流的时候，肖恩很笨拙，甚至有些怪异。他的动作很不稳定，有时会不小心打到人或撞到人。尽管肖恩不断重复"我不是故意的，我不是故意的"，其他孩子还是以为他是故意的，对他的一再道歉置之不理。

治疗了一段时间后，我注意到肖恩所展现的是非常复杂的动态感官系统：有时一个感官系统被阻断了，有时是两个，有时是三个。这提醒了我"关注当下"的重要性：我不能一劳永逸地给肖恩贴上"某感官处于意识之外"的标签，不能下死的定论。相反，我必须时刻保持开放态度，反映肖恩生活中所呈现的任何内在变化线索。

在肖恩的功能紊乱最严重的时候，他的三个感官系统也会同时严重受阻。总体如下。

视觉：看不到自己要去的地方，会撞到课桌、门、物品等东西，也会撞到操场上的其他孩子。

动觉：有时他显得无精打采，有点呆滞，莫名其妙地从椅子上摔下来。其他时候，他会暴发出不恰当的或攻击性的行为，特别是在学校。他的情感反应范围是两极分化的，要不没有任何可见的情感，要不就是无法控制地暴发。

听觉：有时，他会单音调、单音节地说话。他反复使用"嗯？"表示他没有听到治疗师的问题。此外，他不稳定而诡异的眼球运动让我们猜测，他的内心可能一直在进行痛苦而"亢奋"的听觉对话。

考虑到肖恩之前对他新养的小狗的评论，我设定了一个"彩虹小狗"的隐喻。这是我们之间的第一个隐喻故事，开启了长达两年的"隐喻故事之旅"。如上所述，有的时候肖恩的三种感官系统都会严重受阻。但我们发现，肖恩的动觉和本体感觉能力处于"意识之外"的状态最为持续。因此，我们在隐喻中有目的地将三大感官系统交织在一起，与此同时额外侧重于孩子的动觉系统。根据我们的经验，在这种涉及全面性感官障碍的情况下，关注和打通任何一个感官系统都会产生一种"循环多米诺骨牌效应"，有助于打通其他感官系统。

彩虹是一只非常特别的小狗，五彩斑斓，格外夺目。主人在彩虹很小的时候便收养了他，家里的每一个人都非常爱他。和大多数小狗一样，彩虹很调皮，需要教他很多东西。他总是咬旧鞋，偷吃茶水间的食物，灵活的尾巴似乎可以打翻家里的一切。

彩虹的家人不太知道怎么教育他，一直在摸索彩虹的特质和可能会做的所有事情。他们尝试了各种方法，月复一月，却始终没有成功。彩虹依然"我行我素"：不停地咬着鞋子，不停地打翻东西，有时甚至搞不清自己到底在哪里。比如，他在书房时，会认为自己在卧室；在卧室时，会认为自己在厨房。有的时候，他会非常迷茫，对很多事情都非常迷茫。[这时，我暂停了故事，引导肖恩继续好好地深呼吸，以获得那种内心好极了的感觉；然后，让肖恩继续闭着眼睛听这个故事。]

彩虹有很多爱好。他喜欢玩，喜欢藏骨头，喜欢和其他朋友嬉戏。但要找到一个朋友并非易事。他常常望着窗外，看着其他狗在玩耍，他想直接跑出去和他们一起玩。但他忘了一件很重要的事，他忘了交朋友是需要时间的。好吧，他只好先坐在门廊顶上的台阶上，看着其他小狗玩耍。他看着他们在草地上跑来跑去，在院子里跑来跑去，在人行道上跑来跑去。他看着，等着，看着，等着，直到有一天，一只狗嬉戏着向他走来，暗示彩虹加入他和他的朋友们。彩虹很高兴！他终于学会了如何交朋友！

家里的小主人们都很喜欢彩虹。入夜后，孩子们会抚摸彩虹，想让他平静下来。但和大多数小狗一样，彩虹一开始很难接受这样的训练。他一天到晚精力旺盛，即使入夜也很难马上躺下来休息。

有一天，他正跑来跑去的时候，主人把他叫来，说要送他去驯狗学校。接下来，彩虹发现自己来到了公园，身上有一条很长的链子。每当他跑起来想要挣脱链子的时候，都会感觉到自己停了下来。他不知道那个停顿是什么，只知道有东西似乎一直在拉扯着自己。戛然而止的感觉非常明显。好吧，他只好不断尝试，尝试跑到这里，尝试跑到那里，但总会莫名其妙地被截停。

他很感兴趣，四处张望，想看看是什么东西截停了他。不知道是什么，但他知道一定有什么东西在阻止他飞奔。这堂训练课，大约持续了一小时。又或者，是两小时吧。但对彩虹来说，时间却仿佛是漫长而无止境的。这一切，对一只小狗来说实在是太难了。毕竟，他才 7 个月大。而 7 个月大的小狗，是要跑来跑去的呀。

训练途中，彩虹也看到其他狗狗是如何学习的。他发现，其他狗狗渐渐地，渐渐地学会了如何坐立。没错，渐渐地，他们还学会了如何躺下和翻身，也学会了如何与主人紧紧走在一起。而在此之后，训练员便会取下狗链，让狗狗们可以自由自在地玩耍，自由自在地、舒服地玩耍：在公园里尽情甩着耳朵和尾巴，欢快地叫着。

日复一日，狗狗们一直在指导下进行练习。而我们的小狗彩虹，仍然在试着四处奔跑。出人意料的是，彩虹突然之间惊喜地发现了自己的变化。没有人知道到底发生了什么，也没有人知道为什么。但彩虹觉得这种惊喜的感觉非常不错，他意识到自己正在经历一些不一样的事情：他发现，有几个词汇能马上抓住自己的注意力："走""停"。每次听到"停"的时候，他立马就能够停下来！当他这样做的时候，他会获得美味的奖励——狗饼干。就是一种特殊的饼干，也是彩虹最喜欢的饼干。饼干咬在嘴里，发出了悦耳的脆响声。真好，彩虹非常享受这样的感觉。除了拿来吃之外，彩虹也会以他自己特殊的方式用饼干做各种奇妙的事情，比如放在嘴里一直咀嚼，把它扔来扔去，把它抛入空中等。是的，他用饼干做了各种各样的事情。但最重要的是，他意识到只要他"专注"就可以得到奖励。而且，有奖励的感觉真不错。

我们可以想象一下彩虹的样子，想象一下各种色彩融合在一起的样子，一抹抹颜色既可以独自美丽，也可以构成五彩缤纷的整体，看起来是多么令人愉快呀。就是这样。现在，你脑海里可能想到了很多很多事情。你可能很享受小狗彩虹在脑海里的画面，也很享受听到关于他的冒险故事，很享受得知小狗学会了许多事情，比如学会了如何坐立，学会了如何静止，学会了如何翻身，学会了如何自娱自乐，学会了如何百分百地享受玩耍。

好，这个故事，对你来说可能有很多很多的意义。你可能会特别喜欢其中的一部分。是的，你可能最喜欢其中的一个部分。就是这样。每次当你回想的时候，你就可以开始感受到一种特别的感觉，你会看到那只小狗彩虹，提醒你原来"停下脚步，看看周围，享受你正在做的事情"是多么简单。就是这样。

你可以抽点时间，让自己做一个特别的梦，并完全享受这个故事中的任何你喜欢的部分。当你完成后，你可以好好地伸个懒腰，做个深呼吸，然后接下来的一整天你都会感觉特别舒服。你知道当你继续游戏的时候，你能够学习到很多东西，享受到很多乐趣。就是这样。咯咯的笑声，和彩虹般的色彩，让你充分意识到内心的愉悦感。

除了故事隐喻外，肖恩在治疗过程中还参与了前文提到的"蓝闪闪历险记"团体；使用了艺术隐喻（详见第七章）；以及接受了精心挑选的生活隐喻任务。例如，肖恩学会了如何使用相机打开自己的视觉系统；他收集了不同重量的石头，帮助他调动动觉系统；他记录了大自然的声音，丰富了他的听觉系统。我还与他的老师和家长密切合作，确保大家都能够理解并支持那些用于帮助肖恩的方法和理论。

在两年的时间里，肖恩最初呈现出的"扁平情感"开始慢慢、慢慢变亮——仿佛一块空白的画布正一天天被填充上丰富的色彩和形状。他加入了一个童子军组织，和其他孩子一起享受了许多露营的经历。他的老师说，他对课堂项目的参与度提高了，个人意识也有了"显著的提高"。肖恩的父母和两个姐姐用一句话总结了肖恩的变化："现在我们真的知道他在这里。"

最近我在一个嘉年华会上看到了肖恩。他跑到我面前，给了我一个大大的拥抱。他眼睛一闪，兴奋地喊道："嗨！想看我坐那个大过山车吗？"

我笑着回答说："当然想！"我的脸上露出了笑容，内心充满了温暖的感觉。

注释

1. V. S. Ramachandran, 2011: "a strange blending of the senses that some people experience

as a result of unusual brain wiring," p. xv.

2. 其他 NLP 眼球运动模式详情见 Lankton, 1980。

3. 最近（2013 年），我又在网上搜索了一下，发现研究结果还是有争议的，没有定论。在争议不断的同时，我继续在临床工作中分析来访者的眼动、可观察到的感觉处理隐喻。

4. 文 章 来 源：Annual Scientific Meeting of the American Society of Clinical Hypnosis, Dallas, Texas, 1983。

第六章

沟通的三个层次

交织一切

　　许多星期后，奶奶告诉我，她已经完成了每一段布片的制作，准备将所有的布片缝在一起。我好奇地看着她向我展示如何将不同的部分连接起来，如何使每一个部分都与其他部分融为一体。她又从我的脸上看到了忧虑的表情。她安慰和鼓励我说，随着我对每一个步骤的练习和学习，我将会发现如何以自己独特的方式将所有部分交织成一个整体。

　　在第一章中，我们讨论了艾瑞克森如何使用"二级交流"机制（Erickson & Rossi，1976/1980）作为同时与病人的意识和无意识心灵沟通的手段：当意识思维中出现了一个故事、笑话、双关语或类比的文字内容时，无意识思维会开始接受"穿插"在整个言语中的精心设置的暗示。我们在这一模式的基础上进行了扩展，提出了一种"三级交流模式"：为故事隐喻增加一个强大的治疗维度——感官交织（sensory interweaving）。在向儿童呈现治疗隐喻的过程中，"故事情节（storyline）"传达的是第一级（意识层面的）意义层次；"穿插的暗示（interspersed suggestions）"传达的是第二级（无意识的）意义层次；而"感官交织过程（process of sensory interweaving）"传达的是第三级（意识之外的）意义层次。这种在治疗隐喻背景下的三级沟通模式可按图6.1所示来描述。

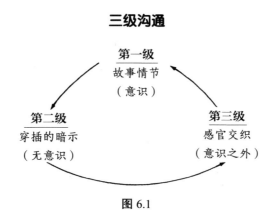

图 6.1

故事情节：第一级

故事情节是交流的第一层次，主要通过呈现有趣的情节来"占据"孩子的意识思维。此前，我们已经介绍了在治疗隐喻模式下编写故事情节的各种基础方法。例如，在第三章中，我们讨论了故事写作的六个基本要素。这六个要素可以视为隐喻故事创作的几个里程碑，分别为：呈现一个与儿童问题相匹配的隐喻冲突；通过各种角色将无意识的过程拟人化；整合以往成功的平行学习情境；呈现一个隐喻危机，作为问题解决的转折点；培养新的认同感；以"庆祝"为高潮，承认主人公的特殊价值。我们还总结了几个不同的故事情节素材来源：预设主题、童话主题、孩子自己的想象、治疗师自己的现实生活经验、治疗师的功能性 / 想象性联想。

在第四章和第五章中，我们介绍了几种使故事情节个性化的方法：通过"激发积极的回忆和经验"，以及"观察和利用感官和语言偏好等形式的隐微线索"，使故事情节符合每个孩子的独特个性和生活学习体验。当治疗师根据这些元素设计出适合孩子的故事情节后，便可开始穿插任何儿童需要的治疗性暗示。

为了教学的需要，我们将以线性的、循序渐进的方式来呈现本内容。而在现实中，其实没有如此固定的过程。随着治疗师对隐喻框架的逐渐熟悉，交流的三个层次——故事情节、穿插暗示和感官交织——都会以一种整合和统一的方式展开。

穿插暗示：第二级

当孩子的意识被故事的文字内容所吸引时，治疗师可以在讲故事的过程中任意穿插一些重要的治疗性暗示，以帮助孩子解决当前的问题。我们需要将暗示融入故事的语境中，不要让孩子觉得是在针对自己。孩子在意识层面只是听到了与故事情节而不是与自己有关的暗示。然而，在无意识的层面上，这些暗示会以一种对其个人有意义的方式被"听到"。兰克顿和马修斯（Lankton & Matthews，2008，p.313）告诉我们："间接暗示的目的，是在治疗过程中创造一个环境，为来访者营造一个宽松的氛围，从而允许来访者将相关的意义和动机投射到治疗师所说的话中。"在之前提到的关于癌症患者乔的案例中，艾瑞克森为了帮助来访者控制疼痛，讲述了一个与西红柿生长和功能相关的故事，并在故事中穿插了许多"舒适"和"感觉良好"的暗示。如果直接将这些建议给乔，他是不会接受的。但当这些建议被伪装成暗示时，乔便可能在隐喻的距离缓冲下接受这些建议，了解自己的个人资源：如花花草草、播种、种菜等。艾瑞克森在讨论乔的案例中的穿插暗示时写道（Erickson，1966/1980，pp. 262–3）：

在这个技术中，我们传达的信息是清晰易懂的，但由于其与病人－医生关系和当前情况没有明显相关性，会分散病人的注意力。这样做能够防止病人无益地闯入一个他们无法理解的情景，一个他们正在寻求帮助的情景。与此同时，病人内心会产生一种理解和回应的准备。通过这个技术，我们可以演化出一个有利的环境，诱发病人此前没有用过、没有充分使用过，或曾被误用的行为潜能，而这些行为潜能是必需的且有益的。

在讲故事的过程中，穿插的治疗暗示会通过声音动态的方式巧妙地被界定或强调。治疗师只需要将他 / 她的声音转换为略微柔和或略微低沉的音色，从而赋予穿插的暗示"自己的声音"。关于在穿插暗示过程中使用微妙而复杂的声音动态这一点，我们能够找到相当多的文献（Erickson，1944/1980；Erickson，1980c；Erickson & Rossi，1976/1980；Erickson，Rossi，& Rossi，1976；Lankton & Lankton，1983）——多到人们很容易被吓倒或不知所措，不敢在临床环境中尝试。不过在现实中，我们大多数人都有很多听别人读故事或给别人读故事的经历。无论发生在过去还是现在，我们自己的生活经验便是最好的老师。从中，我们能够更轻松地学会如何利用声音动态巧妙地强调穿插的暗示。

接下来，我将带领大家重新读一下"粉红小象"的部分故事内容。为了说明如何更好地将治疗性暗示"安全"地穿插在一个故事中，故事里穿插的暗示将用**粗体**表示。

这时，小象的眼睛里出现了一丝光芒。他终于意识到，曾几何时**与众不同是如此重要、如此美妙的一件事情**。

聪明的大象长老轻轻地推了推他，说："没错。有很多很多时候，**与众不同是一种很奇妙的能力。你现在便拥有着这样的能力。**不知道你是否能够**教一教其他小象，把这些能力分享给其他可能无法理解的小象**呢？"

粉红色的小象想了又想，眼里再次闪烁出光芒，说："可以，当然可以。"

他回到其他小象玩耍的地方，开始**向他们展示三种特殊的能力。**他想把这些能力**分享给他们，**让其他小象也能**以一种新的、不同的方式来感受它们。**在粉红小象的展示下，其他小象非常惊讶，原来粉红色有那么多好处呀。这种颜色不仅特别，而且还很有用。想罢，小象们纷纷想将自己变成粉红色。

交织：第三级

我们现在把注意力转向随着隐喻的展开而发生的第三个层面的交流。通过精心设置的感官信息丰富的语言，治疗师将能够启动一种感官交织的过程。感官交织的目的有两个。其一，它有助于使孩子的整体感官功能达到整合和平衡；其二，它有助于疏通和打开"意识之外"的感官系统。有些时候，我们可以通过特定的感官描述词汇，专门强调某意识之外的感官系统，从而达到这一目的。更多的时候，我们会在视觉、听觉、动觉的描述词汇之间来回一致地"流动"，从而成功地检索出意识之外的系统。海勒（Heller & Steele，1986）提出，无论是什么东西使得某感官系统被阻挡在意识之外，这些东西最终都会随着感官交织的体验而"崩溃"。[1]在我们的框架中，交织的过程让儿童重新体验到了整个内在资源的集群，而这些资源已经扩散到所有存在问题地方。通过这种方式，儿童能够从三个感官系统都运作良好的经验中汲取健康的应对策略，从而解决问题。

例如，如果来访者称海滩是她最喜欢的经验，那么治疗师可以这样开始感官交织：

当你**舒服地坐**在这里的时候，我想给你**讲**一个故事，我给你讲的东西，会帮助你**看到**一些过去愉快的**画面**和**记忆**。

我曾经遇到过一个在海边**玩**沙子的女孩。她在靠近水边的地方**挖**了一个洞，用湿沙搭建了一面沙墙，然后**寻找**贝壳、海草、旧木片甚至是杂乱的羽毛来**装饰**这面沙墙。我很享受这种观察。随着**海浪声**不断，她会时常**抬头看**海浪的撞击。然后，她甚至会忘记背景中**海浪声**的**节奏**，因为她很享受**看到**自己**一点一点**堆砌出一座如此美丽的城堡。

当交织成功时，孩子的内心会体验到一种感官过程的汇合：能看到了，能听到了，能触碰到了，一切都平衡了。因为，原本被堵塞的感官通道，如今已经被打开了，并以一种积极、丰富的方式与其他感官系统相连接。

治疗性暗示的穿插和感官系统的交织过程会随着故事情节的展开而同时发生。为了更好地理解，我们在这里把它们作为独立、离散的现象来介绍。但在现实中，暗示的穿插和感官系统的交织更像两种路径，时而平行，时而相交，时而又合二为一。在故事中，有些时候你会专注于穿插暗示，而不必特别考虑你所使用的感官语言；而有些时候，感官交织会融入治疗暗示之中。

与所有多级技能一样，初学者可能会需要不断思考每一个步骤，才能将这件事做好。这有点像杂耍学徒。初学杂耍时，他必须学会如何抛起第一个球……然后抛起第二个球，同时接住第一个球……然后抛起第三个球，同时接住并抛出前两个球。每一个动作都是计算好的、有意识的。但最终，随着技能的炉火纯青，他将毫不费力地进行抛球表演。

生活隐喻

在治疗过程中，我们经常会给孩子安排一些基于生活隐喻的任务。顾名思义，生活隐喻（living metaphors）任务是指可以融入孩子日常生活中的一些活动，而这个隐喻过程是解决孩子问题所需要的，它能够帮助孩子在生活中重新体验到那些被阻断的愉快的感官体验。生活隐喻是隐喻故事的极好补充，因为它有助于将治疗信息"锚定"或"落实"于现实体验之中。通过进行各种生活隐喻任务，孩子将得到一个机会来实体化故事隐喻中在内部层面被激活的无意识能力。

举个例子，对于有咬指甲烦恼的孩子，我们可以讲一个在花园里照顾各种植物，帮助它们茁壮成长的故事。除此之外，还可以给孩子指定一个生活隐喻，如让孩子种 10 棵小植物，每天照看它们，培养它们，使它们长得又高又壮；或直接把孩子送到当地的苗圃，学习如何保护生长中的植物不被蜗牛和其他害虫吃掉。

布置生活隐喻任务时，我们既可以挑选直接与孩子呈现的问题相关的任务，也可以选择旨在打开和整合三大感官系统的笼统性任务。无论如何，首要目标都是检索来访者的内在资源（过去的积极记忆和联想）和处于意识之外的一个或多个感官系统。在下面的案例中，我所挑选的是前者，即直接与该少年呈现的问题相关的生活隐喻任务。

"辣酱"蛋糕

伊莱娜今年 15 岁，是 5 个孩子中的老大。在伊莱娜 11 岁时，母亲去世了，照顾其他孩子的重担都落在了她身上。在过去的几年里，伊莱娜变得非常循规蹈矩，责任心过强的她要求自己必须事事做到完美。她在治疗中提到了"害怕和非常喜欢的男孩约会"的问题。经过对这个问题的一番研究，我们发现她一直在不断想象自己说错话的场景：听到那个男孩嘲笑她，羞辱她，最终抛弃了她。是的，伊莱娜为自己编排了一个完整的场景，意识之外的听觉系统则填补了各种细节。

除了"艺术隐喻"和"故事隐喻"之外，我们还给伊莱娜安排了一个"生活隐喻"任务：让她回家烤两个蛋糕——一个"完美地"按照配方烤，另一个则要添加一种她认为会完全毁掉蛋糕的配料。第二周，伊莱娜要从两个蛋糕中分别取一块来。起初她对这个任务感到迷惑不解，但最终还是同意了。

第二周，伊莱娜带着两块蛋糕回来，并自豪地说自己在第二块蛋糕上加了辣酱。我们问她在这个过程中学到了什么。伊莱娜回答："食谱好的话，把蛋糕做坏是很难的。"我们尝了尝她做的辣酱蛋糕，并再三告诉她"真的没那么难吃"。随后，她自然而然地将做不完美蛋糕的感受与和喜欢的男孩约会的感受联系起来。她意识到，一句负面评价是不会毁掉一件事的。

建立"生活隐喻"的过程（如图6.2）和"故事隐喻"的过程一样，涉及有意识、无意识和意识之外三个层面的互动。

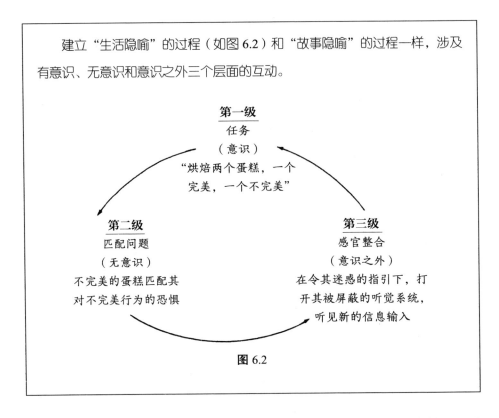

第一级
任务
（意识）
"烘焙两个蛋糕，一个完美，一个不完美"

第二级
匹配问题
（无意识）
不完美的蛋糕匹配其对不完美行为的恐惧

第三级
感官整合
（意识之外）
在令其迷惑的指引下，打开其被屏蔽的听觉系统，听见新的信息输入

图 6.2

以下是感官任务的补充列表，这些任务可作为为每个孩子量身定做"生活隐喻"的跳板。设计这些任务是为了帮助孩子意识到曾经在问题中被阻塞的感官系统。

感官训练

视觉训练

1. **相册**：给孩子一台相机，让她拍摄自己喜欢看的东西。接着让她把照片放在相册里，在每张照片上贴一个词代表她看照片时的感受。这项任务的变式之一是让孩子选择一种颜色（蓝色、粉色、黄色）或形状（圆形、正方形、三角形），以象征期望的治疗目标（快乐、自信、获得更好的成绩），然后在能找到这些颜色或形状的任何地方（院子、公园、社区）将其拍下来。

2. **笔记本**：让孩子从杂志上剪下她想做之事的图片，并贴在空白的笔记本上。孩子也可以把这些图片贴在大广告纸板上，拼贴出她最喜欢做的事。

3. **转换视角**：让孩子从 6 个不同的角度拍摄自己最喜欢的一样东西，学习看待同一事物的不同方法。

动觉训练

1. **重量训练**：让孩子去超市（若年龄太小，则需父母陪同），选择不同种类的水果。孩子两手各拿一个水果，自己掂量哪个水果更重。随后给两个水果称重，验证孩子估算的结果。

2. **质地训练**：每天让孩子找 3 种摸起来或坚硬，或光滑，或粗糙，或柔软的东西，学习辨别触觉。

3. **平衡训练**：让孩子学会把书顶在头上并保持平衡；拿一块又长又窄的木头，练习从一端走到另一端；或者玩跷跷板，学习保持平衡的方法。

听觉训练

1. **听最爱的音乐**：让孩子从她最喜欢的歌开始听，或者让她写下最喜欢歌曲的歌词。

2. **最喜欢的声音**：让孩子去海滩或动物园，在大自然中远足，或在周边开展户外活动，录下她喜欢听的不同声音。独处时，可以回听这些录音。

3. **与最喜欢的活动相关的声音**：让孩子选择 5 种最喜欢的活动，并录制与每项活动相关的最喜欢的声音（如打棒球赛、去动物园等）。

为了阐释目前已探讨的主要概念如何应用于儿童治疗，我们将通过下面的案例进行详细论述。我们将强调故事创作的要素，包含语言偏好和眼动模式的对隐微线索的观察与利用，以及穿插暗示和感官交织的三级交流模式在创造隐喻中的应用。

教学隐喻：小象萨米和骆驼先生 [2]

8 岁的约翰是个拥有一头棕发的瘦弱小男孩。儿科医生因其患继发性功能性遗尿症将他转诊。其单身母亲称，约翰从 3 岁半到 5 岁只会偶尔出现几次尿床的情况。而在她升职并不得不搬到另一座城市后，事情发生了巨大的改变。约翰在搬家后马上出现了尿床的情况。医生安慰母亲说约翰只是因为搬家而尿床，短时间内应该会恢复。但 3 年过去了，问题仍然没有得到解决。约翰的尿床模式较为紊乱，有可能连续两周不尿床，却在接下来的几周里每晚尿床。

来到办公室后，约翰兴致勃勃地探索了办公室里的游戏、木偶和各式各样的美术工具。随后我问他是否知道来此的目的。刹那间，他的表情不再充满活力。他羞怯不已，说了一句主要由听觉描述词组成的话语：

"妈妈**告诉**我你会**听**我说我的问题。"

"她**说**你会给我**讲**故事来解决问题。"

此时，我意识到听觉系统是其处于意识层面的感官系统。随后，我们注意到约翰说话时的眼动倾向于左上角，表明其视觉系统处于无意识状态。被问及眼睛往左上方看在想什么时，约翰欣然描述了过去母亲和自己的视觉记忆，这证实了我们的猜测。

之后我问约翰："你对自己尿床有什么感觉？"

他的眼睛往右下角（动觉方向）看，呼吸发生了变化，左腿开始不可控制地颤动。他充满困惑、吞吞吐吐地回答："我不知道。"

当我进一步直接询问约翰的感觉时，约翰并没有做出回答。即使他的眼睛被引导回动觉位置，却没有感受到任何感觉。因此，我们认为动觉系统是约翰意识之外的系统。

感受不到膀胱发出的信号，进而失去了对膀胱的控制。这便是约翰产生遗尿问题的原因，是动觉通道阻塞的另一标志。当我们和约翰讨论与遗尿问题相关的事情时，约翰似乎没有感受方面的反应。然而，一旦我们开始讨论约翰的爱好，他就会转而使用动觉描述词。他特别喜欢棒球，还提到"跑垒""击球""腾空鱼跃"等词。他还有其他一些爱好，并在讨论这些爱好时使用了动觉描述词。换言之，约翰擅长的积极动觉体验蕴含在其生活的某些方面之中。他之前有过在动觉主导的情况下处于舒适状态和具有掌控力的具体经验。这些具体经验便是解决问题时可以调动的内在资源。

这时，约翰环顾办公室，观察房间里的所有玩具、木偶和毛绒动物。突然，他睁大眼睛，伸手去拿架子上那只可爱的大象。约翰兴高采烈地开始和我们讲最近参观马戏团的事，仿佛一张照片突然聚焦了起来一样。他特别描述了看到大象列队进入围场时的兴奋心情。每一头大象都用鼻子牵着前面一头大象的尾巴，最后出场的小象简直可爱极了。

此时，治疗的目标是唤起约翰在遗尿问题之外建立的、具有舒适状态和掌控力的资源，并将它们重新连接到尿床这个失控区域。随后，我便开始实施治疗计划，用"治疗隐喻"无意识地重构遗尿问题。我选择了将马戏团作为故事的背景主题。在这个马戏团里，还有一只可爱的小象。

接下来，你将看到的是带有评注且编辑过的治疗隐喻故事。"穿插的暗示"用**粗体**标出，"故事的创作元素"则在左侧指出。以这种方式呈现隐喻，主要是帮助各位更宏观地了解隐喻故事中包含的各种元素。

有意识、无意识和意识之外相互交织的感官交流系统

（听觉） 约翰，既然你说你喜欢听动物的故事，我就给你讲一个我最喜欢的动物的故事。[停顿] 一头小象。这是一头马戏团里的小象。约翰，我说话时，你可以开始

（视觉） "看"故事的剧情，就像在看电视一样。你可以在脑子里想象你最喜欢的卡通节目或看到你最爱的角色的样子。[停顿]

（动觉） 你会开始感到非常舒服 [停顿，约翰调整身体姿势]，没错，尽量轻松舒适地呼吸。约翰，坐在那儿，好好深呼吸。气息从鼻子里呼入，从嘴巴呼出，就像吹羽毛一样。[停顿] 没错，就是这样。慢慢地、舒服地呼吸。

在与约翰的开场交流中，我们开始了一种"感官交织"模式：先将他最易触及、处于意识层面的听觉系统与谓词听、讲、说相匹配。通过这种方式，熟悉的语言会成为解决问题的桥梁；然后，我们通过看和想象等视觉谓词来激活他的无意识视觉系统，以加强和扩展我们的"熟悉语言之桥"；接下来，治疗师通过使用"感到非常舒服""轻松舒适地呼吸""吹羽毛"等动觉短语引入孩子意识之外的系统。此外，我们将"坐"和"呼吸"等必然动觉（kinesthetic inevitabilities）[3] 与舒适愉快的体验状态联系起来，暗示着：所有必然的动觉机能都可以是舒适的。

唤醒无意识资源，建立隐喻冲突

无意识资源 约翰，这个故事发生在巴纳姆贝利马戏团。马戏团位于某个不知名小镇的中心 [停顿]。小镇里有着广袤的田地，**大到可容纳**巨大的帐篷和其他马戏团器材。想

象一下，你可以听到他们和动物发出的兴奋的声音，你可以看到每个人都在做自己的事，看到他们同心协力把东西放在准确的位置，一起拉起**可以容纳一切的大帐篷**［停顿］——每个人，每只动物，每个演员，每个驯兽师，每个杂耍演员，每个走钢丝的人，都在工作。**约翰，如你所知，**动物们帮我们**做好了所有事情**。动物是马戏团很重要的一分子。人们总用大象来搬运沉重的水桶、帐篷支撑物、又大又笨重的横梁和道具。大象会用鼻子载运横梁和水桶。你看着一头大象扛着一根横梁时，会感到无比惊奇。［停顿］这对他来说太轻松了。想象一下大象的声音。想象大象准备**轻轻松松**搬下一根横梁时发出的声音。

隐喻冲突　所有大象都很好地完成了任务［停顿］。只有一头叫萨米的小象没有完成。和其他象一样，小象萨米抬起鼻子卷住提手开始搬水桶，并一直**保持**着这个姿势。但没过多久……砰！……你就听到水桶掉了下来，在地上滚动。萨米希望没有人会注意他做的事情［停顿］，但很快就听到了他人的抱怨声［停顿］。狮子吼道："你为什么要这样——差点碾到我的爪子上了！"大象吼道："你就不能抓紧吗？你就不能像其他象那样**抓久一点**吗？"

萨米很害怕。他认为自己之前可能没有仔细观察其他象是怎么做的。因此，他开始观察其他大象挑水搬梁的样子。他非常仔细地观察了一遍，然后重新尝试了一次。萨米用上了鼻子里**所有的肌肉**，约翰，看着自己把水桶搬起来，**自我感觉良好**。他左右摇摆地走着，但就在快到水桶目的地时……砰的一声，水桶又掉下来了！这一回，横梁滚来滚去，把汽水机都打翻了。汽水洒得到处都是。每个人都对萨米很生气。"你还不能**控制**好那桶水吗？"他们大喊："你能**控制好那桶水**［停顿］，所有的大象都**可以控制得很好**［停顿］。不管他们用鼻子搬什么东西，好好看一下他们是怎么控制的。"

好吧，此时的萨米很沮丧。他日复一日地试了又试，但是，砰……每次他一试，水桶就掉下去了。他只觉得所有动物和马戏团的人都很鄙视他。从他们的眼神里，他能看出他们很不满。萨米不知道该怎么取悦他们。他为自己感到羞愧和难过。有时他还会一个人出去哭，嘟囔着说："没人理解我，没人真的在乎我。"

在前面的几段中，我们承认了约翰的无意识资源，相信约翰内心有足够的资源来解决尿床的问题。我们穿插了一些暗示，如"容纳一切的大帐篷""如你所知""做好了所有事情""对他来说太轻松了""轻轻松松搬""你可以控制住水桶"等。我们引入了小象萨米这一角色，象征性地呈现出约翰所面临的相同困境。以下段落依旧对应的是孩子的悲伤、沮丧、困惑和亲子冲突。穿插的暗示依然与"控制约翰膀胱中的尿液"有关。

将无意识的过程拟人化，并重复过去的经验作为当前变化的基础

将无意识的过程拟人化　　时光流逝。［停顿］一天，萨米感到非常难过。

马戏团的骆驼听到了他的哭声，对他说："你看着不太高兴。我能帮你做些什么，让你的心情变好吗？"萨米回答："我不知道。我一直尝试着抓住那个水桶，尽我所能，但我总是把水洒出来。我总是很快就洒出水了。"

重复过去的经验

骆驼想了一会儿，开始帮萨米回想在马戏团里**学会**做的所有事情。骆驼说："你刚生下来还不会走路呢，你有过四脚发抖的时候，但你**学会**了自己一步一步地走。开始很难，但你持续**练习和学习**，没过多久，你就成功地**学会**了走路。你也**学会**了用鼻子卷草吃，你**学会**了自己吃东西。现在，你已经可以用鼻子卷起够自己吃的食物了，对此你**自我感觉非常好**。你也学会了识别你什么时候**吃饱了**，什么时候**舒服了**。萨米，你内心感觉非常好，而且你也会为自己能够**长久保持这种良好状态**而感到惊讶。"

［停顿］

　　萨米想了几分钟，回答道："是的，我确实记得这种感觉。"

在这里，我们引入了骆驼先生，它代表约翰的一部分，包含了克服问题所需的能力、学习经验和资源。此外，穿插的暗示使得来访者能够联想到过去的成功且舒适的经验。这一做法有两个目的：①迎合意识层面的逻辑思维模式（"哦，没错，我确实学会了如何成功完成这些事，那一定意味着我可以成功学习做其他事"）；②刺激无意识搜寻（Erickson & Rossi，1979），以寻找将过去的成功经验应用于当前问题的方法。

拟人化平行学习情境：带来治愈性转变的间接性暗示

拟人化平行学习情境	骆驼接着说："这就像马戏篷里的骑行者一样。我记得几年前他连自行车都不会骑，他骑上自行车，然后又摔下来。其实得有人教他如何正确**抓住**车把。"
改变的暗示	他不得不一直练习长时间**抓住**车把。学会**抓住**车把后，他就能**放松，享受放手的感觉**。萨米，晚点你看到他的时候，注意一下他脸上的表情和他**控制**自行车时的乐趣。"骆驼沉思了一会，说道："说起这个骑行者，我想起了马戏团里的杂耍演员。我记得他刚来的时候还只能抛两个小保龄球瓶，现在他可以抛大保龄球瓶和盘子，甚至可以混在一起抛。[停顿] 可以一边骑自行车，一边抛球、保龄球瓶和盘子。他能很好地掌握平衡。他**很清楚什么时候该放手、什么时候该抓紧**每样东西。你只要**相信你能做到**就好。[停顿] 有些事要比其他事花更多的时间去学习，而你现在有足够的时间去**学习**。"[长停顿]

在这几个段落中，骆驼展示了自行车手和杂耍者的"平行学习情境"，为约翰模拟了积极的结果。治疗隐喻最有力量的元素可能就在默默围绕这个故事的暗示中得以说明。暗示使约翰的无意识能够①识别积极的结果；②整理实现这些结果所需的过程和资源。约翰和萨米之间没有任何明显的联系，然而"约翰可以像萨米一样学会"这个暗示，是讲这个故事必然会带来的奇妙因素。

在必然解决问题的前提下构建隐喻危机：将解决方案可视化

隐喻危机　　　　突然间，萨米和骆驼听到了警报声。他们抬起头，看到远处起火了。"看上去像是那边的农舍着火了，"骆驼说，"但是桥被冲毁了，消防车无法通过关口。唯一能灭火的方法是让其他大象把水吸到鼻子里，再喷到火上。不过，他们正忙着在镇子对面的驯兽师那儿为今天晚些时候的游行做准备。"

必然解决问题　　小萨米十分好奇地看着骆驼说："我们该怎么办？"骆驼回答："现在就看你的了。"萨米问："这是什么意思？"

预演　　　　　　骆驼说："我要教你一件重要的事情。如你所知，骆驼可以**很长很长时间地搬水**。我要告诉你骆驼是怎么做到这一点的，这样你也可以**很长很长时间地搬水**。而一旦你能**学会这一点**，你就能走到湖边，把你的鼻子放进湖里，听见水流进你鼻子里的声音，并**长时间保持这一姿势**。然后，你可以沿着那边走到起火的地方，并**在正确的时间放水**灭火。不是在到达目的地800米前放水，也不是在6米前放水——而是刚好到达正确的地点再放水。然后你就可以用鼻子瞄准起火点，放掉所有的水。"［长停顿］

利用过去的美好回忆　"回想一下［停顿］**过去你曾长时间保持特别而快乐的感觉的时候，**［停顿］或者你怀揣着激动的心情想了很久，不知道自己在生日那天会收到什么礼物的时候。大家都知道，大象的记性很好，总是能记住一切重要的东西，[停顿]所以，请**回想一下让你记忆犹新、很久之前学会的那些很重要的事**。"[长停顿]

在这里，萨米遇到了危机，而且其他大象都很忙。这样的设计是为了突出"现在就看你的了"这一信息，他不能指望别人（父母、兄弟姐妹、老师、朋友）来解决这一危机（尿床）。骆驼仍然是指导者的角色，道出了萨米需要经历的学习过程。这是在骆驼天生的运水能力的框架下进行的，而骆驼天生的运水能力又是约翰天生（生理）运水能力的人格意象。此处，骆驼通过具体可视化萨米接下来解决危机的行动，表达了萨米成功学习的必然性。这也是一种"预演技术"（rehearsal technique；Erickson，1980f），预示了未来该如何行动。

通过使用与约翰尿床问题相关的措辞，过去愉快的记忆与当前的学习过程联系了起来。自始至终，我们都在强调约翰的无意识资源与能力。

通过"英雄之旅"建立二级意识：认可、庆祝、新的认同——多米诺效应

二级意识	萨米说："骆驼先生，听完你的话，我**感觉**我可以**看到自己做这些事的样子**。[停顿]我觉得**我现在就可以做到**。"[长停顿]于是骆驼和萨米走到湖边，萨米尽可能多地把水吸到鼻子里并**轻松地保持**这一姿势。[停顿]
英雄之旅	然后他开始长途跋涉，走到起火处，像骆驼告诉他的那样在正确的时间和

地点放出了所有水。水在正确的时间
浇灭火的声音让他内心感到十分快乐。

庆祝　　　　　　　突然，萨米听到了大家的鼓掌和欢呼
声："太棒了萨米，你做到了！"

新的认同　　　　　萨米好久好久没有感受到自己的特别
了。很快，当地的报纸就报道了萨米
的才华和能力［停顿］——**能长时间
将水保存在体内，而且知道如何在正
确的时间和地点放水。**

平行学习：多米诺效应　　随着时间的流逝，萨米发现了其他早
已遗忘的能力。他想："一旦**你知道
了抓紧水桶的方法，**［停顿］**你就能成
功地抓住任何东西。**"就在这时，骆
驼走了过来。萨米看着他喊道："看
好了！"他走到主帐篷前，卷起一根
沉重的木梁，把它带到本应放置的位
置——帐篷中央。

新的认同　　　　　萨米轻轻把木梁放下时，内心十分满
足。他看到自己如此安全地放下横梁，
听到横梁轻轻落地的声音。骆驼微笑
着对萨米："**你已经学会了拿好东西的
技巧，你还学会了很多很多。**作为马
戏团不可或缺的一分子，**你每天都会
学习到更多的东西。**"

未来平行学习：多米诺效应　　几周后，萨米玩耍时又看到了骆驼。
骆驼提醒萨米："无论何时，**当你幻想**

自己未来做某件事的样子时，回忆一下你学过的所有重要的知识。［停顿］**你可以利用多米诺效应学习你需要的任何东西**。只要慢慢来，保留愉快的回忆。"萨米看着骆驼，点了点头，说："谢谢你，骆驼先生。你提醒了我自己其实早就知道了的事。"

　　萨米现在看到自己完成了救火的关键任务。使用这一类措辞——"我可以看到自己做那件事的样子"和（骆驼后来说的）"无论何时，当你幻想自己未来做某件事的样子时"——具有双重作用：①它激活了之前提及的"预演"的可视化过程；②它激活了"二级意识"（Rossi，1972/1985），连接了"新领悟"（"我可以看到自己做那件事的样子"）和"新领悟在现实生活的实现"（"我现在就能做到"）。

　　萨米最后实现了他的"新领悟"，学会了坚持运水的方法。他成功改变了自己，并通过欢乐的庆祝活动得到了适当的奖励。这一部分的隐喻体现了"英雄之旅"（Campbell，1956）的无意识体验和原型体验：在"英雄之旅"中，个体通过超越个人问题，将他与生俱来的权利变成生命中的控制力量（Rossi，1972/1985）。

　　这一过程中获取的胜利之后会成为跳板，挖掘出许多其他能力和潜力。治疗师在设计故事时，不要让故事在"胜利"之时戛然而止。很多人会忍不住在"人群为萨米欢呼"的胜利高潮中结束故事。殊不知，更重要的是我们要在"胜利"的基础上"巩固"能力和潜力，从而在日常生活中也能取得胜利。当该胜利启动了多米诺效应，萨米便真的能够"成功地抓住任何东西"了。

使用"生活隐喻"开启隐喻过程的实现阶段

在治疗过程中，我们也给约翰安排了一些生活隐喻任务。其中一项，是要求约翰买一只仓鼠，并像自己的宠物一样照顾它。治疗师先和母亲提出了这一想法，母亲欣然同意。仓鼠是进入约翰意识之外动觉系统的手段。约翰需要经常抱着仓鼠，抚触仓鼠，并完全负责地照顾仓鼠，包括提供食物和水。此外，由于仓鼠笼子必须保持干燥，我们希望约翰能无意识地把对仓鼠的照顾类推到自己身上。（任何时候，任务里都不能直接提到尿床问题。）

在另一个生活隐喻任务中，约翰要在傍晚时分负责给家里的花园浇水。他要戴上手表，认真地计时：浇水 3 分钟，停 1 分钟；浇水 4 分钟，停 2 分钟；浇水 8 分钟，完全停止。不同植物，吸水的速度不尽相同。我们向约翰解释了这一过程，希望这一训练能让他掌握完全控制水的开关的动觉。除此之外，我们还安排了一个放风筝的生活隐喻任务。约翰从中体验到了第三种控制动觉的方法：在正确的时刻抓住和放开风筝。

约翰一共接受了三次治疗，每周一次。后来，我们还和约翰的母亲进行了两次电话交谈。在第一次治疗中，我们展示了大象隐喻，随后布置作业让约翰找一只仓鼠来照顾；在第二次治疗中，母亲称约翰过去一周只尿过一次床，整个人也明显更为轻松了。因此，我们在该次治疗中提出了很多简短的隐喻，整合了控制、坚持和释放的主题，随后安排了"给草坪浇水"的生活隐喻任务。

在第三次治疗中，约翰热切地报告说自己已经整整一周没尿床了。他的母亲也说孩子整体上更开心了。治疗师继续通过更多的成功小故事来巩固这一进展。引入放风筝的生活隐喻任务是为了延续无意识的坚持和释放。在一个月后的随访中，约翰的母亲只报道了一次尿床事件，这说明约翰在开始接受治疗后最大限度地控制了他的尿床问题。6 个月后的随访显示，约翰已经完全停止遗尿，而且没有其他替代症状出现。

我和祖母一起编织的事情已经过去很多年了，但我仍然保留着那块漂亮的桌布。每当我开始学习新东西并对自己的能力产生怀疑时，看一眼桌布，我就会想起：这些能力我都有，只是需要时间罢了。

注释

1. 兰克顿（Lankton，1980）和卡梅伦－班德勒（Cameron-Bandler，1978）将这一过程称为"重叠（overlapping）"。海勒和斯蒂尔将其称为"覆盖（overlaying）"。

2. 1982 年 10 月，在科罗拉多州丹佛市举办的美国临床催眠协会第 25 届年会上发表的题为"儿童治疗隐喻（Therapeutic metaphors for children）"的论文中包含了这一病例。

3. 关于"催眠后暗示（posthypnotic suggestion）"与"行为必然性（behavioral inevitabilities）"的关联，参见艾瑞克森和罗西的讨论（Erickson & Rossi，1979）。

第三部分

Therapeutic Metaphors for
Children and the Child Within

多维应用

第七章

艺术隐喻

艺术家用轻柔的笔触将一种反思体验转移到画布上。各种颜色和各式形状，搭配混合成一幅带有深度个人特色的杰作。

除了以故事的方式使用隐喻来整合感官系统和唤起无意识的变化外，我们还可以通过"艺术隐喻"来实现另一种隐喻的治疗应用。在艺术隐喻中，治疗师可利用孩子原创的活动，如别出心裁的绘画策略、桌游和治疗书籍等，为治疗体验提供另一个维度。

无论故事隐喻还是艺术隐喻，都特别注重通过多感官方法在意识及无意识层面上整合左右脑功能。艺术隐喻中所使用的空间物体，既是多感官的，亦是三维的，有助于将隐喻性信息扩展为一种有形的、实体的"术语"，赋予内在的感觉和感受一种外部的表达。除此之外，艺术隐喻还打开了另一扇门。通过这扇门，无意识思维可以通过有意识表征来表达和解决孩子的问题。当孩子充分发挥内部创造力时，他们会找回无意识的画面和感受，并将它们转化成移动的色块和形状，与治疗师共同分享这种体验。

特丽的眼泪

特丽今年23岁了。但根据报告，她的心理年龄仅为10岁。特丽前来接受治疗，是因为她无法控制"眼泪暴发"。她所接受的教育侧重于职业康复，甚少强调情感的成长和发展。

　　当特丽和父母一起走进办公室时，她立刻迷上了房间里的玩具、素材和一切映入眼帘的新事物。显然，她很喜欢这里的氛围。当问及她的房间是什么样子时，特丽开始讲述已过世的祖母，因为她们二人曾住在同一间卧室里。她也聊到了生活的其他方面，比如她的朋友、爱好和工作经历。当被问到是想一个人去跳舞还是和朋友一起去时，特丽回答了一句"好"，然后便蜷缩在沙发里，说自己很害怕。

　　此时，治疗师将纸和马克笔放在特丽面前，温柔地让她将其印象中"恐惧"的样子画出来。她一边画画，一边反复说："我不知道这是什么。我不知道这是什么。"治疗师在她的绘画上写下了这些语句（如图 7.1）。

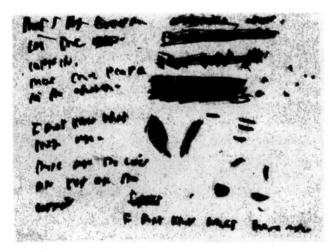

图 7.1　特丽的恐惧感受

　　接下来，治疗师让特丽将"恐惧好转"后的样子画出来。她同意了，将纸翻了过来开始绘画（如图 7.2）（请注意，特丽之所以愿意再画一个版本，是因为她在无意识中认同"我可以让它变得更好"）。她画了一个矩形，并指着它说："我奶奶在这儿。"她不停将手指放在第一幅图的点上，说："我不知道那是什么。"特丽的母亲问道："那些是不是在葬礼上的人或者抬棺人？"

特丽说："人？不是。"然后，我给特丽讲了一个故事：有个小男孩曾经给我画了一幅画，上面有很多点，他说，那是眼泪。说到这里，我沉默了。特丽用食指指了指自己的脸颊，点了点头，说："是的，眼泪。"

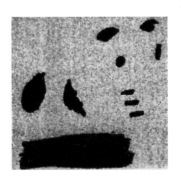

图 7.2　特丽"一切好转"的感觉

特丽的父亲也在旁聆听我们的对话。看了特丽画的两幅画后，父亲用柔和的声音说道："特丽，我想你没有明白乔伊斯的意思。乔伊斯是希望你画'一切变好'的样子。"听罢，特丽非常激动地大喊道："这就是一切变好的样子！它不再在这里了 [指着她的心]，它在这儿 [指着画]！"

一瞬间，在场的每个人都体会到了特丽在这段具有启发性的经历中所唤起的深刻情感。特丽对这段经历的自发掌握，很好地体现了艺术表达在治疗中的目的。我想，没有任何一本艺术治疗的教科书或培训手册能比特丽描述得更清楚、更动人。这也再一次证明了：当孩子被赋予一种可表述他们感受的方式时，他们能够独立处理死亡与丧亲等重大的生命议题。

研究表明，右脑在协调意象、情感和动觉过程中发挥着主导作用（McGilchrist，2009；Ramachandran，2011；Galin，1974；Gazzaniga，1967；Sperry，1968）。而艺术隐喻这样的治疗工具能够同时将这三个过程结合起来，因而具有其独特的优势。意象方面，艺术隐喻需要来访者构思和想象新的创造物；情感方面，则涉及利用问题所产生的痛苦情感以及唤起过去的愉快情感资源；动觉方面，来访者需要通过身体任务和动作完成最终的作品。

此外，艺术隐喻所使用的工具（如蜡笔、马克笔、画笔、折纸等）和活动（绘画、搭建、游戏）对于大多数孩子而言都是常见的积极体验。在这样一个容易让孩子接受的熟悉环境中，能够缓和隐喻信息的直接冲击。不仅如此，艺术隐喻还有助于释放丰富的象征、背景结构和主题，帮助治疗师构建未来的故事隐喻。

理论观点

艺术治疗作为一种已被认可的治疗方法，自本书第一次出版以来已经取得了巨大的进展。在历史上，艺术一直被当作一种表达的载体，被人们以自然的方式使用。[1] 从 20 世纪心理学的角度来看，人们对艺术治疗的观点可以大体分为三种。

第一种观点认为，艺术是揭示和解释无意识冲突的工具。例如，弗洛伊德认为艺术"更接近"无意识过程，因为它潜藏的视觉感知比那些涉及认知或语言的表达更为古老（Freud，1923）。弗洛伊德将无意识视为创造力的主要动力，因此认为艺术是一种升华形式，通过这种升华，无意识的冲突被象征性地表达出来。更现代的精神分析观点同样支持弗洛伊德的立场，并将艺术治疗描述为"一门学科，旨在揭示患者心理冲突领域的顿悟，或强化现有的抵抗痛苦记忆或感觉的适当防御"（Lakovics et al.，1978）。

第二种观点认为，艺术是一种超个人（transpersonal）及超验（transcendent）的过程。如前所述，荣格发现了个体用艺术表达自我的治疗价值。随着原型概念的诞生，艺术的角色被赋予了更广泛、更宏大的意义，远远超过了弗洛伊德所强调的个人冲突领域。在荣格看来，艺术表现是人类表达神圣与神秘的一种手段。因此，它成为另一种表达心灵"超验功能"的方式

（Jung，1916/1960），并构成了"个体化"治疗过程中的一个重要因素（Jung，1934/1959）。他系统地描述了曼陀罗（圆形图示或意象）在历史上的意义和含义，以及它们自发地出现在一个人的艺术作品中的意义和含义，这对以艺术为导向的心理治疗师来说仍然是一个宝贵的资源。

第三种观点认为艺术治疗是一种更关注于"此时此刻"的方式，因而逐渐变成了主要或辅助性的治疗方式。现代艺术疗法的先驱之一艾迪丝·克莱玛（Edith Kramer）将艺术疗法的功能描述为"支持自我，培养认同感，促进整体成熟"（1971，p. xiii）。

文献概述表明，艺术治疗目前既是一种诊断工具，也是一种治疗工具（Naumberg，1958；Rubin，1981；Malchiodi，2005，2012；Malchiodi & Crenshaw，2014），可以实现广泛的治疗目标，如：

- 增强和扩展自我概念（Poore，1977；Remotique-Ano，1980）；
- 提高人际交往能力（Neyer，1976）；
- 丰富感官体验（Oaklander，1978，2007）；
- 在内部和外部现实中扩展认知取向（Kreitler & Kreitler，1978）；
- 为社区心理健康计划提供可证明的价值（Whitney，1983）；
- 通过艺术表现实现"升华"（Kramer，1971）；
- 为教室提供治疗性的游戏媒体（Nickerson，1973）；
- 加强防御（Lakovics et al.，1978）；
- 反映人格结构（Lakovics et al.，1978）；
- 反映无意识冲突（Lakovics et al.，1978；Bassin，Wolfe，& Thier，1983）；
- 强化自我技能（Naumberg，1958；Neyer，1976）；
- 转变思想和情感（Capacchione，1979）；
- 改善创伤和压力（Cohen，Barnes & Rankin，1995）。

从弗洛伊德强调艺术是无意识冲突的表现，到荣格强调艺术的超验性，再到现代艺术治疗师所关注的"艺术反映和强化自我（人格、自我等）的能力"，关于艺术与艺术治疗的观点可谓百花齐放。

在我们看来，艺术可实现以上所述的所有治疗目标。但我们也发现，强调其带来的"生活益处"是最有帮助的。所谓的"生活益处"，包括不断释放被压抑的感觉以及同时激活内在资源和力量。从隐喻的角度来看，艺术作品最突出的功能是描绘孩子的问题和无意识的解决方案，因为它们存在于当下。我们发现分析或解释作品的功效远不如强调孩子的多感官体验本身（即给无意识的过程时间和空间来创造和表达）。

以下摘自《小王子》（Saint-Exupéry，1943）[2] 的段落很好地诠释了我们对艺术隐喻的理解（pp. 7–8）。

当我还只有 6 岁的时候，在一本描写原始森林的名叫《真实的故事》的书中，看到了一幅精彩的插画，画的是一条蟒蛇正在吞食一只大野兽。照原样画下来就是这个样子的。

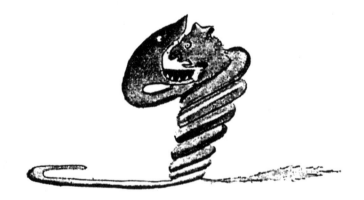

书中写道："大蟒蛇会把猎物整个吞进去，完全不咀嚼。然后它们就无法动弹了，要花 6 个月的时间边睡觉边消化。"

于是，我开始沉思这场丛林冒险，并用彩色铅笔画出了我的第一幅画。它看起来是这样的：

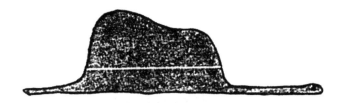

我把我的杰作拿给大人看，问他们看了害不害怕。

他们回答我说："害怕？一顶帽子有什么好害怕的？"

我画的不是一顶帽子，是一条蟒蛇正在消化一头大象。于是我又把蟒蛇肚子里的情形画了出来，好让大人们能看懂。这些大人啊，总得要别人给解释。我的第二幅画是这样的：

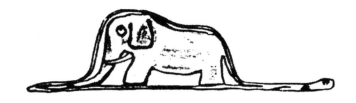

这一次，大人们劝我，还是把这些剖开的，或者完整的蟒蛇画丢到一边去吧，多关心点地理、历史、算术和语法为好。就这样，在我6岁那年，我只好放弃了美好的画家生涯。第一幅画和第二幅画的失败，使得我灰心丧气了。大人们除了自己总是什么也弄不明白，还得要孩子给他们翻来覆去地解释，真是烦死人了。

我们吸收了艺术治疗领域的一些常见概念，并在此基础上开发了自己的隐喻干预技术（Crowley & Mills，1984a，c）。这些技术包括：①内在资源绘画；

②疼痛好转日志；③资源桌游；④成功之路地图游戏；⑤神奇的手偶剧场；⑥讲故事的木偶；⑦安慰娃娃。出于教学目的，我们会详细解释每种技术。然而，我们鼓励读者不要把这些描述看作文字说明，而要把它们看作自己进一步发挥创造力的框架。

内在资源绘画

在第四章中，我们讨论了为何要使用积极体验和隐微线索作为收集治疗隐喻信息的方法。现在我们要介绍的"内在资源绘画"技术，是另一个主要的"信息来源"，同时也是一种治疗工具。绘画在成人和儿童治疗中的应用已经变得越来越普遍了。过去十年出现的"右脑绘画"概念强调了艺术作品天然具有唤起无意识过程的特殊能力（Edward，1979）。在临床环境中，绘画的传统用途一直是分析性的，人们普遍认为绘画是描绘个人和家庭动态的手段，可以借此获得更多的洞察力、分析和理解。而我们使用的内在资源绘画，与其说是为了阐明过去的家庭和人际关系动态，不如说是为了在治疗中帮助儿童调动重要的治疗因子。

作为一种治疗干预手段，内在资源绘画有助于实现几个重要的目标。第一，它可以帮助治疗师识别孩子意识之外的感官系统；第二，它提供了一种宣泄（catharsis）和情绪释放的体验；第三，可作为家庭的反馈系统，帮助阐明每个成员对解决方案的看法；第四，可作为儿童的即时反馈系统，让儿童看到有着具体形状和颜色的解决方案和资源；第五，内在资源绘画为治疗师提供了一张"资源和背景结构图"，有助于进一步设计后续的故事隐喻；第六，对于言语过多不善言辞的儿童而言，它是一种很好的交流替代方法。

对于儿童和成人来说，绘画往往会唤起一系列的无意识过程，而这些过程通常在一个人的日常意识中是难以见到的。我们依赖语言作为主要的交流手段，因此往往需要一些具体、字面和线性的信息（Lamb，1980）。而绘画是一个整体性过程，就像言语隐喻一样，传达了情境、非理性联想、直觉和印象。在 5 分钟的绘画过程中，一系列的内心感受和感觉将汇集在一起，描绘出语言永远无法表达的信息。

音乐之声

还记得"暴风雨"的案例吗？14 岁的卢克是该案例的家庭成员之一。因持有各种毒品，卢克被停学了。随着事态的发展，卢克的父亲和继母要求我和他进行一次短期的个体治疗。

在举止上，卢克显得随和且"酷"。他经常发出笑声，但很少说话，脸上时不时露出着怯的微笑。通过笑声和微笑，卢克遮掩了大部分真实的感受。

在我们最初的谈话中，我让他画了一幅"他在生活中喜欢的东西"的画。这样做有三个目的：①把注意力从"问题"转移到"喜欢的东西"，从而减轻他的焦虑；②引出最喜欢的经历作为故事隐喻的背景结构；③寻找可能的线索，确定卢克的感官系统运作模式。

卢克的画清楚地表达了他对音响和音乐的喜爱（如图 7.3）。这种积极的听觉资源在他的话语中得到了进一步验证："只要有音乐，我感觉就很好。"从感官系统的角度来看，卢克所表达的动觉上美好的感觉，其实源于他对音乐的听觉体验。这些信息后来被整合到一个隐喻故事之中（故事描述了一个摇滚乐队在巡演中的情感冲突）。在故事中，我设计了各式各样的任务和事件，与卢克的"缺乏自我价值""需要嗨（振奋）起来"相匹配。卢克的"解决方案"（即积极的听觉资源）则融入过往产生愉快情绪的动觉体验中，如骑单车和玩滑板。这些都是卢克曾经拥有却早已遗忘的愉快体验。此外，我还给卢克安排了一个"生活隐喻"任务：让他回家重新听一下手头上的各种音乐，看看哪种音乐适合哪种情绪，从而帮助卢克更清楚地意识到有什么资源能让他"感觉更好"。我没有把注意力集中在毒品问题上，甚至没有再提这个问题。相反，我选择了利用"他真正喜欢做的事情"来帮助他获得更好的自我感觉。

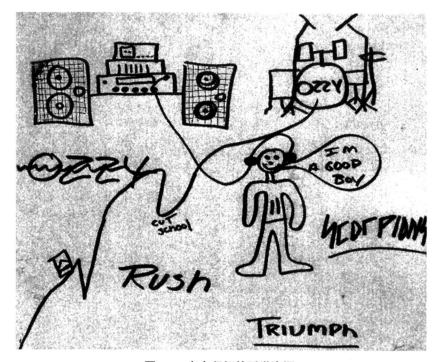

图 7.3　卢克积极的听觉资源

（图中文字：I'm a good boy——我是一个好男孩；cut school——逃学；rush——冲；triumph——重大胜利）

个体治疗持续了几次便结束了。结束后，父亲和继母决定把卢克和卡洛琳留在家里，因为他们的行为有了明显的改善。卢克正常上学了，报告称卢克没有再次吸毒的情况；卢克和卡洛琳与这个家变得越来越契合。讽刺的是，尽管父亲、继母、治疗师们以及孩子们都做了很多成功的工作，但不到一年后，卢克和卡洛琳就因未知的原因决定回到自己的生母和虐待她的男友身边。

"洗耳恭听"的男孩

5 岁时，克雷格第一次和家人一起接受了短期咨询。原因是父母不知道该如何对付孩子不断出现的"发脾气""恐惧症"和"攻击性行为"。克雷格的问题从 18 个月大时便开始了，导火索可能是由于父亲离开家，两年没有回来。

在最初的 12 次治疗之后，克雷格的家庭关系有了很大改善。父母说，无论是在家里还是在公共场合，他们都觉得和克雷格在一起更舒服了。尽管克雷格的恐惧和攻击性已经大大降低，但问题还没有完全改善。在接下来的两年里，克雷格定期接受咨询，在治疗师的帮助下进一步发展应对日常挫折的适当技能，尤其是与同龄人有关的一些挫折。

这个案例发生在我刚开始研究艾瑞克森方法的时候。出于习惯，我仍然以传统的家庭治疗角度来看待克雷格的问题：寻找他作为"已确认的患者"在家庭中扮演的角色，帮助他找到重新融入家庭结构的方法，与家庭和学校合作，等等。但很明显，我们忽略了一些东西，因为他的行为问题仍在继续。尽管家里人愿意做出巨大的改变，学校也愿意和我一起配合做出必要的调整，但克雷格仍在苦苦与自己无法控制的行为做斗争。

在之前的治疗中，我经常让克雷格画出自己的感受。我会说："画一幅画，描述一下你的感受。"克雷格通常会画出自己看起来"悲伤"或者"生气"的样子。他画得很快，画完后马上会在上面写下描述性的文字。这也意味着，绘画本身（即他的整个视觉系统）很快就被主导孩子的语言（听觉）过程所掩盖。

有一天，克雷格又来到了办公室接受咨询（这时候他 7 岁了）。我们坐在艺术桌前聊天，他的语速飞快，不停地从一个话题随意跳到另一个话题。突然之间，克雷格因为早些时候发生的难受的学校经历哭了起来。我注意到，当他在描述学校里的孩子们有多刻薄时，他的眼球在往左边（听觉）移动。

这时，我意识到我可以尝试运用所学的眼动知识，并询问克雷格如何回忆那件事。心想，他在描述时会再次听到什么吗？克雷格茫然地看着我，说他不知道。我的判断是，孩子的整体行为揭露了其处于意识之外的听觉系统：他倾向于喋喋不休；画画时他极度倚赖词汇而非形状；他在描述过去事件时呈现出持续不断的听觉眼动模式。

此时，我快速回顾了所学的"能够作为跳板确定孩子的感官状况"的两个问题：哪个感官系统导致了克雷格的问题？哪个感官系统没有被用来帮助克雷格生成解决方案？由于克雷格已经因为学校的事件导致动觉超负荷，且一直在用一种高度焦虑、意识之外的听觉方式进行表达（听觉与问题本身相关），我决定要转而关注孩子几乎不怎么使用的视觉系统（与解决方案相关）。我修改了一下措辞，从：

画一幅画，描绘你的感受。

变成

画出你眼中这个问题是什么样的，不要使用任何词汇（如图 7.4）。

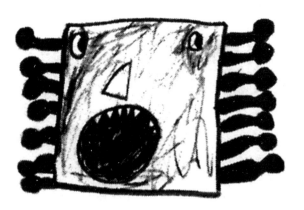

图 7.4　克雷格的问题

即使措辞发生了变化，我意识到克雷格仍然被困在这个问题上。在艾瑞克森的"强调积极因素"的启发下，我再一次修改措辞：

再画一张"问题看起来有好转"的画（如图 7.5）。

图 7.4 是克雷格关于"问题是什么样子"的画。请注意，这幅画中的眼睛处于平行的左听觉位置。令人惊讶的是，这正符合克雷格在描述他在学校的沮丧经历时的眼球运动。此外，画中脸部两侧有多只耳朵，还有张开的大嘴，突出的尖利牙齿。从感官系统的角度来看，克雷格对他意识之外的听觉系统写下了近乎难以置信的文字描述，而这个系统似乎是其长期的学校行为问题的原因所在。

图 7.5 是克雷格关于"问题好转是什么样子"的画。这幅图里出现了几个重要的变化。首先，他用了迥然不同的颜色（在第一幅画中，他只使用了红色这一种颜色；在第二幅画中，他使用了柔和的棕色调）；其次，左侧的耳朵数量变少了；最后，嘴巴和牙齿形成了一个大大的微笑。最重要的是，眼睛已经从痛苦的左听觉位置，变成了关注此时此刻的视觉位置（即直视前方）。

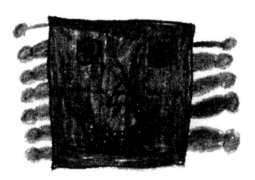

图 7.5 克雷格"问题有所好转"的样子

在此后的治疗过程中，我们持续使用了内在资源绘画技术。此外，我们建议克雷格参加雕塑班，以进一步扩大其感官意识中的愉快的动觉和视觉领域。

这个案例最有意思的是，我在克雷格的治疗结束后才知道他的父亲是个酒鬼。在我和克雷格的母亲进行的一次情绪激动的谈话中，她告诉我，在她儿子接受治疗时，她始终无法坦白其家庭生活的痛苦之处。她解释说，克雷格的问题之所以一再持续，与其对丈夫酗酒问题的强烈否认和愤怒相关。在公共场合，她会扮演"完美的妻子和母亲"的角色，努力控制和隐藏自己的真实情感。然而，在家里，她的"完美人前形象"会崩塌，她会把所有的愤怒和恐惧都发泄在儿子身上。她接着说，她会在家里对他大喊大叫，但从不在公共场合这么做。

这个信息对我来说特别有意思，因为克雷格在无意识中早已画出了他意识之外的听觉系统。在母亲和父亲的强烈"否认"之下，克雷格陷入了自己的痛苦之中。而在真相大白之前，他早已通过绘画清晰地把这些描绘了出来。

有了这个新信息，克雷格的绘画过程变得更有意义。他的绘画清楚地表明了其内在资源的可用性和潜力。尽管孩子生活在否认和愤怒的气氛之中，但他仍然在无意识里清楚"一切变好"是什么样子。同样令人印象深刻的是，他的绘画说明了治疗师在无法掌握传统而言非常重要的心理动力学信息时，如何能够有效地处理呈现出来的症状。

在我们的谈话中，克雷格的母亲自豪地讲述了他们全家人一起参加的匿名戒酒会、匿名戒酒家庭互助会活动，称生活中曾经关闭的幸福之窗如今已被重新打开。根据她的描述，正在上六年级的克雷格已经成为学校的尖子生，并赢得了许多重要的荣誉。但她强调说，最重要的"胜利"，是他们家重新获得的幸福感。

疼痛好转日志

通过"疼痛好转日志"这一隐喻工具，我们可以帮助孩子应对身体上的疼痛。该艺术干预的主要目的为：①物化痛苦的感觉；②与此同时，挖掘未被开发的内在资源。绘画技术会同时用到视觉和动觉。在绘画过程中，能够自然产生一种"分离（dissociation）"作用，从而带来更大的舒适性。这种"分离"被视为疼痛管理的关键（Barber，1982；Erickson & Rossi，1979），可对儿童内啡肽系统产生积极影响，进而改变实际的生理疼痛。[3]

请注意，"疼痛好转日志"应作为医学诊断和治疗之外的一种辅助治疗方法。通常情况下，还是建议先对所有疼痛症状进行医学评估，以确定其病因。这项技术不是用来掩盖疼痛的，而是用来控制、稀释或分离疼痛的。

自从首次使用"疼痛好转日志"作为辅助治疗手段后，我们发现该技术同样适用于恐惧、焦虑和创伤等问题。它也成了 HART 项目（创伤疗愈及康复项目，第一章和第九章均有提及）执行模块之一。

苏西："疼痛好转"的声音[4]

8 岁的金发女孩苏西因肾脏部位疼痛而住院了。她接受了许多检查，想要找到疼痛的病因（最终测试结果均为阴性，即她的症状源于心理因素）。苏西是我朋友丽塔的女儿，我决定要去看望她。当我走进房间时，苏西正躺在床上低声和她母亲说话。

苏西指着她的肾脏说："这里疼得很厉害。"我问她是否有画纸、蜡笔或马克笔。她说有的，并递给我一本普通的螺旋装订翻页笔记本。我让苏西闭上眼睛，慢慢地深呼吸，想象一下疼痛的样子；当脑海中呈现出画面时，睁开眼睛把它画在纸上（如图 7.6）。苏西非常认真地画了这幅画，全神贯注，仿佛其他人都不在场。

　　然后，我让苏西画出疼痛"好转"是什么样子的。她想也没想就下笔了（如图 7.7）。此时，苏西脸上的表情明显比画第一幅画时放松许多。最后，我让苏西"再画一幅画，画出是什么将第一幅画变成第二幅画"（如图 7.8）。

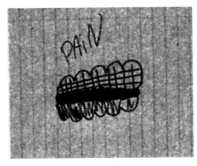

图 7.6　苏西的疼痛
（图中文字：Pain——疼痛）

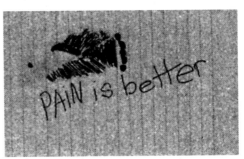

图 7.7　苏西的疼痛"好转"的样子
（图中文字：Pain is better——疼痛好转）

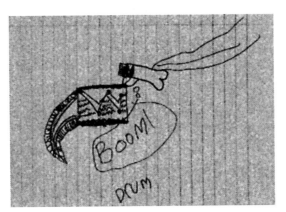

图 7.8　苏西的积极听觉资源（鼓）
（图中文字：Boom——轰；Drum——鼓）

　　完成了第三幅画后，苏西说她觉得好多了，"没那么疼了"。随后她拿起笔，自发地在笔记本正面写下了"我的疼痛好转日志"。在住院期间，她在这本日志中画了很多画，以此取代了止痛药。此外，母亲说这本日志陪伴苏西度过了许多医院里的检查和治疗程序。

　　几个月后，苏西出院回到家中，还有一点轻微的症状。母亲说苏西在继续使用"疼痛好转日志"帮助自己"感觉好一些"。现在看来，苏西确实发现了一种非常有效的"止痛药"——她无意识中的治愈能力。

我对苏西的绘画顺序很感兴趣。通过上图可以得知，她的前两幅画是比较抽象的，看起来像是随机的线条涂鸦。而她的第三幅画却非常具体，上面画了一个鼓，配了一个字"轰！（Boom！）"。在后续的系列绘画中，苏西一直遵循着"两幅抽象画"加"一幅带有听觉刺激的画"的模式（如图7.9—图7.14）。

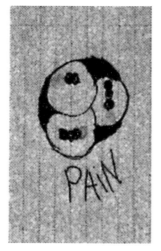

图 7.9 苏西的疼痛
（图中文字：Pain——疼痛）

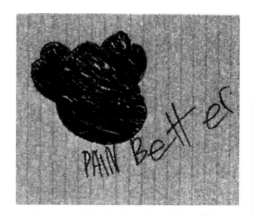

图 7.10 苏西的疼痛"好转"的样子
（图中文字：Pain Better——疼痛好转）

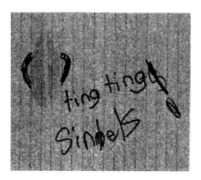

图 7.11 苏西的积极听觉资源（铙钹）

苏西出院后，我从丽塔那里得知，苏西住院前一天在她最好的朋友家里度过，回来后却一直烦躁不安，似乎心情很不好。丽塔问苏西发生了什么事，苏西沮丧地回答道："噢，你知道凯蒂的妈妈是怎样的人。"苏西不愿再进一步讨论这个问题，因为电视里正在播放她最喜欢的电视节目。但即便电视节目似乎也不能让她感觉好转。丽塔补充说，苏西从凯蒂家回来后，曾在其他场合抱怨头痛和胃痛。

丽塔继续说道，凯蒂的母亲是一个极端挑剔和喜好争辩的人。在平凡无奇的一天里，她总会对遇到的每件事和每个人挑毛病。据苏西说，凯蒂已经"习惯了"，但苏西自己却似乎没能摆脱"凯蒂母亲的声音"的影响。

在阅读苏西的"疼痛好转日志"中的绘图时，我惊讶地发现"听觉刺激"在每一组画中都被一致地描述为"问题解决方案"。于苏西而言，她的听觉过程无疑是一个宝贵资源。鉴于苏西尚未解决"好朋友母亲尖锐的批评声"的问题，这一点尤为重要。然而，苏西心身症状的暴发表明，苏西的听觉资源没有被其使用。事实上，它已经处于意识之外了。我的猜测是，为了消除凯蒂母亲所带来的负面听觉刺激，苏西无意识地牺牲了对自己听觉系统的"积极使用"。而一旦苏西通过绘画重新接触到"积极使用"的机会，她就能消除自己的痛苦。

另一个有趣的发现是，苏西在画中所呈现的真正问题的模糊样子，以及她具体描绘出来的解决方案，其实都涉及听觉感官系统。苏西第三幅画中的"声音"，告诉我们哪个感官系统可以将第一幅画（问题）变成第二幅画（问题得到解决）。在这个特定的案例中，我们可以利用苏西听觉通道中与积极情绪相关的愉悦声音，去中和并解决导致苏西疼痛的意识之外的听觉系统。这个案例完美地展示了，问题和解决方案常常是同一个感官系统的一体两面。

总而言之，"疼痛好转日志"共包含三个简单的绘画步骤：

（1）疼痛现在看起来是怎么样的？

（2）"一切好转"之后，疼痛看起来是怎么样的？

（3）是什么使得第一幅画变成第二幅画的?

这样的绘画策略有几个作用。第一，通过将疼痛转化为纸上的图像，帮助孩子与疼痛"分离"。"给予疼痛视觉形象"这一行为激活了"第二层级的意识"（Rossi，1972/1985），这有助于孩子脱离疼痛的感觉，第一次与疼痛拉开一点距离，并最终以一种新的形式去看待疼痛。

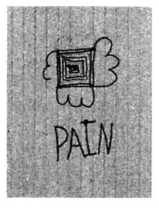

图 7.12 苏西的疼痛
（图中文字：Pain——疼痛）

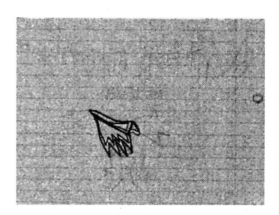

图 7.13 苏西的疼痛"好转"的样子

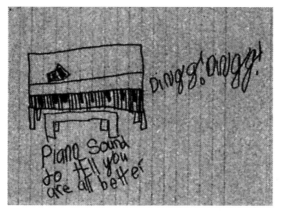

图 7.14 苏西的积极听觉资源（钢琴）
（图中文字：Piano sound to tell you are all better——
钢琴的声音告诉你一切都好。）

第二，"给予疼痛一个有形的形象"能够帮助孩子意识到自己到底在处理什么东西，即从未知走向已知，是帮助孩子获得疼痛控制感的重要一步。整个过程好比在厨房地板上发现一摊水。首先，要找到泄漏处，你得先逐一设想管道漏水的所有可能性；一旦确定泄漏处后，一切就在掌握之中了。同样地，给疼痛这样无形的东西赋予形状和颜色，有助于我们更好地控制和"消除"问题。

该策略的第三个作用是促进感官系统的转换，就像把电视从恐怖电影频道转换成轻松愉悦的电影频道一样。"生病"时，如孩子陷入了痛苦的动觉通道，那么孩子的注意力通常会完全集中在"生病"的感觉上。画出疼痛的样子，有助于激活大脑中其他部分，分散注意力，并提供大量有用的资源。

该策略的第四个作用是给予孩子一个强有力的暗示。通过让孩子画出疼痛"好转"后的样子，治疗师实际上在暗示"一切会变好的"。当孩子同意并开始画画时，则意味着"一切会变好的"已经成了一个有可能实现的现实。通过这个活动，孩子将利用自己的"无意识药物"，搭建一座连接不适和舒适的隐喻桥梁。第二幅画代表的便是这座桥梁，而第三幅画代表的是搭建桥梁的钢筋水泥，也象征着孩子实现它的能力和资源。

心连心

11 岁的阿曼达因为害怕针头而来接受治疗。由于新陈代谢不平衡，阿曼达需要定期抽血。第一次治疗大约发生在情人节前后，当时我问阿曼达情人节她最喜欢什么糖果。她说最喜欢那种上面写着小字的心形糖果，并告诉我她害怕"必须要抽血"这件事。我们面前有纸和马克笔，于是我让阿曼达将她的恐惧画出来（如图 7.15）[5]。然后，我给了她第二张白纸，让她画一幅看起来"一切变好"的画（如图 7.16）。最后，我给了她第三张白纸，让她画出是什么把图 7.15 变成了图 7.16（如图 7.17）。

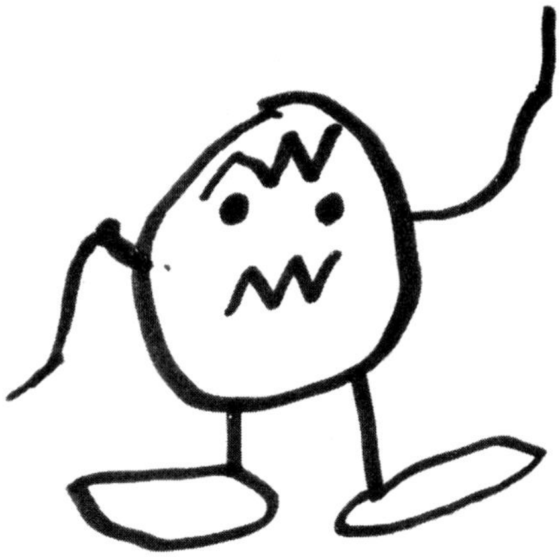

图 7.15

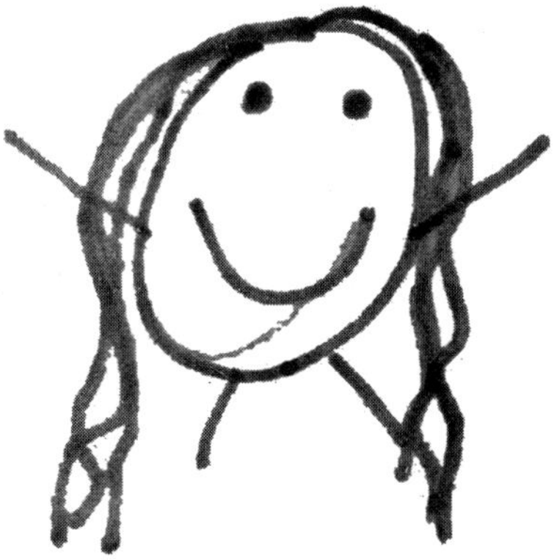

图 7.16

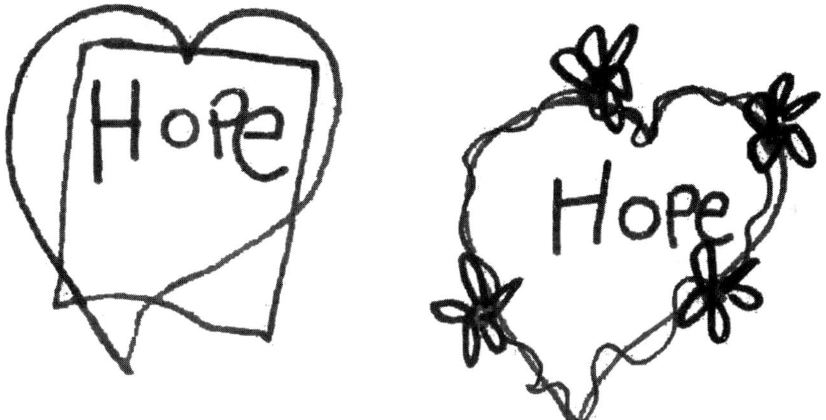

图 7.17
（图中文字：Hope——希望）

　　阿曼达告诉我，一想到心形糖果她就忍不住微笑。碰巧的是，我的办公室刚好也放着几颗为情人节准备的心形糖果。于是我决定用一种简单的催眠方式对她的"糖果资源"加以利用。我给了她一颗心形糖果（经家长同意），并让她和我一起计时，看看她要用多长时间含化一颗糖。看到糖果上面写着的"快乐"两个字时，阿曼达笑了，迅速把糖塞进嘴里，闭上眼睛，等待糖果完全融化。

阿曼达把糖放进嘴里后，我和她说："等糖果完全融化时，抽血也就结束了。"阿曼达指着那幅笑脸盈盈的画（第二幅画），表示这个方法行得通。我接着说："以后，每次你需要抽血的时候，你都可以看一看心形糖上的字，把糖果放在嘴里，让甜蜜将舒适和放松融入你的身体。"几次治疗后，阿曼达报告称她再也不怕抽血了。此时，她已不再依赖糖果，仅凭记忆中的甜味便已足矣。

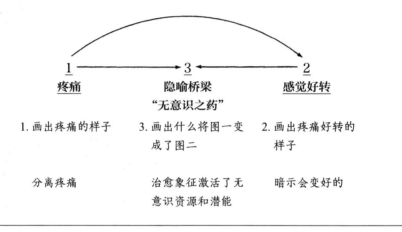

家庭绘画

前文提到的"内在资源绘画"策略主要适用于儿童单独与治疗师在一起的情景。当治疗参与者不止一名家庭成员时，我们可以选择"家庭绘画"策略，从而顾及参与治疗的更多家庭成员。通过家庭绘画，治疗师能够为隐喻故事收集大量的背景结构和内部资源信息。该策略也有助于建立家庭内部的平衡，因为每个成员在共同的绘画活动中，会不自觉地建立起相互间的联系。

一起画画的家人

6 岁的大卫在学校里遇到了"与同龄人相处"的问题。父亲认为大卫在家里的表现非常"离谱"。大卫有个 16 岁哥哥，名叫保罗。哥哥总是忍不住大喊着让大卫离开他房间，好让他有点独处的时间。情况糟糕到父亲宁愿留在办公室加班也不愿回家，好逃避家里的纷纷扰扰。大卫的母亲平时也要兼职。在家时，她总希望能够营造一个和谐的氛围，却一直有心无力。

在第一次治疗时，我邀请了大卫一家人共同参与。我的办公室非常像一个家庭治疗室，里头有一个游戏区，一张 L 形沙发，还有可移动的桌子。家庭成员可以在各种熟悉的环境中彼此互动。

我以一种常规的方式开始了治疗：邀请家庭成员自己找地方坐下，并向所有在场的人打个招呼。然后，我先和大卫谈了起来。我经常会这样做，因为我希望能够尽快达到一种"各方平衡"的状态。被认为是"患者"的大卫，其家庭自我价值的天平已经失去平衡，难免会对自己持有不好的感觉。

我给四个家庭成员分别分发了三张画纸、数支马克笔和一块让他们画画时垫着用的纤维板。每位家庭成员需要画三幅图，分别是"问题的样子""问题好转后的样子"以及"什么东西促进了从第一张图到第二张图的转变"。口述完规则后，我又补充道："当你们这样做的时候，尽情享受，去探索对你们来说很重要的东西。"中间我稍微停顿了一下，以强调"探索重要事物"这个暗示。

于是，每个家庭成员都开始了一种私人化、全神贯注的体验。但与此同时，他们也在无意识层面通过这个统一的家庭活动彼此分享。在画画的过程中，他们没有任何交互或交流；每画完一幅画后，需要与其他家庭成员分享自己的画。

此时，家庭成员之间的差异会迅速在他们的画中显现出来，尤其是第三幅画。母亲和大卫的第三幅画（解决问题的资源）画的都是家庭活动；而父亲和哥哥保罗则画了个人体育活动。家庭成员很快意识到了其绘画中体现出来的两种差异，并承认这些对立的"联盟"私底下确实存在：母亲和大卫倾向于站在同一阵营，而父亲和保罗则同属一个阵营。他们纷纷表示困惑和惊讶，因为这些从来没有公开谈论过的东西，居然在他们的画中显现了出来。

我接着指出，除了这些不同之外，这些画还描绘了一个非常重要的相似之处：他们的第三幅画都是一种户外活动。是的，当家庭成员意见相左时，寻找彼此的相似之处尤为重要，这样才能让两股对立的力量达成一致。当我指出这个相似之处时，每个人都神色一亮，松了一口气。问题在他们最初的画作中被清楚地描绘出来之后，我开始从相似性的角度，重构他们接下来要创作的"三部曲"。

需要关注的人

一天，一位怀孕的母亲和她的两个孩子来到我的办公室。母亲感到非常失控，因为这两个孩子时刻都在寻求自己的关注。他们的行为似乎与即将出生的婴儿的"入侵"有关。9 岁的布莱恩"被迫"搬进了妹妹帕蒂的小卧室，好让 5 岁的帕蒂和新生婴儿能够共用哥哥原先的大卧室。

两个孩子对这种生活方式的转变都不甚满意，但哥哥布莱恩明显要更加愤怒，经常对母亲和帕蒂发脾气。那句经典不衰的"这不公平"成了布莱恩天天挂在嘴边的抗争口号。

经过 10 分钟左右的讨论后，两个孩子都同意了我的观点：他们对母亲的不满均源于"没有得到足够的关注"。然后，我给了他们蜡笔和画纸，让他俩画出"没有得到足够的关注"是什么样子的（如图 7.18 和图 7.19）。完成后，我继续让他们画出"一切变好后"是什么样子的。这幅画有助于重新唤醒一种非常重要的"一切好转"的感觉（如图 7.20 和图 7.21）。而这种感觉似乎早已被兄妹俩遗忘了。最后，我让他们画出一段他们过去的经历，这段经历需要在某种程度上与他们刚刚画的"一切变好"的感觉有关（如图 7.22 和图 7.23）。

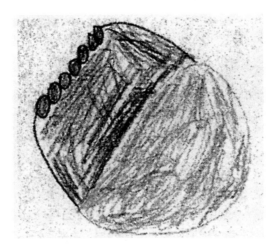

图 7.18　布莱恩的"没得到足够关注"

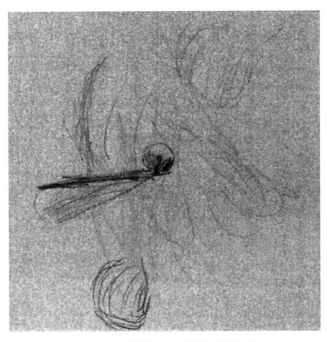

图 7.19　帕蒂的"没得到足够关注"

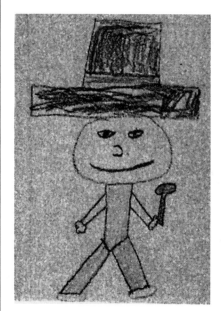

图 7.20　布莱恩的"一切好转"的感觉

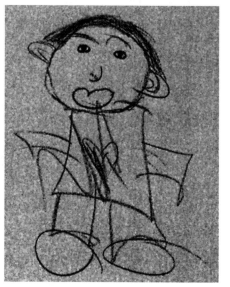

图 7.21　帕蒂的"一切好转"的感觉

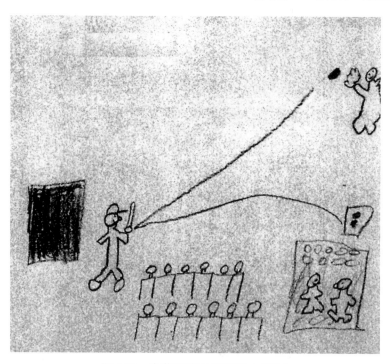

图 7.22　布莱恩的积极资源（棒球）

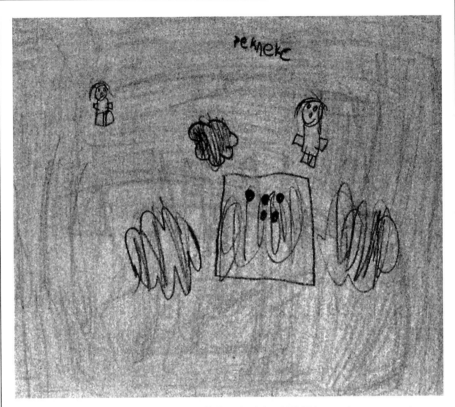

图 7.23　帕蒂的积极资源（野餐）

　　布莱恩的第三幅画（如图 7.22）是一个棒球击球练习的挡网；他说他很喜欢被父亲带去棒球场。这时，他要求再画"一场足球比赛"，因为他是一个狂热的球员。母亲说，布莱恩在参加足球比赛后情绪的起伏特别明显，因为他是个"完美主义者"。聊到"不在场的父亲"时，母亲同意这个周末让父亲带布莱恩去一趟棒球场。

　　帕蒂的第三幅画（如图 7.23）描绘的是野餐的场景。我们商量后一致认为母亲和帕蒂可以在后院或当地公园以野餐的方式一起吃一顿饭。

　　对于布莱恩和帕蒂而言，"棒球"和"野餐"象征着属于他们自己的一切变好后的被关注体验。对于这种情况，我们无须再进行任何分析，只需要简单地利用故事隐喻或生活隐喻任务即可。

接下来的几次治疗中，孩子们都开心地汇报说他们事后都体验到了画中所描述的事情。至少可以说，他们都很高兴能够得到其"迫切需要"的关注。母亲也报告说，孩子们不再要求她花那么多时间去关注他们了，这让她松了一口气。然而，布莱恩开始流露出内心真实的不满。他会对帕蒂说一些刻薄的话，比如"看看她，她的脚总是在动"。母亲一如既往地反驳道："别说了。不要总是对你妹妹这么挑剔。医生，这种事总是发生！"布莱恩回答说："但这是真的。她总是动她的脚！"可怜的帕蒂看上去就像一个在没完没了的比赛中凹痕累累的乒乓球。这时候，我脑中突然出现了一个想法。据此，我尝试通过"重构行为"来停止这场来来回回的"乒乓球比赛"。

"你说得对，布莱恩。你对妹妹的观察非常准确。"布莱恩高兴地笑了，因为他得到了认可。

"帕蒂确实经常动她的脚。"

帕蒂和母亲看起来有点困惑，因为我显然站在了布莱恩那一边。

"但是，幼儿的足部动作也能够很好地反映出他们的天赋，比如芭蕾舞或其他舞蹈天赋。你知道吗，我读过的所有关于'脚部摆动'的研究都说：这样的孩子如果能够善用双足的能力，长大后肯定会出名的。"

我直视着帕蒂已经失焦的双眼，问道："你能再给我看一次吗？在我说话的时候，你能不能继续移动和摆动你的脚呢？这显然是你的天赋呢。"

她点了点头，带着些许诧异笑了笑。

此时的布莱恩正处于恍惚状态，嘴巴微微张开。我问他在踢足球时脚部动作多不多。

"多。"他承认。

"没错。如果你的脚在你还小的时候没有学会如何经常摆动（我快速地朝帕蒂的方向瞥了一眼，暗指帕蒂的这个岁数），你会成为今天这样优秀的足球运动员吗？"

"不会。"他回答道。

在布莱恩继续把"乒乓球"打回给妹妹前，我抢先承认了他出色的绘画能力，并递给他蜡笔和纸，请他画一些有趣的东西。

战舰男孩

一个叫马特的 8 岁男孩在母亲的陪同下走进办公室。此前，我已经和母亲通过电话，母亲认为儿子"上学的态度不好"，变得越来越"不高兴"，越来越"孤僻"。一年前，马特一家人从华盛顿搬到了加州。自此之后，沟通便变得越来越困难。在最初的治疗中，我决定不让母亲再次重复她对马特行为的担忧，而是通过非言语的方式寻求孩子身上的资源。我知道马特不想在我的办公室里待着，我也确信他不想再听到关于自己的问题的描述。于是，我试图进入他的幻想世界，聚焦在他的能力上，与他建立一种无意识的联盟。

"马特，我不需要你说些什么。你只需要回忆一下你生命中愉快、快乐的时光，或者你喜欢做的事情。"马特微笑着肯定地点头，眼球移到了左上角（视觉）。

"太棒了！"我认可地说道，"对你来说，一直保持那种愉快的经历容易吗？"马特点头表示肯定。

"真好。现在，你可以回忆一下你不太开心的时刻，或者一件你不太喜欢做的事情。"

马特又一次进入"内部搜寻"状态（眼球往左上角移动），很快地点了头，但这次没有笑容。

"你能够想象出这些经历，这是一种相当有创造力的能力。我想，你能够控制住自己保持那些愉快的经历，放下那些不愉快的，是吗？"

马特再次露出微笑，使劲地点了点头。

"现在，我真的很好奇，马特，那美好的记忆是什么。"马特急切地告诉我，他喜欢画画，尤其是战舰、飞机和坦克。

"哇，这些东西都很强大，"我说，"我想，如果我们现在都在海滩上那些强大的坦克里，我们会受到非常好的保护，对吧？"马特表示肯定，于是我接着发出坦克那样的声音，他也加入进来和我一起做，一起演绎他的幻想。这时，马特说道："战舰的威力要比坦克更大！"我让他画一幅画，让我看看它们有多强大。他欣然同意。母亲插话道："他总是喜欢画战舰。"分别时，马特说他下次来会带来一些战舰模型。

在随后的一次治疗中，父亲陪着马特一起来到了办公室。父亲描述了自己在与儿子沟通学校活动和家务时所遇到的问题。他特别强调了倒垃圾这件事，说厨房垃圾桶"垃圾堆得太高，掉得满地都是"。

我看着马特说："我们来检查下战舰。我们要做好准备和防护，以防敌人进攻。哦，看这儿！我们战斗基地前方的甲板上堆放着许多空炮弹，散落得到处都是。我们必须做点什么，要不然之后会出问题的。马特，麻烦你让甲板上的水手来清理，提醒他们保持甲板干净，清理好用过的东西。"马特同意了，迅速下达了命令，说道："及时完成！"我望着天空大喊道："马特，是敌机！"我俩继续模拟战斗声音，共同"击退"了敌人。

一周后，父亲再次陪伴马特来到办公室，并报告称马特利用战舰隐喻成功地解决了"倒垃圾"的问题。当垃圾被重构为空炮弹时，马特保护"战舰"的欲望愈发强烈了！

父亲关心的第二件事，是如何更好地与马特交流每天在学校发生的事情。我递给马特一些画纸和工具，问了一个简单而直接的问题："你能给我看看今天在学校发生的事情吗？"马特毫不犹豫地走进了他的绘画世界，画出一幅五彩缤纷的图画。我向父亲指出，马特在视觉上很有创造力，他觉得用自己强大的视觉系统进行沟通要更加容易。再过一段时间，我们就可以鼓励马特用言语去交流画中的内容了。

我给父子俩安排了一个任务，让他们先在办公室里完成一次，并告诉父亲日后如果遇到"与马特沟通有困难"的情况，都可以使用这个活动。我递给他们一张大画纸。马特坐在一边，父亲坐在另一边。父子俩需要选择一个主题进行绘画，每个人都要参与，共同创作整幅画、整个故事。毫无疑问，战舰成了他们第一次作画的主题。当他们共同创作这幅互动式作品时，我注意到每艘战舰上都有四位数的数字，并让马特将四个数字相加。马特瞥了一眼其中的"2691"，迅速计算出正确的总数（2+6+9+1=18）。之前在讨论马特在学校的"不良态度"时，我得知马特并不怎么喜欢数学。于是，我建议马特和父亲对敌机的数量进行"加加减减"，从而将"数学"融入他们的"任务"中。

另外，我向父亲指出：马特的数学能力显然取决于哪个感官系统正被激活。在学校时，数学主要以一种听觉思维过程呈现，马特的表现自然变差；而当数学被呈现在一个他所熟悉的强视觉环境中时，他会变得反应迅速而准确。

我是一个挺喜欢玩"文字游戏"的人。因此，我希望父子俩在继续画画互动的过程中可以学到更多东西。我说："有时 Plane（飞机）这个发音不一定是指能飞的东西，也可以是指 Plain（普通的），比如一个普通的三明治。"父亲笑了笑，想了一会儿说："也可以是开阔的 plain（平原）。"马特得意地一笑，说："也可以 Plane（刨）木头，木匠刨木头。"* 我们都笑了起来，被这 8 岁孩子的创造力彻底折服了。

治愈吊桥

如第一章所述[6]，我曾有幸成为墨西哥－美国联合团队 6 人小组的一员，

---

* plane 和 plain 这两个英文单词的发音相同。——译者注

攀山越岭来到墨西哥偏远的马德雷山脉。在当地的惠乔尔部落里，有许多儿童和家庭感染了十分严重的心理/生理/精神"流行病"，肆虐时间长达十年有余。人们大多呈现出一种歇斯底里症状；孩子会产生幻觉，暴力横生，四处逃窜，难以控制身体。[7] 无论是当地的土方还是现代医学，均一直未能解决这个问题。

项目组织者是来自墨西哥的工程师费尔南多·奥尔蒂斯·莫纳斯特里奥（Fernando Ortiz Monasterio）。他已经与惠乔尔部落共事超过15年了。他的兄弟帕布罗·奥尔蒂斯·莫纳斯特里奥（Pablo Ortiz Monasterio）是一名摄影记者，负责项目的记录拍摄工作。墨西哥方的第三位成员是玛尔塔·里韦奥利（Marta Riveroli），一名能量疗愈师和直觉心理治疗师；美国团队的带头人是耶鲁大学跨文化精神病学家卡尔·哈默施拉格（Carl Hammerschlag）博士。他一生都在与美洲原住民合作，也曾见过类似的情况。与他一道的还有我（乔伊斯·米尔斯博士）以及心理生理学家约翰·科里亚斯（John Koriath）博士。

我们花了7天的时间实施合作计划。合作的重点是帮助儿童和社区恢复平衡感，实现疗愈。我们紧密合作，融合了当地的原住民故事、隐喻、心理治疗、能量治疗、仪式和典礼，以期实现目标。

在本节中，我将着重描述项目中所使用的艺术隐喻技术和内部资源绘画技术，以及这些方法对当地约300名惠乔尔儿童和青少年的治疗意义。

在开始帮助孩子们和社区的前一天晚上，所有人都聚集在当地一间学校的后院里。团队一行人纷纷进行了自我介绍，并告知我们此行的目的。卡尔·哈默施拉格博士再次讲述了"双头蛇妖西斯奎特"（恐惧怪物）的故事，还表演了一些魔术，充分吸引了孩子们的注意力。随后，我和约翰·科里亚斯也做了简单的演讲，告诉孩子们我们会在第二天早上相聚，一起画一些特别的画，帮助他们将强烈的恐惧"画出来"，将喜悦的感觉"刻画进"心里。

第二天早上，我和玛尔塔简单商量了一下治疗计划，抱着一种"一切皆有可能"的开放态度前往学校。在学校的一间大教室里，聚集了55名青少年和他们的老师。玛尔塔和我再次自我介绍，并分发了纸张和蜡笔。与此同时，我们解释了绘画的目的。玛尔塔流畅的翻译天赋似乎消解了孩子们先前的担忧。在绘画之前，我们先进行了一次"心灵冥想"：让孩子们把手放在心上，缓慢地深呼吸，引导他们进入一次内在的疗愈之旅。我与玛尔塔的合作可以说是天衣无缝，仿佛我们已经认识了多年一样。我相信，通过其优美的嗓音和优秀的西班牙语翻译，她不仅能够传达我的信息，还能够传达超乎我想象的、更深层次的意义。

冥想结束后，少年们睁开眼睛，开始画出代表着恐惧、怪物和害怕的象征。每个人都在全神贯注地将其"挣扎"的象征传递于纸上，房间内一片寂静。随后，他们开始互相交谈，分享自己的画作，也问了很多问题。画完代表"恐惧"的画后，我让他们拿出第二张白纸，画出让他们内心感到高兴的东西。是什么给他们带来了欢乐呢？这时，好几个人开始偷偷地笑了起来。不用说，肯定是想到一些关于性的事情了吧。我说："画'那个'也是可以的。"孩子们继续笑了起来。在他们画画的时候，一首我曾在印第安人仪式上唱过很多次的颂歌浮现在我的脑海里。于是，我开始歌唱。唱完后，玛尔塔告诉我，孩子们很喜欢这首歌，还想让我继续唱。我没有拒绝，继续唱了起来。

完成画作后，我让孩子们回头看一看自己画的第一幅画，留意一下自己看着那幅画时的感受，并逐个和大家分享自己对恐惧、痛苦等感受的看法。就这样，孩子们一边盯着自己画中的狼、蛇、带胳膊的树、钉子和令人恐惧的象征，一边开始讲述这些东西对他们身心的影响。

接下来，我让他们看一看另一幅"快乐之画"，留意一下自己看着那幅画时的感受。孩子们的答案都差不多，比如"幸福""疼痛消失了""美好"等。他们所画的象征则千奇百怪，花、鹿、玉米、鸟，应有尽有。这时，一个女孩问我如果疾病复发他们该怎么办。我暗示她答案就在她手里。通过绘画，她将能够释放恐惧，带出喜悦，唤醒"内在的治愈之药"。我还跟孩子们说，他们可以将代表幸福快乐的画和蜡笔"融合"在一起。

我们收集了所有代表恐惧的画，再三告知我们将把这些画带到蒂卡塔，一个神圣的古老圣地，并将这些画当作祭品换取治愈。我告诉他们，为了保护这些画，我会用特制的包巾把它们包裹起来。

孩子们明显更加放松，更加快乐了。他们纷纷表达了自己的感受，并让我唱一首治愈的颂歌结束该次治疗。我十分乐意，结束时又唱了一首颂歌。

短暂休息后，玛尔塔去往诊所协助卡尔博士。帕布罗和约翰则来到学校，跟我一起与小学部的孩子们见面。据说，有超过175人报名了此次活动。学校给予了我们图书馆的使用权限。图书馆里有个很大的房间，摆放着许多椅子和圆桌。我们在孩子们到达之前分发好了纸张，但蜡笔得等到入座之后才发放。3位本地的老师也在场给予我们支持和宝贵的帮助。整场活动需要从英语翻译到西班牙语，再翻译到惠乔语。在准备过程中，我们注意到有父母、老人和小孩在窗边偷看。

小学部的孩子们随后进入房间，在引导下找到自己的座位。所有人都坐好后，房间里又涌入了年龄更小一点的孩子。他们围着帕布罗、约翰和我就地而坐，一双双乌黑的眼睛，一张张朝气满满的脸庞，瞬间将我们包围了起来。这股能量非常强，我甚至能感受到内心的情感充盈起来、涌上心头。

分发蜡笔时，我开始告诉孩子们我们今天要做些什么。我一边说，一边用肢体动作演示，帕布罗则负责把我的话翻成西班牙语，最终再由老师把他的话翻成惠乔语。

说罢，孩子们毫不犹豫地开始画出自己的"恐惧"（如图7.24）。他们的作品一幅比一幅可怕。其中有个男孩花了很长时间，认真地描绘那只在他的幻觉中萦绕已久的狼，并引起了周边其他男孩的注意。就这样，所有的孩子都慢慢地创作起自己的恐惧之画。[8]

我们收集了孩子们的恐惧之画，并让他们再画一幅快乐之画（如图7.25）。孩子们又一次开始创作，并互相交谈，与朋友们分享自己的画作。前面就地而坐的小家伙们也加入了画画大军。我们发现，这些孩子所呈现的主题和象征与早上那拨青少年并没太大差别。

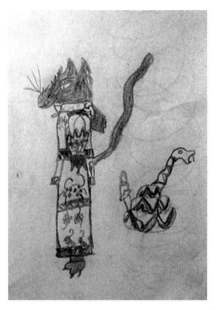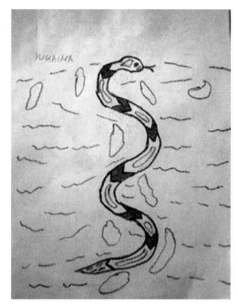

图 7.24

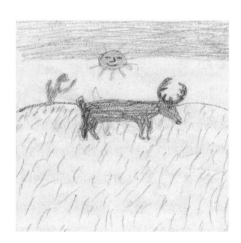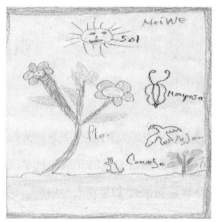

图 7.25

　　当孩子们完成画作、分享了他们的感受之后，意想不到的事情发生了。他们走向我，把自己的快乐之画递给了我。我让帕布罗告诉孩子们自己保留这些画，因为这些画可以提醒他们心中的快乐和喜悦。帕布罗看着我说："不，乔伊斯，这是他们给你的礼物。他们想让你拿着这些画。"帕布罗、约翰和我六目对视，泪水忍不住往下流。随后，在场的所有孩子（超过 200 人）都冲了上来，纷纷将自己的画送给了我。我永远都记得，那一张张美丽的脸庞。

追踪调查

项目结束后，墨西哥团队曾对社区进行回访。项目负责人费尔南多给我们写了一封报喜信，信中写道："当地的病例数量急剧下降（仅剩下两三例）。特别大会（社区最高权力机构）任命了 5 名马拉科姆（意为'可信赖的向导'）为儿童康复的守护者。家长和亲朋好友们也聚集起来组成了支持小组，帮助解决儿童的需求。"

而在为期 4 年的追踪调查中，社区报告称该"传染病"已经有两年没有再出现过了。

资源桌游

桌游，一直都是朋友或家人共度时光的一种娱乐方式。作为儿童工作者，我们赋予了桌游新的治疗用途。例如，国际象棋和跳棋一类的战略游戏，可用作一种建立融洽关系的非威胁性手段，同时为抵抗、恐惧和性格问题的溯源提供有价值的信息（Loomis，1957）。除此之外，"说话、感觉、做游戏"（Talking, Feeling, Doing Game；Gardner，1973），"思考游戏"（Ungame，1975），"想象游戏"（Arden Press，1978），"说出来游戏"（Talk-It-Out；Greenhalgh，2010）等，都成了我们丰富的儿童治疗技术宝库的一部分。

在我们为儿童及其家庭提供治疗的过程中，我们对"桌游"的概念进行了拓展，即桌游不应只局限于印刷好的、现成的游戏。以卡帕奇奥尼的"藏宝图"游戏（Capacchione，1979，p. 172）为跳板，我们将精心挑选的隐喻结构元素整合到了一个新的"资源桌游"之中。这是一种由孩子独立创作的游戏。每次玩游戏时，它都会被重新创建。来自"孩子的世界"的信息，会被孩子自己转化成象征（隐喻），不知不觉中揭示出他／她的问题，意识及无意识层面的障碍，以及内在资源。如此一来，"资源桌游"就变成了治疗性、多感官隐喻的另一个原创载体。在接下来的章节中，我们将概述该游戏的创建和使用方法，并辅以案例解释。

创建资源桌游

- 第一步：给孩子提供画纸（或海报纸）、蜡笔（或马克笔）等绘画工具，让孩子在纸的一角画出"你想拥有的东西——对你来说很重要的东西"（即为游戏中的宝藏终点）；在对角线的另一角，让孩子画出可以帮助到达终点的，他们最喜欢的角色或物品。

- 第二步：让孩子闭上眼睛，想象一张从角色或物品出发到达终点的路线图，然后睁开眼睛，将想象中的路线图画在纸上。

- 第三步：让孩子在线路图任意位置绘制 3 个障碍（阻碍角色或物品到达目标终点）。你可以这样提示孩子："现在，加上 3 样东西，阻碍米老鼠（或其他角色）到达宝箱（或其他物品）。"

- 第四步：让孩子在 3 张空白的"8 厘米 ×13 厘米"的卡纸上，各画一个可以对应克服上述 3 个障碍的资源（即孩子自己的内在资源的象征）；也可以在一张大的白纸上画，再依次用剪刀剪下来（每张尺寸约为 8 厘米 ×13 厘米），以供游戏时使用。这 3 张卡纸统称为"资源卡"。

- 第五步：回到刚刚的路线图，让孩子沿线画出格子。孩子可以自由发挥，想画多少格都可以，只要连接起点、障碍物和终点即可。

- 第六步：制作类似于棋子的象征物。孩子可以根据自己的意愿，通过裁剪纸片、搓橡皮泥等创意方式制作一个象征物；也可以直接使用喜欢的物品来象征游戏的棋子。（有个小女孩曾说想用自己和治疗师的戒指作为象征物。）

- 第七步：治疗师或孩子在一张纸上画一个直径约 15 厘米的圆，分成三等分；让孩子将 3 张资源卡对应的图案分别画在其中，并给每一块饼状图编号（从 1—6 中挑选 3 个数字，对应圆圈里的 3 个资源）。这些数字与游戏中使用的骰子相对应。另一种方案是：让孩子给每一块饼状图选 2 个数字，相当于将"成功克服障碍"的机会翻倍。一般而言，第一种方案的成品大概是这个样子的：

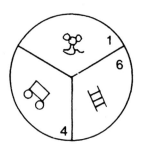

第二种方案：

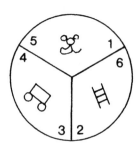

之所以要制作这个加大版的资源图，是为了进一步将资源锚定到孩子的无意识之中。玩游戏时，可以将这张加大版的资源图放在桌游旁边。

资源桌游游戏方法

玩家（治疗师和孩子）首先把他们的象征物（类似于棋子）放在起点（最喜欢的角色/物品），然后掷骰子，根据骰子上显示的数字移动象征物。如果"棋子"落在障碍物上，则玩家需要在下一次掷骰子时扔出与加大版资源图上的资源相对应的数字，才可以获得对应的资源卡。成功后，将资源卡递给孩子，让其握在手中作为"前进"的通行券，并根据骰子上的数字前进。一直循环这个过程，直到孩子到达终点。如果治疗师先达到终点，可以选择回到起点继续游戏，或者一直停留在终点上，让孩子继续玩，直到孩子也到达终点。有些孩子在游戏的过程中会自发地添加新的障碍象征和资源象征。在后面的几个案例中，你将看到每个孩子的脾性差异会如何影响游戏的开展。需要注意的是，只有当孩子到达终点时，游戏才能结束。治疗师可以给孩子一个胜利的证明，如一张贴纸、一支马克笔或一个气球，让孩子将这个"积极的提醒"带回家。一般而言，比较小的孩子通常是为了好玩才玩这个游戏，他们并不需要什么奖品激励。而年纪大一点的孩子通常会比较好胜，真的想要打败对手。如果治疗师先到达终点，需要想点办法将孩子的"失败"重构为"通往更大收益的机会"。

在整个游戏过程中，治疗师可以穿插一些简单、有用的暗示。例如，当孩子制作资源卡时，治疗师可以说："太好了，你现在拥有了所有可以帮助你克服这些障碍的东西。"或者，在孩子获得资源卡离开障碍物时，治疗师可以轻描淡写地说："我知道你玩得很开心，也学到了很多新东西。"

是的，孩子们在资源桌游期间特别容易接受他人的暗示。因为在创建游戏、玩游戏时，他们会处于一种"高度着迷"的状态。这是一种自然的恍惚状态。在此期间，暗示可以不受意识的审查和阻碍，进入我们的无意识过程（Erickson & Rossi，1979，1981；Erickson，Rossi，& Rossi，1976）。在创建游戏、玩游戏的过程之中，我们的意识会被"现实中的任务"所占据，而无意识则负责处理更深层次的问题。接下来，我将分享资源桌游的"前世今生"。

艾丽卡的彩虹

艾丽卡是一个非常可爱的小姑娘，眼睛水汪汪的，十分惹人怜爱。艾丽卡的母亲在她4岁时便离开了人世。由于亲生父亲无法照顾艾丽卡，她被送到了寄养家庭，并遇到了"适应不良"的问题。我第一次见到艾丽卡时，她已经8岁了。她每隔一周过来接受一次咨询，一共持续了好几个月。

艾丽卡最近探望了住在美国东部的亲生父亲。回来后，她的养母一直陪伴着她，说她看起来"闷闷不乐"。艾丽卡盼望这次旅行已经好几个月了。她以为去到父亲的区域便可每天见到父亲，但事实却并非如此。由于一场意外的车祸，父亲被吊销了驾照，出行不便，探望艾丽卡的次数少之又少。养母尽力多带艾丽卡去看父亲几次。但在整个旅程中，交通始终是个大问题。

当养母转述这个故事时，我决定用一种间接的方法来帮助艾丽卡重新获得力量感，帮助她更好地处理"被拒绝"和"愤怒"的感觉。我知道艾丽卡非常喜欢艺术创作和游戏，于是我让她自己设计一款新的游戏，以此作为一种实验性的治疗干预。在艾丽卡的启发下，我们一起创造了前文所提到的"资源桌游"技术。

我给了艾丽卡一大张纸，并设计了上文所述的"资源桌游"步骤。艾丽卡将她最喜欢的卡通人物米奇老鼠画在了左下角作为终点，然后又在左上角画了一只米妮老鼠（如图7.26）。接下来，艾丽卡轻松地画好了路线图以及途中的三个障碍：一个沼泽、一个孤独洞穴和一条鳄鱼。在没有任何指示的情况下，艾丽卡突然自发地回到米奇老鼠那一角，添加了一道彩虹。下一步便是制作资源卡了。如图所示，她画了一个梯子帮助她走出沼泽，一辆车带她走出孤独的洞穴，以及一匹马帮助她跳过鳄鱼到达彩虹和米奇老鼠那儿。接下来，艾丽卡将资源图案重新画到了"加大版"的资源卡上，并相应地给它们编了号码。再接下来，她画了一颗心和一个气球作为她的棋子象征物（如图 7.27），并把它们剪下来像支帐篷一样立在纸板上。

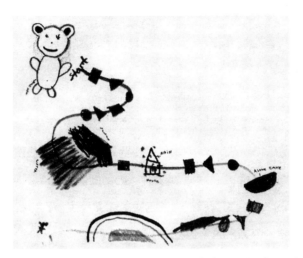

图 7.26　艾丽卡的资源桌游路线图：包括终点（米奇老鼠）、帮手（米妮老鼠）、障碍物（沼泽、孤独洞穴、鳄鱼）和彩虹

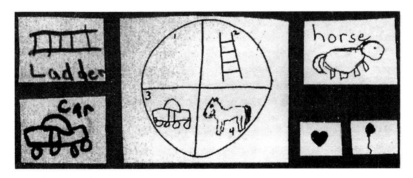

图 7.27　艾丽卡的资源卡（梯子、汽车、马）、加大版的资源图、两个象征物（心和气球）
（图中文字：ladder——梯子；car——汽车；horse——马）

最后一步便是画出游戏途中的格子，三个障碍物也被串联在其中。艾丽卡还自发地画了一所"雨中的小房子"，说："外面在下雨，但里面很安全。"

值得注意的是，在这个过程中（或其他任何时候），治疗师都无须进行任何诠释。无论游戏的各个组成部分象征着什么样的内在品质，都是艾丽卡的个人的、无意识知识。分析这些象征符号意义是毫无必要的，因为艾丽卡早已清楚地将它们与力量和资源联系了起来。

当我们开始玩游戏时，艾丽卡明显从一种"警惕和脱离"的情绪状态，转变为"活泼而热情"。资源卡、她最喜爱的卡通人物（米奇老鼠）和她的小帮手（米妮老鼠）其实都是她检索出来的内在资源，那些曾一度因为与父亲相关的伤心和失望而被阻断的内在资源。

在随后的治疗中，艾丽卡总会兴高采烈地走进办公室要求玩她所创作的资源桌游。在游戏中，艾丽卡创建了大量与隐喻背景相关的象征。如此，属于艾丽卡的隐喻故事自然而然地诞生了。能帮助像艾丽卡这样可爱的孩子，能通过她自己的资源桌游重新找回她的应对能力和自然的自我意识，这对我们双方来说都是一次触人心弦的治愈性邂逅。

嘉娜的绽放

第二个资源桌游的创作者也是一个 8 岁的小女孩，她叫嘉娜。嘉娜的母亲最近离婚了。此后，嘉娜出现了"体重上升"和"自我批判"的问题，并因此被带来接受治疗。

很快，我发现嘉娜的动觉系统处于意识之外，因为她呈现出了明显的"吃得过多"的迹象。此外，我怀疑嘉娜的听觉系统也处于意识之外，因为母亲总抱怨说她会喋喋不休地自我批判。当我们开始制作桌游时，她意识之外的听觉系统和严重阻塞的视觉系统变得尤为明显。就像一台出现故障的电脑，嘉娜的主感官系统"瘫痪"了。她一直活在一个完全属于她自己的世界里，一直维持着一种痛苦且不舒服的状态。鉴于此，我决定要使用资源桌游技术，因为资源桌游的制作过程（如画出不同的组成部分）有助于同时实现两个目标：打断她的"喋喋不休"，以及重新触及其被压垮的感觉和情绪。在将注意力从言语转移到象征性表达的过程中，嘉娜会自然地进入另一种体验领域，触及大脑的另一"部分"。

这个案例特别有趣的地方在于，嘉娜对绘画的反应与艾丽卡截然不同。艾丽卡欣然接受了这个想法，反应轻松，富有创造性，甚至超越了我的指导开始自我创作；而对嘉娜而言，这个过程是缓慢而挫顿的，她的画极其简单，缺乏了艾丽卡作品所呈现的视觉天赋。嘉娜在画画的时候会喃喃自语地批评自己，比如："这不对……我想重画……到底该画成什么样子呀。这样不对。"

此外，每次让她画出"象征"时，她都说需要先把文字写下来，因为她想不出来到底是什么样子的。例如，当我让她将自己想要的东西的象征画在纸的一个角落时，她写下了"住在房子里"这几个字。然后，她才在我的指示下画出这些词的象征（如图 7.28）。

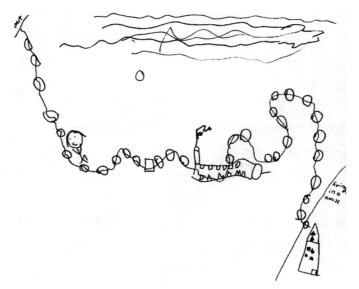

图 7.28　嘉娜的资源桌游，包括终点（房屋）和障碍物（人、方块、火车）

下一步，我让她想象一个可以帮她实现目标的小帮手。她想了很久，然后说："想不到。"

当我继续让她想象一张通往目标的路线图时，她又想了很久，然后说：

"想不到。"

我说道："让我们试试这样吧。闭上眼睛，伸出你的食指。"我把她的手指握在手里，开始在纸上以之字形移动。我轻轻地说道："从你的心，到你的手指，你会发现一条路径，它可以帮助你找到你想要的东西。"嘉娜睁开眼睛，微笑着开始画出路线。注意，她没有选择将"助手"画在终点上方的一角（如图7.28）。

画完"助手"后，嘉娜开始制作"障碍"。这一次，嘉娜同样需要我加以引导。但请注意，在这个过程中，我绝对不会直接建议她要画什么。过了好一会儿后，嘉娜在路线图上画了一个人、一个方块和一列火车。直到目前为止，嘉娜在画作中只使用了一种颜色：深蓝色。

接下来，我让嘉娜画出自己的资源，"那些可以帮助她克服这些障碍的东西"。对她来说，创造资源象征同样是一件非常困难的事情。最终，她画了一辆马车把"人"推开，画了一个梯子来爬过"方块"，画了一座桥来越过"火车"。所有资源卡片都是用黑色记号笔制作的，整体线条非常简单（如图7.29）。

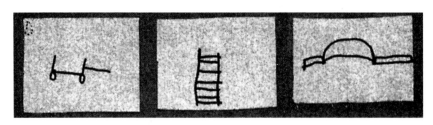

图 7.29　嘉娜的小资源卡（马车、梯子、桥梁）

下一步是要制作"加大版"的资源图。我提前替嘉娜画了个圆，并将其分为三等分（如图7.30）。这时候，戏剧性的变化出现了：嘉娜的"听觉独白"和"对写下文字的执着"大大减少了。此外，她从"使用同一种深色"变成了"主动选择多种亮色"。她不仅重新创造了资源象征，还在它们周围添加了新的象征。看起来，她已完全沉浸在自己的新表达之中。当嘉娜画完桥时，她拿起所有马克笔，开始让她的"手"去创作设计。此时，我再次轻柔地对她说："不同的颜色混合会创造出不同的设计。看着这一切发生是一件非常有趣的事情。"嘉娜明显更加放松了。趁热打铁，我继续说道："当你享受这一切的时候，我仿佛可以听到绿松石色的笑声，还有橙色、黄色和红色的笑声。我想，如果你也开始倾听，你也会听到的！"嘉娜一边幻想"颜色"交流的声音，一边高兴地笑了。

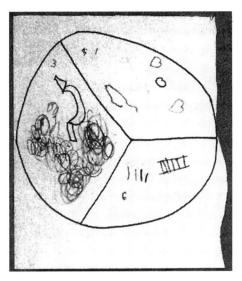

图 7.30　嘉娜的"加大版"资源图

前来接受治疗的儿童来访者通常很清楚别人如何看待自己的问题，但完全不知道自己如何看待这些问题，更不知道自己能做些什么。通过资源桌游，孩子可以在熟悉且无威胁的氛围中，同时了解自己对问题的看法以及自己拥有的资源。在探寻和制作游戏中的"终点""帮手"和"资源"时，孩子会发现原来这些东西是确实存在且可触及的。通过绘画，孩子重构了整个情景，也为自己提供了一个新的、无意识的视角。从本质而言，这种视角便是对问题的"积极改变"。

此外，资源桌游是一个三维立体的活动。这就意味着，它给孩子带来的体验比"平面绘画"更加全面。投掷骰子、制作和移动象征物、使用资源卡，这些行为会为儿童带来额外的动觉体验，也使得游戏本身变成了感官体验丰富的治疗旅程。

成功之路地图游戏 [9]

成功之路地图游戏源自资源桌游，适合用以帮助年龄较大的儿童、青少年、家长创造象征，包括"目标终点""克服障碍""强化内在资源"等。成功之路地图游戏对于曾受虐待且要上法庭的儿童和青少年尤为有效，因为它可以①唤醒孩子的内在自信；②减少恐惧。

所需材料

1 张白纸、3 张"8 厘米 ×13 厘米"的卡纸、蜡笔或马克笔。

规则

- 让来访者在一张空白纸的某个角落画出他 / 她想要在生活中拥有的东西（目标）的象征。
- 接下来，建议来访者闭上眼睛，想象一幅通往目标终点的路线图；脑海中的画面变得清晰时，睁开眼睛，并将其想象的路线图画在纸上。
- 起点：在起始位置绘制可以帮助来访者到达终点的象征符号。
- 障碍物：在路线图的任意位置绘制 3 个障碍的象征。
- 3 张空白的"8 厘米 ×13 厘米"卡纸：让来访者在卡纸上各画一个可以对应克服上述 3 个障碍的资源象征。这 3 张资源卡上的符号象征可用作视觉提醒，连接来访者与解决方案，帮助来访者克服路线图中可能出现的障碍。

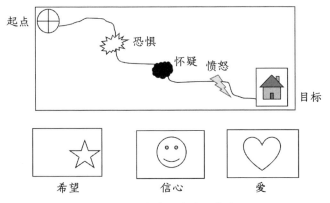

图 7.31　成功之路地图游戏

神奇的手偶剧场

　　布偶和手偶剧场有着悠久的历史，是世界各地人民用以庆祝仪式、节日和圣日的传统方法之一。在当代，吉姆·汉森（Jim Henson）创作了大量优秀的手偶作品，如大青蛙布偶秀与芝麻街，成功将这种艺术形式带入了数百万儿童的日常生活。在生动的背景板下，栩栩如生的手偶向观众传授了各式各样的学术、社交和人文观念。

　　与沙盘、颜料和彩笔等更为人熟知艺术形式一样，手偶也逐渐成了儿童心理治疗的素材之一。人们发现，手偶同样具有诊断和治疗的双重作用（Hawkey，1951）。通常情况下，治疗师会给孩子提供现成的手偶，然后让孩子参与部分或全部的场景设置，包括设计动作和对话。整个过程中，治疗师可以给予孩子部分指引，也可以任孩子自由创作。

艾丽卡的神奇手偶剧场

还记得前文提到的"艾丽卡的彩虹"的故事吗？在治疗艾丽卡的过程中，自然而然出现了另一种手偶的利用形式。事情是这样的。有一天，我发现艾丽卡似乎在把她对"再次被送去其他地方"的恐惧隐藏在一个极其讨好的"好女孩"的外表之下。艾丽卡的恐惧是现实的：她失去了母亲，又无法与父亲生活在一起，还曾各种寄人篱下。因此，我当下的治疗重点，是要为艾丽卡提供一种巩固自身优势的方法，让她能够更好地应对现在和未来的情况。

当艾丽卡和我在办公室里玩现成的手偶时，我意识到自己的创造力受到了某种程度的限制。艾丽卡也开始表现出分心的迹象，不停地瞥向艺术桌。她问我们能不能画画。我知道手偶是艾丽卡的最爱，于是开始思考如何把绘画和手偶这两个变量联系在一起。手偶是孩子内心世界的象征。这时，我突然意识到艾丽卡可以成为自己手偶象征的创造者，而不是一个已经创作出来的手偶象征的接受者。而这个创作过程，可以将绘画与手偶结合起来。

我问艾丽卡想不想创造自己的手偶剧场。她激动地回答："真的吗？想！"于是，"神奇手偶剧场"——一个具有治疗作用的利用模式——诞生了。

我让艾丽卡在一张白纸上画出她自己的剧场（如图7.32）。艾丽卡画了剧场的布幕、舞台和背景，并在我的协助下用剪刀从中间把舞台剪开。

下一步是创建角色。艾丽卡画了7个不同的公主、1个女巫和1个国王，最后问我是否愿意帮她画巫师。每一个人物都是成人手指的大小（如图7.33）。接着，我们剪下每个人物，把人物夹在舞台上的狭缝里。艾丽卡在故事开始时，把其中两个角色放在一起玩。随着二者不断互动，艾丽卡又加入了一个可怕的"风暴"元素——正在地平线上聚集的恐怖风暴。这时候，我让她创造另一个描绘风暴的背景（如图7.34）。她的描绘相当生动，雷、雨、云、闪电，应有尽有。

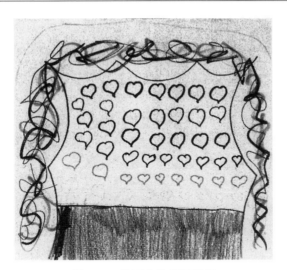

图 7.32　艾丽卡的手偶剧场

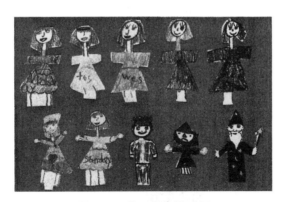

图 7.33　艾丽卡的纸手偶

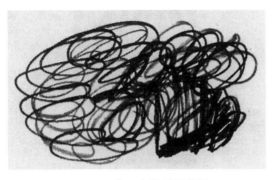

图 7.34　艾丽卡的风暴背景

与此同时，她把所有角色都融入这个故事里，安排得满满当当的。过了一段时间后，艾丽卡让巫师问其中一位公主什么能帮助清除风暴。公主说："彩虹。"我又让艾丽卡做了一个彩虹的背景（如图 7.35）。

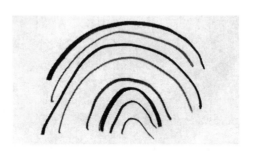

图 7.35 艾丽卡的彩虹

艾丽卡让巫师问公主："怎么样让彩虹在需要的时候出现？"艾丽卡的眼睛睁得大大的，边笑边说："我知道，彩虹机器！我们来做一个吧！"（如图 7.36）就这样，艾丽卡非常开心地制作了该手偶剧场的最后一个场景。

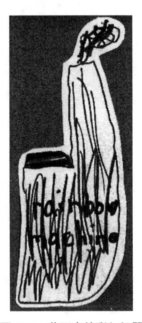

图 7.36 艾丽卡的彩虹机器

艾丽卡的手偶故事的发展，有两点十分打动我。第一是她自己创造了"风暴"，这是一种对她表面上"好女孩"形象的自然抗衡，象征性地（亦安全地）代表了她真实感受到的混乱。第二个触动我的是她创造了彩虹作为最重要的帮助介质。在与艾丽卡的第一次治疗中，我曾问过她最喜欢什么东西。她毫不犹豫地回答道："彩虹。"而在这里，她的无意识资源再次自发地出现了。就像资源桌游一样，艾丽卡的无意识资源，帮助她解决了"风暴"问题（即她的内部混乱）。

"神奇的手偶剧场"技术最棒的地方在于它的双层效果：将一个隐喻套在另一个隐喻里。儿童创造的手偶本身就是儿童环境和感知的隐喻，同时它们也是传递隐喻治疗信息的载体。

肯尼斯的哈哈大笑鬼魂

第二个手偶剧场的创作者是一个年仅 6 岁却十分聪明的小男孩。他的名字叫肯尼斯，是一个精力充沛、极具创造力的孩子。一年以来，我跟肯尼斯和他的父母定期会面，一是为了针对肯尼斯的攻击性行为设定一些限制，二是帮助肯尼斯更好地适应"与母亲分离"这件事。当他还是个蹒跚学步的孩子时，肯尼斯的母亲得了重病，然后又怀上了他的小妹妹明迪。母亲一边"找回自己的力量"，一边"照顾孩子"，情绪上早已筋疲力尽。尽管丈夫很支持她，但丈夫当时也正在埋头创立新的事业。在此期间，肯尼斯一个朋友的母亲突然去世。这加剧了肯尼斯对"失去自己母亲"的恐惧。

毫无意外，肯尼斯的行为开始反映他的恐惧。他越来越依赖母亲，当母亲和朋友出去时，他会尖叫和哭泣。与此同时，肯尼斯对妹妹和其他孩子的攻击性也有所强化。母亲说，肯尼斯一直很难哄。如今，她逐渐意识到这在很大程度上与自己的病有关。毕竟，她曾多次因为健康问题不得不与孩子

"突然分离"。

　　我知道肯尼斯非常喜欢画画和用剪刀裁剪，于是问他是否愿意和我一起制作"神奇的手偶剧场"。肯尼斯的眼睛瞬间明亮起来，带着灿烂的微笑，给了我一个肯定的答案。在我看来，神奇的手偶剧场对肯尼斯来说是一个特别好的工具，因为他总是谈论其他人的感受——他的朋友、母亲、父亲、姐妹——却很少以第一人称谈论自己的感受。而手偶剧场正是进入肯尼斯世界的一种自然且无威胁的方式。

　　肯尼斯先是画了舞台（如图 7.37），然后画了一些他称之为"鬼魂"的角色（如图 7.38）。他告诉我，这些都是不会说话的安静的鬼魂。接下来，他画了一个背景（如图 7.39），并告诉我这是一个"有着一颗大星星和月亮的夜晚"。设计完毕，他开始把"鬼魂"剪出来，并问我能否帮忙。当然，我同意了。

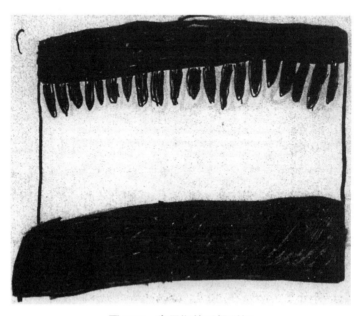

图 7.37　肯尼斯的手偶剧场

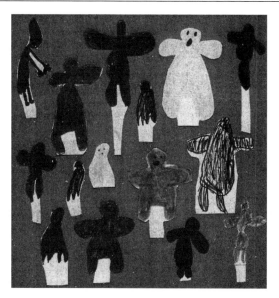

图 7.38　肯尼斯的鬼魂手偶

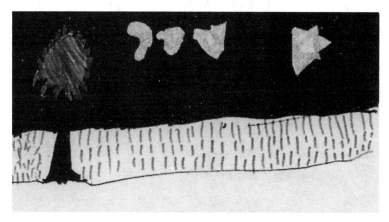

图 7.39　肯尼斯的黑夜背景

　　肯尼斯告诉我，这些鬼魂虽然很安静，但它们知道的东西很多。接下来，他说他想画更多角色，并着手画了更多鬼魂。这时，咨询时间快要结束了，我们没法把所有的鬼魂都剪下来。于是我跟他说："你完全可以把它们都带回家，下周再带过来。"

　　这时肯尼斯的母亲进来了。他高兴地向母亲展示自己的作品，并问她是否也能做些手偶，这样我们下周就可以一起玩了。此时，我面临着两种抉择。一、出于"分离问题"的考虑，拒绝请求（该请求可被看作肯尼斯为了让他的母亲参加治疗而进行的操纵行为）；二、承认肯尼斯请求中积极的一面，并利用它来实现进一步的治疗价值。由于"利用"是我的治疗策略的根本理念，我自然而然地选择了第二种方案。

我告诉肯尼斯的母亲说她下周可以参加，但她必须在家里制作自己的手偶，并把它们带来。

第二周，肯尼斯和他的母亲一同前来，并迅速走到画桌前给我展示他们的新手偶。母亲创造了许多具体的角色（如图7.40）：母亲、父亲、儿子和女儿。而肯尼斯则带来了更多鬼魂，以及一个国王、一个王后（如图7.41）。

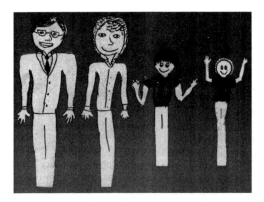

图 7.40　肯尼斯母亲制作的手偶

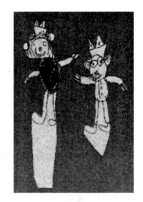

图 7.41　肯尼斯的国王和王后

把手偶放到布景板后，肯尼斯让妈妈先介绍自己的手偶。她谈到了这个家庭的具体情况：妈妈在厨房，爸爸下班回家，孩子们在书房里玩耍，等等。我瞥了肯尼斯一眼，发现他很快就失去了兴趣。我插了话，把注意力转移到肯尼斯鬼魂的颜色上。在妈妈描述"晚餐时间"时，我又顺着说了说鬼魂可能喜欢吃的东西。然后，我把国王和王后带进了故事。肯尼斯睁大了眼睛，他不由自主地脱口而出："他们必须有地方住！让我们为国王、王后和鬼魂们建造一座城堡吧。"（如图7.42）随后，肯尼斯当起导演，仔细地向我们描述了他心目中的城堡是什么样子的。看来，他的攻击性现在正向更积极的方向转变，因为他获得了一种公平有效的控制感。

在这个过程中，互动和创造体验都成了隐喻本身——不仅对肯尼斯来讲如此，对他母亲亦是如此。当母亲进入儿子好玩的、充满想象力的世界时，她的神态放松了，创造力也开始绽放了，母子之间出现了一种美丽的交流：安静的鬼魂们，纷纷开始大笑起来，发出"傻傻"的声音。肯尼斯说，鬼魂们很喜欢这座城堡。当妈妈和鬼魂们互动时，肯尼斯指向了国王和王后，说他们要出去玩一会儿。然后，肯尼斯继续扮演"哈哈大笑"的鬼魂，继续沉浸在他的幻想王国之中。

在接下来的几次治疗中，肯尼斯的鬼魂越来越"有血有肉"了，每个鬼魂都发展出截然不同的个性。"神奇的手偶剧场"也成了肯尼斯展现多元个性的安全舞台。事实上，从我的角度来看，肯尼斯的鬼魂的行为变化也反映了他正在发生的无意识变化。

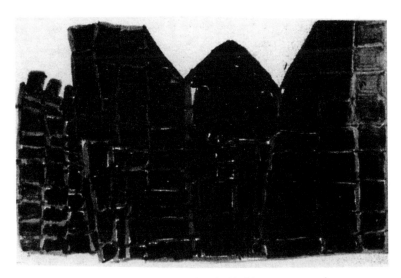

图 7.42 肯尼斯的城堡

制作故事手偶 [10]

过去，人们一直使用手偶来讲故事，教授人生哲理，以及庆祝仪式和节日。渐渐地，手偶也成了儿童心理治疗和儿童游戏治疗的一部分。它不仅能促进内在的自我表达，还能够提供一个安全的媒介，以实现"解决冲突""教育""表达情感"和"治愈"等功能。

大多数孩子都曾在脑海里拥有过"幻想朋友"。所谓"幻想朋友"，其实便是儿童内心世界的象征。而我们的"故事手偶"技术，目的正是帮助所有年龄段的孩子创造象征自己的手偶，而不是直接接受和使用商家现成的手偶。通过本技术，孩子将学会以安全和尊重的方式来表达感受和解决问题。成人也可以使用该技术来减轻日常压力，或改善与孩子的沟通。

此练习适合与儿童、家庭或团体一起使用。可用的场景包括：个体咨询、教室或医院等。此外，这是一种很好玩的表达方式，可帮助有需要的人表达出内心冲突与慰藉的象征。

所需材料

首先，准备一只纯色的织物手偶。你可以手工制作，也可以在第三方购买。准备若干纽扣、织物涂料、丙烯酸宝石、羽毛、面团、纱线、手工胶水或胶枪、彩色织物碎片和小贝壳。制作材料越多越好！

规则

- 第一步，将所有的物料与空白的纯色手偶放在一起。此故事工艺品技术无须太多的言语规则。我们需要给予创作者最大的自由度，辅以少量指引即可。

- 让孩子使用我们准备好的材料，自由创作属于他们自己的故事手偶；鼓励他们一边制作手偶，一边畅所欲言。请注意，一些孩子很快就会开始讲故事，而另一些孩子则可能在整个过程中保持沉默。

- 当孩子创作完毕后，鼓励他 / 她给手偶起一个名字。这个名字可以源自现实生活中的朋友、家庭成员或宠物，也可以是一个虚构的"幻想朋友"的名字。

- 接下来，鼓励孩子用自己的手偶讲一个故事。这个故事可以是一句话，也可以是一个精心设计的完整故事；它可以是现实生活中的故事，也可以是虚构的故事。我们要让孩子知道他们所说的一切都是好的。如有需要，你也可以在旁边制作你自己的手偶。

其他建议

- 可以在手偶内插入一块平坦的纸 / 纸板，以防止一面的颜料或胶水渗透到另一面。

- 手偶两面的角色无须相同。孩子可以尽情发挥创意。例如，一面做成一个小女孩 / 男孩，另一面做成一个女王 / 国王。

- 当孩子在做他 / 她的手偶时，你可以播放一点背景音乐。

- 你可以鼓励孩子制作多个手偶，甚至可以为故事中的每个角色都制作一个手偶。（如图 7.43）

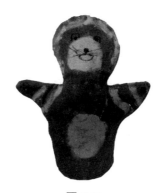

图 7.43

制作安慰娃娃

此故事工艺品技术是"故事手偶"游戏的延伸。通过本技术，孩子可以亲手创造属于他们自己的娃娃，而不是盲目接受商场购买的现成的娃娃。

此技术所需的物料与"故事手偶"基本相同，额外准备一袋常见的枕头填充物即可。

规则

首先，与"故事手偶"一样摆放好所有的制作物料；接下来，让孩子用填充物填充空白手偶，并缝合或黏合底部边缘。由于年纪较小的孩子通常不具备灵巧缝纫的能力，我会直接给他们一只已经缝合好的空白娃娃，让其直接进行装饰。我的办公室里会常备几只这样的娃娃，以备不时之需（如制作时间不足等情况）。

当娃娃的底部边缘缝合完毕（或等胶水干后），孩子就可以使用他/她面前的任何物料进行装饰。鼓励孩子一边制作娃娃，一边畅所欲言。请注意，一些孩子很快就会开始讲故事，而另一些孩子则可能在整个过程中保持沉默。

当孩子创作完毕后，鼓励他/她给娃娃起一个名字。这个名字可以源自现实生活中的朋友、家庭成员或宠物，也可以是一个虚构的"幻想朋友"的名字。（如图7.44）

接下来，鼓励孩子用自己的娃娃讲一个故事。这个故事可以是一句话，也可以是一个精心设计的完整的故事；它可以是现实生活中的故事，也可以是虚构的故事。如有需要，你也可以在旁边制作你自己的手偶。

此技术适合与儿童、家庭或团体一起使用。可用场景包括：个体咨询、教室或医院等。此外，这也是一种很好玩的表达方式，可帮助有需要的人表达出代表着"内心慰藉"的象征。

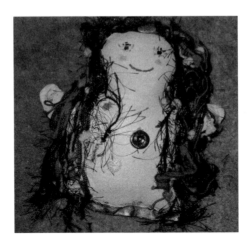

图 7.44

注释

1. 有关艺术治疗及其先驱的完整历史，可以参考维基百科。

2. 经 William Heinemann, Ltd 许可转载。

3. 详情见 "Rossi，1986b" 中关于最新的心理 / 身体联系研究的有趣解释。

4. 此案例源自 "旧金山美国临床催眠学会年度科学会议" 上发表的一篇论文（Crowley & Mills，1984c）。

5. 经摄影记者帕布罗·奥尔蒂斯·莫纳斯特里奥（Pablo Ortiz Monasterio）许可印制。

6. 参阅第一章 "隐喻的本质" 中的 "隐喻与原住民治愈哲学"。

7. 完整描述见 "C. A. Hammerschlag，2009"。

8. 图 7.24 和图 7.25 中的照片经摄影记者帕布罗·奥尔蒂斯·莫纳斯特里奥许可印刷。

9. J. C. Mills, Creative leaps training manual™, 2009, and StoryPlay® foundations—Training and resource manual, 2011, 由 Imaginal Press 出版 , Phoenix, AZ.

10. 摘自 "StoryPlay® foundations training and resource manual，2011"，获作者米尔斯授权。

第八章

卡通治疗

当我走在一条穿过花园的小路上时，我注意到各种各样的植物和花卉。有些蓬勃生长，有些野蛮生长，有些则以不同寻常的方式生长。我仿佛被五颜六色的香味、低语的声音和柔和的画面包围住了。停留片刻，我收集了这"束"经验，把它们放在我心中的记忆里……变成了我看不见的想象中的朋友。

卡通的治疗动力

《威利号汽船》（*Mickey Mouse Steamboat Willie*）是全世界第一部有声动画片，此片的问世标志着米老鼠形象的正式诞生。自此之后，全世界的孩子们开始享受动画艺术所带来的幻想创作。沃尔特·迪斯尼（Walt Disney）没想到的是，这种艺术形式居然成了一种奇妙的治疗工具，并在未来的岁月里一直被人欣赏和学习。近年来，成人开始批判部分卡通形象，认为它们带来了负面影响，如描绘了"消极攻击行为"。但无论批判者怎么说，孩子就是喜欢动画片，而且总能够长时间坐在那里全神贯注地欣赏。本章所描述的，便是这种"全神贯注"。

自从这本书第一次出版以来，我们都经历了一场技术爆炸。如今，无论你走到哪里都能看到孩子拿着这样或那样的电子设备，完全沉浸在动画片之中。

显然，成人有责任积极关注孩子所观看的内容，并对他们喜欢或不喜欢的角色或节目保持"积极对话"的态度。

事实上，卡通人物和他们的冒险之旅是许多儿童的力量象征。因此，咨询师可以轻松利用这些已经充分发展的现存隐喻，将它们作为克服恐惧、焦虑和冲突的象征性方案（Rubin，2007；Crowley & Mills，1989；Mills & Crowley，1983）。"卡通治疗"可以与我们提到的任何一种隐喻干预结合使用。比如，孩子最喜欢的卡通人物，可以融入"故事隐喻"技术之中；可以成为"资源桌游"里儿童亲手绘制和裁剪的目标或助手；可以变成"神奇的手偶剧场"的手偶角色；还可以成为"内在资源绘画"体验的一部分。事实上，我们曾为美国儿童援助组织（Childhelp USA）设计过一部原创漫画《摩登花园：保护蔬菜的弗雷德》（*Gardenstones: Fred Protects the Vegetables*）。该漫画以《摩登原始人》（*Flinstone*）的角色为原型，主要探讨如何解决"虐待儿童"的问题。故事概述请见本章的最后一节。

在意识层面上，卡通人物既可以成为陪伴孩子去看医生的重要的"想象朋友"（Gardner & Olness，1981），也可以给孩子带来情感上的支持，帮助其更好地应对校园霸凌、恶作剧等（Rubin，2007）。在无意识层面上，卡通"助手"象征着孩子内在的力量和资源，这也是孩子与该角色产生共鸣的原因。当然，孩子不会意识到这个事实；他只是进入了"自己的世界"，而在这个世界里，他能体验到他最喜欢的卡通人物所拥有的奇妙能力。

例如，在已故的查尔斯·舒尔茨（Charles Schultz）创作的史努比（Snoopy）与查理·布朗（Charlie Brown）的动画片中，史努比可爱而富有想象力的特质帮助他解决了生活中遇到的问题。史努比的积极品质深受孩子们的认同，其足智多谋和轻松的生活方式也与孩子十分相似。因此，孩子能够自动地（但无意识地）建立起联系。与此同时，查理·布朗无休止的不安全感也在某种程度上呼应了儿童内心的恐惧，因而产生了另一种层次的联系。孩子在面对查理·布朗遭受的"悲剧"时，会感同身受；但他们也会联想到史努比如何愉快地教导查理·布朗，帮助他感到更自信，学会看见积极的一面。因此，在观看动画的过程中，孩子自身的不安全感从查理·布朗的小插曲中得到了体现，而他们的内在优势又会被史努比的积极品质所激活。

2000 年以来，由克里斯·吉福德（Chris Gifford）、瓦莱丽·沃尔什（Valerie Walsh）和埃里克·韦纳（Eric Weiner）创作的《爱探险的朵拉》（*Dora the Exploere*）成了风靡全球的电视动画。故事围绕着一个富有冒险精神的拉丁女孩朵拉·马奎兹（Dora Marquez）展开，描述了一个又一个有趣而富有挑战性的"冒险计划"。朵拉的探险旅程中充满着形形色色的"障碍"，但一切总能在朋友猴子布茨（Boots）和会说话的紫色背包的陪伴下迎刃而解。观看节目的孩子总会被吸引进"解决问题"的过程中。每集结束时，朵拉和布茨都会完成挑战，并高唱着"我们成功了"！

唤醒内在的超级英雄

在孩子眼中，史努比、查理·布朗和朵拉之类的卡通人物常常被视为想象中的朋友。这些一开始也许只是为了消遣和娱乐而创造的卡通人物，往往会成为帮助儿童解决社交、情感、教育甚至医疗问题的奇妙的虚构工具（Crowley & Mills，1989；Rubin，2007；Berg & Steiner，2003）。在蜘蛛侠[1]、神奇女侠[2]、超人[3]等超级英雄故事中，主角起初都是遇到了生活挑战的普通人。机缘巧合下，他们获得了非凡的力量，克服障碍，并最终战胜邪恶。从隐喻的角度来看，他们其实代表了所有人心中的超级英雄。

也许不太明显，但以上许多动画都是"以解决问题为中心的"。它们所使用的方法在艾瑞克森的原则（Erickson，1966）、荣格的象征（Jung，1911—12/1956），以及约瑟夫·坎贝尔对"神话力量"的信仰（Joseph Campbell，1991）中都有迹可循。

神奇女侠[4]

在第七章提到的苏西的"疼痛好转日志"案例中（见"艺术隐喻"部分），苏西还画了另外一组画，并选择了超级英雄"神奇女侠"作为她的"卡通助手"（Crowley & Mills，1989）。具体的步骤如下。

1. **画出"疼痛"**：画出疼痛看起来 / 听起来的样子。（如图8.1）
2. **画出"卡通助手"**：画一幅她最喜欢的可以帮助她减轻痛苦的卡通朋友的画（苏西画了神奇女侠）。（如图8.2）
3. **画出"问题好转"**：画出疼痛看起来 / 听起来"好转了"的样子。（如图8.3）

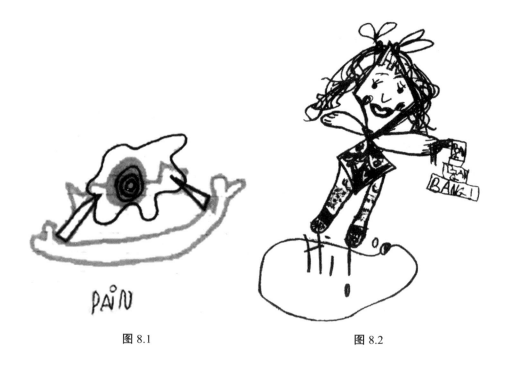

图 8.1   图 8.2

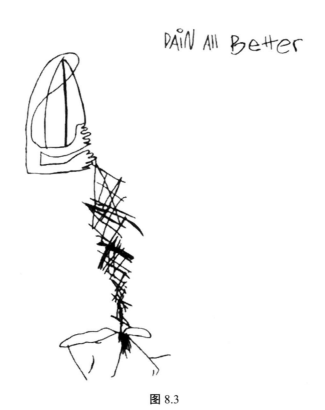

DAiN All BeTTer

图 8.3

注：正如她的其他绘画作品模式一样，苏西用一种乐器来诠释了"好转"的感觉。这幅画再
次表明苏西的听觉过程是其极其重要的资源，可在治疗过程中加以利用。

这种三步绘画假想技术（Crowley & Mills，1989）除了可以帮助苏西控制
疼痛外，也可以帮助其他孩子唤醒内在资源，以面对恐惧、增强自信以及强化
自尊。孩子所画的"卡通助手"其实是他/她的内在力量的视觉隐喻。孩子的
内在力量有时会被"恐惧"所掩盖。"恐惧"的表现形式有许多种。比如，孩
子梦中的"怪兽"，便有可能是其"恐惧"的象征。

后续工作

画好后，让孩子看看第一幅画，留意一下自己看到这幅画时所体验到的感
受。大多数时候，孩子会不屑置答或表达一些消极的东西。

接下来，让孩子看看第二幅画，即他们的卡通助手 / 超级英雄。毫无疑问，你会看到孩子语言和身体表达上的明显变化，比如"露出微笑""呼吸放松"等。

最后，让孩子看看第三幅画，即"一切好转"后的画面。留意孩子的语言和非语言表达。

之后，问孩子希望如何处理第一幅画，大多数孩子会选择把它撕碎或扔掉。你还可以让孩子制作一个相册，收藏"卡通助手"和"一切好转"的画，或者直接将这些画挂在容易看到的地方。

假想技术

在《卡通魔术》（*Cartoon Magic*，1989，pp. 35–54）一书中，提到了 5 种额外的"假想技术（Pretend Technique）"。治疗师在这些技术中结合使用"卡通助手"，帮助孩子实现治愈、获得希望，或解决问题。这些技术适用的问题包括：欺凌、课堂自信问题、做噩梦、收养（Rubin，2007）、自闭症谱系障碍（Scanlon in Rubin，2007，p.169）、依恋障碍（Wenger in Rubin，2007，p.211）和过度压力。孩子所选的卡通助手代表了自己的复原力，可为解决问题和积极行为转变开辟出一条新的道路。

这些假想技术包括下面这些。

- "看到、听到、感受到的卡通朋友"：此技术将孩子的注意力从"不想要的东西"（问题）转移到他 / 她"现在想要的东西"（目标）。
- "卡通助手与它的三种解决方法"：确定问题后，选择一个喜欢的卡通助手；让孩子假装自己是卡通助手，并告诉自己三种解决问题的方法。
- "卡通助手选择的礼物"：类似上述的画出卡通助手，增加一个"送礼物"的环节，用来安抚恐惧感、唤起舒适感。

- "想象卡通助手"：孩子利用自己的创造力、想象力和感官敏锐度，想象出"将痛苦的经历转变为更舒适的经历"的过程。
- "讲故事"：让孩子通过讲故事的方式叙述自己遇到的问题。故事中，需要加入一个帮助主人公达成积极结局的卡通助手角色。孩子可以使用口头讲述、手写记录、电脑打字或录音等方式叙述此故事。

拯救者 T 先生 [5]

10 岁的蒂米因"噩梦"问题来到了我的办公室。在过去几年里，蒂米一直在做非常可怕的噩梦，经常会在半夜突然失声大哭，然后走到父母卧室门口要求一起睡觉。父母很担心，但也有所不满。他们向蒂米保证"不会受到伤害"，并默许他留下来过夜。

受此问题影响，蒂米和父亲的关系变得越来越疏远。于是，我给父亲安排了这样一个任务：听到蒂米的哭声时，父亲要马上来到蒂米的身边，不要让蒂米下床，让孩子在自己的指引下画出①噩梦是什么样子的；②什么卡通人物能够让他感到安全和安心，以及③这个问题"好转"后是什么样子的。父亲需要根据蒂米的呼吸节奏，慢慢地谈论第三幅画，直到孩子睡着。后来，父母决定要把"一切好转"的画全部贴在蒂米卧室的墙上。

不到三个星期，噩梦便消失了。这段时间以来，蒂米只在父母的卧室里待了两个晚上。此外，父子二人也因每晚的互动而和好如初了。

暑假结束重返学校后，蒂米的高度焦虑情绪再次出现。注意到问题的学校辅导员建议蒂米寻求专业帮助，以解决"校园恐惧"问题。不久之后，蒂米再次来到了我的办公室。蒂米很喜欢画画，于是我给了他一盒蜡笔，让他画出"上学时的恐惧"是什么样子的（如图 8.4）。

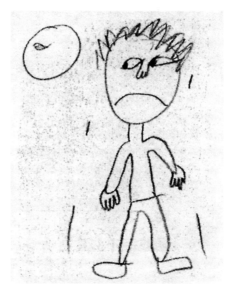

图 8.4　蒂米的上学恐惧

接下来，我让蒂米选择一个"帮助他直面恐惧且能够保护他"的卡通人物。如前所述，我的话语中隐含了"问题能够得到解决"这个信念。当蒂米答应我愿意开始画画时，便相当于已经认可了这个信念。至少，他会在无意识层面相信"目前看似无助的困境一定会得到缓解"。就这样，蒂米轻松地画出了拯救者"T 先生"（如图 8.5）。

接下来，我让蒂米和 T 先生协商挑选一份送给"恐惧"的礼物，并将这份礼物的样子画出来。"蒂米，你和 T 先生觉得，要送给'可怕的感觉'什么礼物，你们才能做朋友呢？"蒂米拿起蜡笔，画了一幅代表钱的画。起初，蒂米画的是一张 20 美元的钞票。但思考片刻后，他决定再画一张 100 万美元的钞票（如图 8.6）！

最后，我让蒂米画出"恐惧"收到了他和 T 先生赠送的 100 万美元的礼物后的样子（如图 8.7）。我送给了蒂米一张 1 美元的游戏钞票，建议他用蜡笔把它变成 100 万美元的面值。我告诉他："你可以把它带到学校，有需要时拿出来看一看。"蒂米的咨询继续持续了一个月。在这段时间里，我经常使用

"讲故事"和"艺术隐喻"的方法进一步增强其适应新班级的能力。

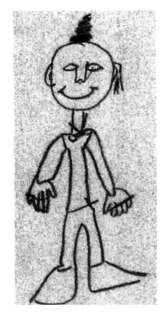

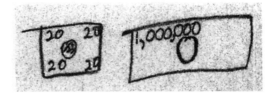

图 8.5　蒂米的卡通助手 T 先生　　图 8.6　蒂米的礼物（一张 100 万美元的钞票）

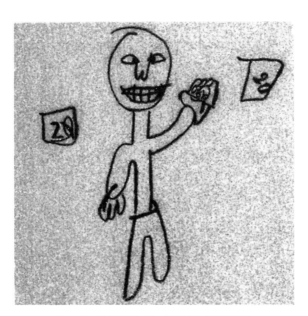

图 8.7　蒂米的恐惧"好转"后的样子

插曲：相关实验[6]

蒂米所选择的"T 先生"，让我们重新开始思考一个极具争议的问题，即看动画片对儿童的价值和影响。具有攻击性的卡通英雄会对孩子的行为产生负面影响吗？根据我们的临床经验，只要治疗师使用方式恰当，T 先生、绿巨人、蜘蛛侠甚至他们的敌人都可以对儿童产生积极的治疗价值。我们没有遇到过任何"治疗中使用强大的卡通人物会恶化行为问题"的案例。在蒂米的例子中，他需要一个强大的角色来解决他对学校的恐惧，而 T 先生便是他的最佳选择。我们没有收到任何"蒂米模仿 T 先生行为"的报告。蒂米并没有把 T 先生当成炫耀的资本。相反，T 先生更像是蒂米的"秘密朋友"，默默地激活了他的自信。

为了解已有的与卡通相关的实验测试（及其实验方法），我们在《心理学文摘》数据库（Psychological Abstracts Database）中搜寻了 1967 年至 1984 年10 月期间的相关数据。在检索出来的 21 篇涉及"治疗环境中使用卡通"的论文中，有 2 篇与我们的主题完全无关；有 7 篇使用了卡通的辅助功能，但没有评估卡通形式本身，只是将其作为研究方法的一部分，例如：使用卡通人物去解释投射和评估测试（Copp，1972；Manoly，1980；Perlowski & Reisman，1974；Scott，1978）；用卡通去解释模型行为（LaFleur & Johnson，1972）；用卡通去评估"有趣度"（Schienberg，1979）；将卡通作为供患有重度智障的青少年使用的注意力工具（Nathanson，1977）；等等。

在我们找到的 8 篇以卡通为主要研究变量的论文中，有 3 篇直接研究了"攻击性"问题。其中，第一篇论文的作者（Hapkiewicz & Rode，1971）将60 名二年级学生随机分为三组，分别观看攻击性卡通、非攻击性卡通和非卡通内容。实验结果显示"在人际攻击的测量上，各组没有差异"。换句话说，攻击性卡通人物并没有以消极的方式影响孩子的行为。

第二篇论文的作者埃利斯和塞基拉（Ellis & Sekyra，1972）却得出了相反

的结论。在类似的实验设计下，他们发现看了 5 分钟攻击性卡通的孩子比看了
5 分钟非攻击性卡通的孩子要表现出更多的攻击行为。

第三篇论文（Hapkiewicz & Stone，1974）调查了 180 名 6—10 岁的儿童，
试图探讨"攻击性真人角色"和"攻击性虚构角色"对儿童人际游戏的影响。
他们给孩子们看了三种不同类型的电影：真人版攻击性电影、虚构卡通攻击性
电影和非攻击性电影。结果表明，真人版攻击性电影极大地强化了男孩（而非
女孩）的攻击性，而"攻击性卡通和非攻击性电影则没有显著差异"。

除此之外，有 6 篇论文证实了卡通的各种积极作用：作为辅助手段成功降
低了年轻烧伤患者的疼痛（Kelley，Jarvie，Middlebrook，McNeer & Drabman，
1984）；作为行为容器，减少孩子的发泄行为（Greelis & Kazaoka，1979）和
吮吸拇指行为（Bishop & Stumphauzer，1973）；给孩子带来"积极的社交影
响"（Brody，1976）；等等。

最后一篇论文（Fung & Lazar，1983）对卡通的利用方式与我们最为接近。
文中写道，治疗师在治疗一个"患有冯·维勒布兰德氏病（Von Williebrand's
Disease，一种毛细血管缺陷导致的遗传性出血性疾病）的高度焦虑的九岁半男
孩"的过程中，让孩子玩一个"想象游戏"。游戏中，孩子可以选择一个他最
喜欢的、能够给他一些特别的东西的角色。在第一次治疗中，男孩选择了圣诞
老人；在第二次治疗中，他选择了绿巨人[7]。治疗师提醒孩子"绿巨人是保护
他免受伤害的强大盟友"，以此强化了孩子对绿巨人的选择。

从上面的文献综述中我们可以看出，关于"观看动画片的影响"的研究太
少了，无法得出任何结论。然而值得注意的是，只有一项研究（Hapkiewicz &
Stone，1974）将攻击性行为与观看卡通相关联。其余的研究都报告了卡通的
"积极的、有价值的影响"。

我们想补充说明的一点是，"在学校教室中观看卡通与其他类型的电影"
的研究（如上述的攻击性研究）与我们"在一对一临床环境中的卡通应用"并
不完全相关。在教室里，孩子们看完动画片后会在没有人引导的情况下出去玩

要。动画片对他们的影响仍然是无定形的和无意识的。他们的游戏未必能够反映出所观看内容对其的影响。然而，在临床环境中，治疗师会将孩子"最喜欢的朋友"（卡通人物）小心翼翼地带入他的意识中。在此过程中，动画人物会被赋予特定的与呈现的问题相关的角色。据我们所知，目前仍没有关于此类动画人物应用的大规模研究，仅有少量临床工作者报告过相关内容（如前文提及的）。

赶走怪物的史酷比狗 [8]

5 岁的戴维最近总是在做可怕的噩梦。父母报告称，戴维每天晚上总会半夜惊醒，并尖叫道："怪物们要抓我了！"他们想尽了一切办法，但都徒劳无功，因此感到十分沮丧、无助，觉得自己连安慰儿子这件事都做不好。

在某一次父母也在场的咨询中，我问戴维能不能把"怪物"画出来。他迫不及待地拿起马克笔，开始画画（如图 8.8）。接下来，我问戴维有没有可以帮助他对付怪物的卡通朋友，能不能把它也画出来。他的眼睛睁得大大的，大声喊道："是史酷比狗！"他的父母对此感到不解，因为他们认为正是《史酷比狗》（Scooby Doo）故事里的鬼魂吓坏了戴维。这时，戴维脱口而出："哦，不！是史酷比狗赶走了鬼魂！"我提醒戴维的父母："咱们成年人有时候也需要通过孩子的眼睛去看事物。"这时，戴维拿起一根橙色的记号笔，笨拙地画起了史酷比狗（如图 8.9）。

接着，我让戴维在第三张纸上画出他眼中"一切都好起来"的样子。戴维闭上了双眼。过了一会儿后，他睁大眼睛，热情满满地画出了他的第三幅画（如图 8.10）。

我让戴维的父母在他的房间里准备好纸笔，在儿子晚上醒来害怕哭泣时引导他再画一次这些内容。父母很高兴能够成为儿子治愈过程的一部分。他们原以为要很多次个体咨询才能"弄清楚问题所在"。谁知道，短短 9 次治疗，有关戴维儿童发展阶段的直接信息就已全部浮现出水面。在最后一次

咨询里，戴维分别画了噩梦以前的样子（如图 8.11）和现在的样子（如图
8.12）。

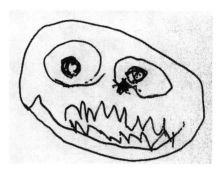

图 8.8 戴维的怪物

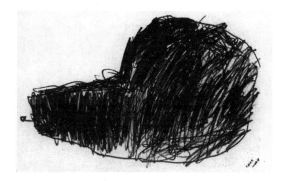

图 8.9 戴维的卡通助手史酷比狗

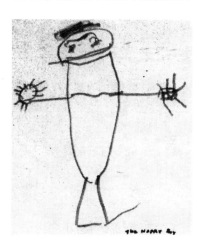

图 8.10 戴维眼中"一切好转"的样子

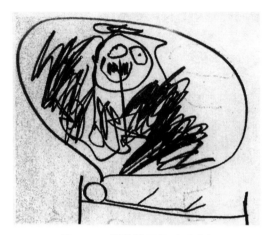

图 8.11　戴维的噩梦（过去）

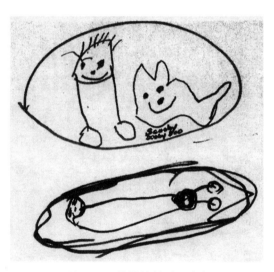

图 8.12　戴维的梦（现在）

后话

　　终止治疗一个月后，我给戴维的父母打了个电话，得知治疗结束后问题已经没有出现过了。大约半年后的某个晚上，我偶然在一个社交场合遇到戴维的父母。他们说，戴维在学校的表现很好，睡眠问题已经"过去了"。

冰人来了

弟弟出生啦！随之而来的家庭结构变化让 7 岁的彼得恐惧不已。"分离"成了彼得最大的问题。在过去的几个月里，彼得越来越依恋他的母亲，并不断希望得到她的关注。尽管母亲每次离开家时都会安排保姆照看彼得，他还是会变得非常害怕，并大哭起来。看到儿子如此痛苦，母亲愈发内疚。即使去到学校，彼得也很难适应由母亲到老师的转变。老师称，彼得大部分时间都在分心。

我把纸笔递给彼得，让他画出"妈妈不在身边时的担忧"。他照做了，一边画画一边不自觉地谈论起它，延伸叙述了画中的内容（如图 8.13）。

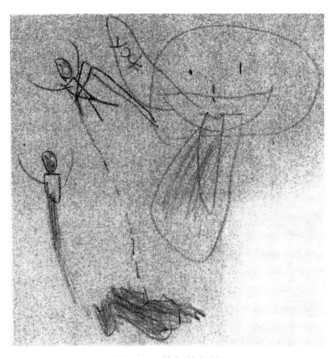

图 8.13　彼得的担忧

接下来，我让彼得在他的故事中加入一个卡通人物。这个卡通人物能够把"孤独和恐惧的感觉"转变成"安全和幸福"。说着，彼得开始画起了"冰人"和"绿巨人"。之所以让孩子选择和画出卡通人物，是为了在无意识层面暗示他：即使不在母亲身边，依然能够得到安全和保障（如图8.14）。

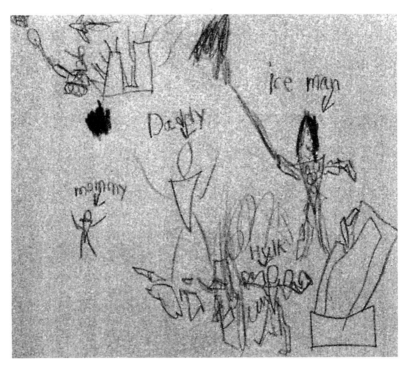

图 8.14 彼得的卡通朋友：冰人和绿巨人
（图中文字：Mommy——妈妈；Daddy——爸爸；
ice man——冰人；Hulk——绿巨人）

彼得一边画画，一边继续谈论冰人和绿巨人有多么强大，滔滔不绝地描述他们如何战胜"坏人"（不好的感受）。和之前的案例一样，我鼓励彼得尽可能多地举例描述冰人和绿巨人的能力及优势。

接着，我递给彼得第三张纸，让他画出冰人和绿巨人加入后他的担忧变成了什么样子。他迫不及待地开始作画，一边画一边讲述自己的故事，为我们后续的"解决方案"提供了许多线索（如图8.15）。

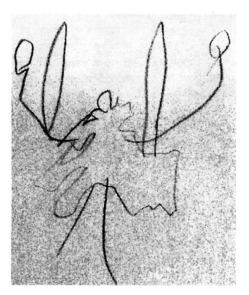

图 8.15 彼得的恐惧"消失"了

　　终于，彼得摆脱了近几个月以来一直困扰自己的恐惧情绪，因为他已经拥有了自己的资源（冰人和绿巨人），也知道了问题解决后的样子（安全和保障）。每每与母亲分离时，他总能想起那些积极的"想法"（他口头讲述的故事）和"画面"（他在"内在资源绘画"中创造的卡通助手图）。这些新的治疗性创作通过融入新的安全感和保障，阻断了之前分离给他带来的痛苦感受。

"小口袋"不在了

　　苏西（即"疼痛好转日志"案例中的小姑娘）发现了"绘画三部曲"的另一重要用途。事情是这样的，在苏西 9 岁时，她的爱狗"小口袋"快要不行了，奄奄一息。可怜的小苏西开始与"丧失""恐惧"和"悲伤"做起了斗争。为了帮助她重振情绪，我让她画出"恐惧"和"悲伤"的样子（如图8.16）。

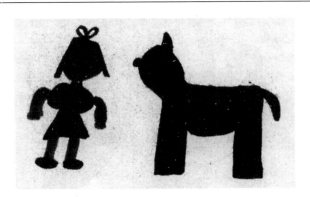

图 8.16　苏西的恐惧和悲伤

然后，我让苏西画出那个"能够帮助她更好地处理这段经历、让她感觉变好一点儿"的卡通人物。她选择了《摩登原始人》中的弗雷德（Fred）（如图 8.17）。

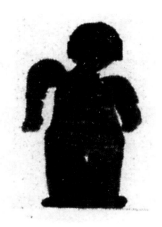

图 8.17　苏西的卡通助手弗雷德

我接着让苏西画出"恐惧消失后"的样子（如图 8.18）。画完后，苏西说："我刚刚画了狗狗死时我可能的感受。然后，我画了弗雷德。有了他，狗狗去世的那天，我也能好受一些。"几个星期后，苏西打电话告诉我"小口袋"去世的消息。她谈到了自己的悲伤，但补充说她"没事"，因为每当她想到"小口袋已经不在了"时，她就会想象弗雷德。这让她没那么孤独了。

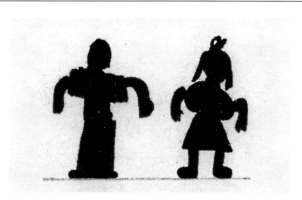

图 8.18　苏西的恐惧 "好转" 后的样子

在蓝精灵的帮助下 [9]

还记得 "资源桌游" 和 "神奇的手偶剧场" 中的小女孩艾丽卡吗？当 8 岁的艾丽卡第一次接受治疗时，她的养母说她 "一直在哭"。情绪多变的艾丽卡让养母十分沮丧。除此之外，她还总是想要黏在养母身边。

我们很自然地将艾丽卡的行为与她所失去的东西关联起来。在与她建立了良好的关系后，我问她最喜欢哪个卡通人物，并让她选择一个让她感到高兴的角色。她高兴地提到了 "蓝妹妹" 和其他蓝精灵。于是，我利用孩子提供的信息创造了一个属于她的故事。在故事里，卡通人物经历了与艾丽卡相似的 "失去某事物" 的经历，以此匹配孩子的问题；除此之外，故事还描述了如何以健康的方式应对 "失去"。这很好地激发了孩子的内在资源和力量，也让孩子知道了自己该怎么做。

在接下来的几次咨询中，我一直使用这个技术。有一天，我让艾丽卡为她的卡通朋友画一幅画。她画了一道彩虹，一个拿着皮球的蓝精灵（皮球上画着笑脸），还有几滴雨点（如图 8.19）。当被问及为什么要画雨点时，她说道："现在只有几滴雨点了，因为彩虹要出来了。"这表明，蓝精灵的故事成功地唤起了她的力量（彩虹），并建立了一个积极的联系：彩虹出现时，雨点（眼泪）便完全消失了。

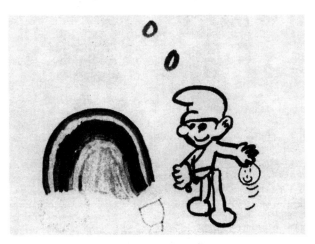

图 8.19 艾丽卡的卡通助手蓝精灵与彩虹

用卡通治疗解决社会问题：适合儿童虐待的隐喻方法

儿童虐待以及与之相关的个人、家庭和社会问题，一直是治疗师、医生、教育家和家长不断钻研的全美课题。与该严肃问题相关的干预措施，已经从心理咨询师的办公室延伸到教室、法庭和媒体。为了努力改善这种令人心碎的状况，美国已建立多个家长支持团体、儿童之家和寄养安置机构。

若干年前，美国儿童援助组织找到我们，希望我们能设计出一种以漫画书为载体的干预措施，以帮助受虐儿童。为了满足这一请求，我们决定要在艾瑞克森模型的基础上进行延伸。于是，我们创作了漫画《摩登花园：保护蔬菜的弗雷德》。漫画设计的初衷，是为了帮助受虐孩子更好地理解和应对他们将遇到的法庭程序和各种保护性监护程序。后来，该漫画免费分发给了寄养父母、社会工作者、托儿机构以及任何提出申请的个人。

一开始，美国儿童援助组织给我们发来了一份长达三页半（单倍行距）的提纲要点，希望我们能以某种方式将这些要点全部呈现在故事中（见附录）。显然，想要创造一个既引人入胜又能囊括这些信息的故事是不现实的。在我们看来，我们真正要做的是将这些具体的要点转化为一个统一的隐喻"格式塔（gestalt）"：故事的暗示方式必须是间接的，不能粗暴直接地逐一画出官方要点。最重要的是，故事所暗含的"隐喻线"必须是最佳的：我们所设计的隐喻必须要足够"现实"，这样才能描绘出孩子悲惨的现状，使人共鸣；但与此同时，它必须保持足够的象征性，以保持孩子的安全感。还有什么比这更难的吗？

后来，我们得到了翰纳-芭芭拉工作室（Hanna-Barbera Productions）的慷慨许可，准以使用《摩登原始人》的角色去创作一本传递重要信息的漫画书。我们精心挑选了每一个角色和情节，确保能够真正解决这个棘手的问题。

设计好故事情节后，我们将文稿发给了工作室的漫画师，让他们画出符合我们心意的漫画书。

《摩登花园：保护蔬菜的弗雷德》[10]

1. 一天，佩斯和邦尼散步时经过一个花园。他们无意中听到西红柿和胡萝卜的对话。

2. 西红柿一脸羞愧地对胡萝卜说："看看园丁对我做了什么。"说着，西红柿指了指自己被园丁戳伤的地方。胡萝卜眼含泪水，低头说道："你不是唯一的一个。"胡萝卜转过身来，那枯萎的身体上露出了一道长长的疤痕："这是园丁用锄头弄的。"

3. 胡萝卜继续说："我害怕再回到那里，害怕再次受到伤害。"

4. 西红柿回应道："我不喜欢和园丁在一起时的那种刺痛的感觉！"

5. 这时，佩斯和邦尼从灌木丛后面蹦了出来，兴奋地开始大喊。佩斯："我的爸爸，弗雷德。"邦尼："还有我的爸爸，巴尼。"佩斯："他们可以帮助你们，因为他们认识那些可以保护你们不再受伤害的人！"

6. 此时，胡萝卜和西红柿的脸上露出了惊恐的神情。西红柿说："园丁警告我们永远不要告诉任何人花园里发生了什么，他说这是一个秘密。"

7. 佩斯安慰道："我爸爸认识其他花园的园丁，他们知道如何真正照顾好自己的蔬菜。"邦尼补充道："有时候，即使好园丁也会伤害他们的蔬菜，因为从来没有人教过他们如何以正确的方式照顾蔬菜。"

8. 弗雷德和威尔玛穿着某种正式的服装来到园丁家，并敲门。园丁（园丁是无性别的角色）打开门后，弗雷德说："我们是来帮助你解决花园问题的。"园丁生气地说："花园里没有问题！"

9. 但弗雷德告诉园丁："我看到胡萝卜和西红柿身上有瘀伤和戳痕。我的工作就是把那些需要帮助的蔬菜移植到另一个安全可靠的花园里。任何人，即使是园丁，伤害蔬菜都是违法的。"

10. 看着园丁，威尔玛说道："你现在也需要帮助。你需要学习一些之前没有人教你的东西，那就是如何照顾好花园里的蔬菜。"

11. 接下来，故事开始分两边叙述：园丁去了园艺学校；蔬菜们则跟弗雷德和威尔玛走了。

12. 弗雷德和威尔玛把胡萝卜和西红柿带到新花园。新园丁打开门，微笑着迎接他们。

13. 离开之前，弗雷德告诉胡萝卜和西红柿："你们将在这里和新园丁待一段时间。"威尔玛补充道："然后你们将乘船旅行，在那里，你们会遇到许多人，他们会问你很多问题，这些问题可以让你们感到更安全。"

14. 新园丁正在给胡萝卜和西红柿展示他们的新床。[氛围非常温暖]园丁注意到西红柿流出了悲伤的眼泪，而胡萝卜则透露出恐惧的神情。

15. 训练有素的园丁对胡萝卜和西红柿说道："用你的想象力，幻想一下当一切变好时，悲伤是什么样子的 [看着西红柿]；幻想一下当一切都好起来时 [看着胡萝卜]，恐惧是什么样子的。花时间想一下悲伤 / 恐惧的颜色和形状，再想一想当一切变好时，他们会神奇地变成什么颜色和形状。"

16. 一会儿后，西红柿和胡萝卜都笑了。园丁说道："也许在其他时候，你们也可以用自己的想象力让这些感觉'变好起来'。"（注：配着一张胡萝卜和西红柿微笑的图，在他们上方有一个星型对话框，里面写着"一切会好起来"。）

17. 几天后，他们乘船出行：弗雷德掌舵，船里坐着威尔玛、西红柿、胡萝卜、新园丁、佩斯、邦尼以及小恐龙蒂姆。

18. 继续乘船前行的途中，他们在岸边停了下来，决定要参观岸上各式各样的摊位。其中有一个摊位叫"度量衡"。西红柿和胡萝卜进去后，非常有趣的角色开始帮他们称重和测量 [这是一次愉快的体验]。

19. 岸上还有好几个叫"问答亭"的摊位。西红柿和胡萝卜进入了其中一个摊位。出来时，一个蔬菜看起来很悲伤，另一个看起来很困惑。

20. 他们进入了另一个问答亭。这一次，他们出来时一个很愤怒，一个很恐惧。这些"问答亭"的工作人员都是有趣而友好的角色，他们其实真的想要帮助蔬菜们，而不是让他们不高兴。

21. 最后一个问答亭的工作人员是巴尼和他的妻子贝蒂。巴尼告诉蔬菜们："也许你还记得过去某个时候你最喜欢玩的东西。"[停顿]

22. 贝蒂说道："也许你还记得某个特别的时刻，想起它你便会不自觉地微笑。"[停顿]

23. 贝蒂补充道："无论什么时候，当你想让自己感觉好起来时，你都可以回忆一下这些美好的时刻。"蔬菜们微笑着点头说："是的！"

24. 巴尼和贝蒂加入了航行之旅。除了弗雷德外，其他人都回到了船上。配有一张图，显示巴尼在掌舵，而弗雷德趁大家不注意离开了船。

25. 船继续前进，遇到了两扇长得像耳朵一样的大门。蔬菜们说道："那些大耳朵是干什么用的？"巴尼回答说："它们是'听审'门，用来听审的。"［在大门上（即耳朵上）写着"听"这个字。］

26. 两扇大门打开了，船穿了过去。这时，蔬菜们开始害怕了起来。

27. 贝蒂提醒他们，"抓住过去那些愉快的回忆，幻想一下一切感受好起来的样子。"［在贝蒂提醒他们"一切好起来"之后，之前那张胡萝卜和西红柿回忆一切好转的图画上，他们的头顶多了一颗星星。］

28. 船通过门之后，所有的乘客都出来了，发现自己置身于一个大房间里，房间里有许多不认识的角色。

29. 蔬菜们注意到大桌子后面有个人，他背对着他们，戴着一顶特别的帽子。啊，就是弗雷德在他的小屋里戴的那顶。房间还有一些一本正经的角色，也戴着类似的帽子。［每个角色的帽子有共性，比如相同的形状或颜色；但每一顶帽子都有自己的不同之处。］

30. 突然，桌子后面的那个人转过身来，他就是弗雷德！蔬菜们既高兴又惊讶，松了一口气。

31. 全图描绘了法庭场景和所有人物，包括新园丁、老园丁、所有《摩登原始人》的角色、法庭工作人员、坐着出席的胡萝卜和西红柿以及一些作为背景的蔬菜观众。每个人都在专心听弗雷德讲话。

32. 弗雷德把文件摆在面前，开始讲话："有些园丁已经学会了如何照顾好他们的蔬菜。不久后，这些园丁就可以回到自己的花园。但其他园丁必须留在园艺学校，直到他们学会更多让蔬菜感到安全的方法。至于蔬菜，有的蔬菜很喜欢自己的新园丁，也许会决定和他们在一起更长的时间。有的蔬菜可能会被移植，直到他们找到能够让他们健康快乐成长的最好的土壤和气候。无论如何，我向你们保证，现在和将来都会有很多人保护你。"故事结束时，胡萝卜和西红柿看起来很满意。

除了故事本身外，这本漫画书还给孩子提供了一个整合的机会，让孩子将无意识资源信息投射到他们自己的生活中。在漫画的最后，我们通过"弗雷德"的角色详细展示了"艺术隐喻"一章中提到的"三部曲"绘画技术的具体步骤：

弗雷德："有时，会发生一些让我们感到害怕、难过或生气的事情。你可以在这一页纸上画出'感到害怕、难过或生气'的样子。"（第一幅画）

弗雷德："现在，画出这些感受好转后的样子。"（第二幅画）

弗雷德："很好！现在，画出能够让你感受好起来的东西。也许让你感受好起来的是一个玩具，或者一个微笑和拥抱，又或者一个快乐的日子，比如生日或节日。不着急，慢慢画吧。"

《摩登花园：保护蔬菜的弗雷德》结合了许多与本书介绍过的"讲故事"和"艺术隐喻"相关的理论和治愈策略。该项目是一个巨大的挑战，却也让我们获益良多。通过这个项目，我们将艾瑞克森的隐喻干预影响力从个人层面扩展到更广阔的社会视角。这也让我们更加确信隐喻在"社会意识和人际关系"中的重要作用。

注释

1. 美国漫威漫画旗下的超级英雄，由编剧斯坦·李（Stan Lee）和画家史蒂夫·迪特科（Steve Ditko）联合创造，初次登场于《惊奇幻想》（*Amazing Fantasy*）第 15 期。
2. 美国 DC 漫画公司（Detective Comics）旗下的超级英雄，由威廉·莫尔顿·马斯顿

（William Moulton Marston）于 1941 年创作。

3. 美国 DC 漫画公司旗下的超级英雄，由美国编剧杰里·西格尔（Jerry Siegel）和加拿大裔美国画家乔·舒斯特（Joe Shuster）于 1932 年联合创作。

4. 美国 DC 漫画公司旗下的超级英雄，由威廉·莫尔顿·马斯顿创作，1941 年 12 月出版。

5. T 先生原型为劳伦斯·图劳德（Laurence Tureaud）。

6. 有关"超级英雄"的影响和利用的最新文献综述，请见：L. C. Rubin, 2007. *Using superheros in counseling and play therapy*, published by Springer Publishing，New York。

7. 由斯坦·李和杰克·柯比（Jack Kirby）联合创作。

8. 翰纳 – 芭芭拉工作室旗下的角色，由编剧乔·鲁比（Joe Ruby）和肯·斯皮尔斯（Ken Spears）联合创作。

9. 化名贝约（Peyo）的比利时漫画家皮埃尔·库利福德（Pierre Culliford）于 1958 年创造了蓝精灵这个艺术形象。

10. 每个数字代表一幅漫画插图。

演变

第九章

从个体治疗到集体治愈

狂风吹倒了大树，树枝断了，叶子干了，根都露出来了——我心想，还有希望吗？就在这时，那个人来到我身边，说："可以再种。"他带着安慰的语气继续说道："当一棵像这样的树被强风吹倒并重新种植后，它会比以前长得更强壮。你看，树根会一直向下扎根，汲取它需要的营养。"于是，那棵树被重新种了起来。正如那个人所说，它长得比以前更强壮了。

在过去的几十年里，专业人士发表了许多关于创伤和依恋的文章，记载了二者在神经生理学、行为、情绪和人际关系等方面的影响（Carey，1999；Crenshaw，2006；Crenshaw & Hardy，2005；Duran，2006；Doidge，2007，Gil，1991；Perry，2006；Siegel，1999；van der Kolk，1987；Webb，2009）。作者们的贡献是革命性的，但我的直接经验告诉我，世界上并没有能解决一切问题的灵丹妙药。在创建集体治愈项目时，文化复原力以及对历史创伤影响的理解（Duran，2006；Duran & Duran，1995），都是我们必须考虑的关键因素。

本章将概述两个以"复原力"为重点的灾后集体治愈项目。我本人有幸成了这两个项目的开发和实施团队中的一员。在这个过程中，我所遇到的最大的挑战便是如何将本书中讨论的隐喻方法从个体治疗扩展到集体治愈。

下笔编写本章时，我想起了我最喜欢的一句荣格名言。他是这样说的："作为光明的传播者，作为意识的放大者，他们克服了黑暗，也就是说，他们克服了早期的无意识状态"（1934/1959，p. 169）。我希望，本章能够用隐喻的方式揭示复原力的力量，帮助更多的人照亮创伤事件带来的黑暗。如果能做到，也许我们便能成为荣格口中的"光明的传播者"和"意识的放大者"。

这两个项目分别是：

（1） 飓风"伊尼基"灾后项目：考艾岛偏远西区家人计划（Kaua'i Westside Ohana Activities Program），1992 年 9 月 11 日（Mills，1999，2001）[1]；

（2） "创伤疗愈及康复项目"（Hines，Mills，Bonner，Sutton，&Castellano，2007）：

- 第一部分："9·11"恐怖袭击事件灾后生活与工作重建计划；
- 第二部分："9·11"恐怖袭击事件及生物恐怖主义潜在威胁应对计划。

在这两个项目中，我使用了一系列的隐喻技术，包括隐喻故事、原住民教义、故事工艺品（Mills & Crowley，1986；Mills，1999，2001，2011；Hines et al.，2007）和治疗仪式（Hammerschlag，1993，2009；Hammerschlag & Silverman 1997；Mills，1999）。这些技术均可以被推广到后续计划中，用以应对持续的全球创伤事件。

在介绍项目具体内容之前，我必须强调两个对于成功建立文化知情的集体项目非常重要的问题。

1. 在治愈项目的开发中，如何利用"集体的参与"

- 与集体的长者或代表会面，了解他们的需求。
- 不要假设你知道他们需要什么，你所搜集到的外部信息是不够的。

- 让该集体中的部分人员成为项目的共同促进者，以最快地建立联结。如果有补助金，确保这些"代表"也在补贴名单之中。

2. **灾后，如何建立尊重文化多样性的联结**

- 了解该文化的饮食习惯，并在项目中安排适合的食物，以此表明你对其文化多样性的关切（如，对夏威夷人而言大米很重要；对搬迁到凤凰城里的卡特里娜飓风幸存者而言，粗玉米粉很重要）。
- 聆听该文化、该集体的故事。无论是真实故事还是神话故事，它们都是人们的血脉。
- 学习和使用尊重该文化、该集体的重要符号象征。
- 在活动期间，播放该文化喜欢的音乐。
- 尊重精神信仰。

项目一：考艾岛偏远西区家人计划

搬到考艾岛的第 10 天，飓风"伊尼基"突然来袭。据太平洋导弹基地测量结果显示，风速达到每小时 269 千米，飓风产生的阵风达每小时 365 千米。在庇护所工作后，我听取了社区居民的意见，清楚意识到考艾岛西区迫切需要一个因地制宜、文化包容的方案，以满足人民的需求。在当地社区的支持下，"考艾岛偏远西区家人计划"应运而生。该项目的实施直接回应了居民、教育工作者、神职人员和专业人员对"持续缺乏适合当地文化的青少年和家庭服务"的担忧。该项目由考艾岛儿童和家庭服务中心（Child and Family Services，CFS）资助，目的是为生活在偏僻西区的青少年（7—18 岁）及其家人（包括年幼的儿童和老人）提供文化包容、以复原力为中心的心理咨询服务和治愈活动。

此项目由三部分的服务 / 活动组成，囊括诸多基于当地文化的创意活动。

我们希望青少年及其家庭能够摆脱带来创伤后应激障碍的灾难，而转为更加关注"治疗和预防"。我称这种治疗模式为"创伤后应激疗愈"（Post Traumatic Stress Healing，PTSH；Mills，1992）。很明显，人们不希望再被问到那些会唤起创伤感的试探性问题，因为他们不想不断地重新经历创伤。我们咨询了社区长者、儿童、青年和家庭的宝贵意见，决定要把项目的重心放在"力量"上。该项目以本书前几章中提到的艾瑞克森哲学和隐喻原则为基础，免费向公众开放。

在"创伤后应激疗愈"模式下，我们将项目分为了三个部分。

自然疗愈活动

自然疗愈活动（Natural Healing Activities，NHA）是指那些能够营造安全和快乐环境的体验性、隐喻性、游戏性和学习性活动。在自然疗愈活动所营造的氛围里，青少年及其家人能够在避免二次创伤的情况下，通过直接的治疗干预表达自己。自然疗愈活动使用的基本技术包括：故事隐喻、艺术隐喻、故事工艺品、生活隐喻任务、仪式隐喻等（Mills & Crowley，1986；Mills，1989，1992，1999）。

每周孩子们放学后，我们会与当地外展工作人员在可卡哈（Kekaha）或外米亚（Waimea）邻里中心举办自然疗愈活动。艺术材料、食物和音乐都是体验的一部分。我们也会邀请当地受人尊敬的长者（Kupunas）向参加活动的年轻人和家庭分享他们的传统智慧。

以下为三个自然疗愈活动的例子。

- **梦之罐**（Mills，1999）：参与者会拿到一个底部有个洞的小陶罐。当他们握着罐子的时候，我们会讲一个能赋予他们"能量"的原住民故事。接下来，让他们闭上双眼，缓慢深呼吸几次，想象一下代表"美梦"的象征符号。然后，让他们睁开双眼，用代表美梦的象征符号装饰手中的陶罐。梦之罐是一种文化友好的创意干预方式。借此，青少年及其家人能够打开自己的"治愈象征"通道，从而更好地应对"夜间恐惧"等与飓风或其他创伤事件（如医疗或家庭问题）有关的隐性应激反应（如图9.1）。

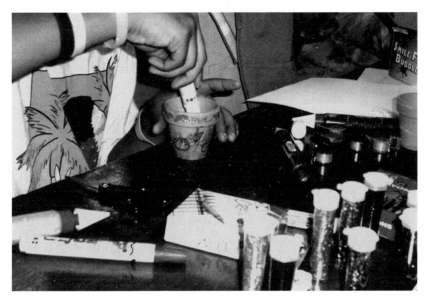

图 9.1

- **地球工艺品**：参与活动的青少年及其家人与工作人员一道收集飓风产生的大量废弃物（如折断的树枝、浮木、树枝、废弃的建筑用品和屋顶碎片等）。把所有收集到的东西放在一张大的野餐桌上；为参与者提供颜料、沙子、贝壳、胶水等材料，让孩子们将废弃物转变为艺术品。地球工艺品是非常重要的一种"故事工艺品（StoryCraft）"，它象征着转变和恢复：把破碎和损坏的东西恢复为完整、有价值的状态。后来，这些工艺品作为礼物送给了参与者的家人和朋友。

　　活动期间，孩子们送了我一份神秘礼物：一根从我家倒下来的树上砍下的木头，上面装饰着贝壳、图案和他们每个人的留言。这着实让我喜出望外。另一个令我印象深刻的地球工艺品是一片美丽的铁皮。这块铁皮是从屋顶上掉落下来的。孩子们发现了它，并把它画成花园的样子。后来，它被送给了当地的一家餐馆。重新营业时，老板高兴地将它挂在了墙上。

- **文化美宴**：一边聆听社区长者分享的故事，一边享用符合各自文化的食物。当地的儿童和青少年来自许多不同的文化，因此会提供各式各样的佳肴，如夏威夷菜、日本菜、菲律宾菜、葡萄牙菜等。我们也会邀请孩子参与食物的准备和烹饪过程。

谈话故事家长小组

谈话故事家长小组是一种非正式的活动，每周举办一次。在轻松的氛围中，父母、大家族的长辈以及其他儿童照顾者既可以随心分享自己的关切和感受，也可以询问与儿童、青少年或家庭有关的问题。谈话内容不会直接聚焦于飓风事件。但由于活动的非正式性，父母和家长反而能够开诚布公地分享自己对飓风的真切感受。

在小组活动期间，我们会安排外展工作人员帮助照顾儿童；部分工作人员还被训练成"副专业人员"，共同组织开展小组活动。

谈话故事中心

"谈话故事中心"是为了满足偏远西区对个体、儿童、青年和家庭的迫切咨询需求而设立的。据报道，飓风过后，偏远西区举办了许多短期项目，但这些项目在"文化敏感"（如尊重长者、尊重精神信仰和承认文化优势）上似乎并没有下太大的功夫。通过社区外展活动，我们获得了大量的反馈。这些反馈均表明了一个迹象：人们逐渐产生了不安全感和不信任感。因此，我们设立了"谈话故事中心"心理咨询服务。该中心着重强调复原力、治愈和预防，所采用的大多是"文化敏感"的方法（如讲故事、灵性活动和非侵入性互动）。

想要接受"谈话故事"咨询服务的人，只需前往中心或提前预约即可，无须填写表格或付费。

总结

"考艾岛偏远西区家人计划"是一个以力量为基础，以创伤后应激疗愈为重点的灾后项目，目的是帮助当地受飓风"伊尼基"影响的青少年和家庭。该项目的成功，除了归功于贯穿本书的根本原则和隐喻原则外，也离不开我们在项目开发和实施对本土文化的考量，更少不了当地人员的积极参与。他们所呈现的复原力，至今仍然是我们心中的一盏明灯。

项目二：创伤疗愈及康复项目

2002 年 1 月，创伤疗愈及康复项目（Healing and Recovery after Trauma，HART）的项目经理查尔斯·埃塔·萨顿（Charles Etta Sutton）邀请我加入其项目开发团队。这是一个为社区免费提供灾后服务和援助的项目，针对人群包括毗邻纽约的县城（和 / 或有大量居民此前在纽约工作的县城）的青少年及相关专业人员。该项目扩大了学校 / 社区干预措施的可用性和可及性。通过这个项目，我们向遭受"9·11"事件影响的儿童和青少年伸出了援助之手，同时也希望能够帮助人们更好地应对恐怖主义行动的持续威胁。

此多维创新项目有着如下三个特别的目标。

（1） 向儿童、青少年及家长／家人提供信息、支持、应对策略和服务，以防止／减少创伤事件暴露后可能产生的带来持续威胁的负面后遗症和二次创伤。

（2） 提高教育工作者和青少年服务提供者对以下方面的认识：①生活受到恐怖主义直接或间接影响的青少年的情感需求；②可采取的干预措施，以满足青少年的需求；③创伤后应激的迹象，以及；④避免"同情疲劳（compassion fatigue）"的方法。

（3） 提高当地服务提供者的能力，帮助他们"复制"此项目的服务模式，以更好地针对已发生或未来可能发生的恐怖袭击，为青少年和家庭提供服务。

针对以上目标，我们将项目分成了三个部分：① HART 团体促进者培训（针对具有所需专业知识的本地人员）；②振作（TAKE HART）家庭活动；以及③前线服务者培训／咨询（如 HART 系列课程）。

HART 团体促进者培训：此培训致力于在当地招募潜在的团体促进者，为不同的人群（如失去父母的孩子、失去配偶的夫妻、失去孩子的父母、目睹惨剧的青少年儿童、有亲朋好友去世的家庭）设计不同的团体活动（儿童、青少年和成人的需求不尽相同）。

TAKE HART 家庭活动：为青少年儿童及家长设计的持续一整天的创造性／启发性的项目，包含以情感表达、认可、教育和社交支持为重点的大大小小的团体活动。我们利用结构化的课程培训了一批当地的心理健康专业人员。他们可以为活动提供符合 HART 原则的专业支持。

在某次 TAKE HART 家庭活动开始前，小男孩克里斯走到房间前部的大白板前，画起了飞机与双子塔相撞的场景。一整天的活动结束后，所有参与者回到了我们第一次见面的房间。在没有任何指引的情况下，克里斯蹦蹦跳跳地跑到黑板前，在两座塔之间和周围的位置画了几颗爱心，还在背景中加入了一个灿烂的太阳。克里斯指着画道："这就是希望和爱！"说罢，笑逐颜开的他回到了父母身边（Hines et al.，2007）。

克里斯的画展示了非侵入性体验所促进的变革性转变。我们并没有强迫克里斯和其他参与者分享他们的经历。他们参与的只是一些创造性活动。但正是这些活动，激活了他们内在的治愈资源。

HART 的传递与延续

项目开始之前，我们给各大组织、学校和社区发放了大量的"招募信息包"，里面包含许多与 HART 项目相关的实用信息，包括① HART 共同赞助信息；②项目信息：英文 / 西班牙双语的各类文件，如《给家长的信》《项目报名表》等；③关于 4 门 HART 课程的传单（其中有一门课程专门探讨如何"增强青少年的复原力"）和报名表；以及④ HART 服务信息文件，包含联系信息和一张印满了具体提供的服务的传单。除此之外，我们还邀请了嘉宾前往社区机构和组织发表演讲，并挑选了潜在的社区领导者和服务提供者。

首个 HART 活动成功举办后，我们又陆续推出了若干个类似的心理教育干预活动。第二个活动针对的是前线紧急医疗服务（emergency medical services，EMS）提供者、紧急医疗技术人员（emergency medical technician，EMT）及其家属，目标是帮助他们学习应对策略，更好地为灾难做准备和提供响应支持。第三个活动针对的是失去成年子女的父母。第四个活动针对的是因恐怖袭击而流离失所的工人。每次活动均持续一整天，包含 7 个模块。我们有时候会按照参与者的发展年龄进行分组，有时也会混合不同的年龄段共同参与活动。我们希望能够使用兼具治愈和教育意义的方法，满足参与者的心理、情感、生理、关系和精神需求。值得一提的是，这些活动使用了许多本书所概述的技术，包括"梦之罐"（Mills，1999）和"好转日志"[2]。

有一位参与者告诉我们，他对这个项目感觉很好，因为无须被迫重温创伤。在此前参加的危机事件应激晤谈（Critical Incident Stress Debriefing，CISD）中，他曾被迫回顾可怕的经历，最终受到了二次创伤。因此，他很犹豫是否应该参加本次活动。但如今，他不仅重获希望，还掌握了一种新的"不会使自己或家人再次受到创伤"的沟通能力。

另一位参与者称，他把"梦之罐"带回家与家人分享。妻子很喜欢，并打算在下个礼拜日把梦之罐分享给他们所在的青年教会团体。

专业课程

作为"家庭活动"的补充，我们专门为经历过"9·11事件"的青少年服务专业人员（即教育工作者、临床医生、心理咨询服务提供者和神职人员）设计了一系列课程，以帮助他们系统地认识创伤幸存者的特殊需求，及掌握能够满足这些需求的技能和策略。这些课程的主题包括：

- "青少年＋创伤"认知提升
- "受到创伤的青少年"的有效识别、干预和转诊
- 消除责备、偏见和歧视
- 强化青少年的复原力

总结

与"考艾岛偏远西区家人计划"一样，"创伤疗愈及康复项目（HART）"与"危机事件应激晤谈"等方法相比具有明显的优势。原因在于，HART为参与者提供的间接性、隐喻性和创造性的活动使他们重新获得了力量感和治愈感。在我们的方法中，我们不会让青少年儿童、家庭和社群去重新体验创伤记忆或任何引起不适的事件。相反，我们专注于创造一个"心理复原力"能够顺

其自然绽放的环境。这个过程中，我们形成了一股团结的力量，在需要时给予彼此情感和专业上的滋养。

"蝴蝶翩翩起舞，鸟儿筑巢安窝，树木因此繁衍生息。"

注释

1. "考艾岛偏远西区家人计划"由考艾岛儿童和家庭服务中心青年服务办公室（Office of Youth Services through Child and Family Services–Kaua'i）资助。
2. 详见第七章。

第十章

故事游戏治疗

游戏是孩子的语言，故事是游戏的语言。

在生态世界中，进化、变化总是无可避免。儿童和青少年心理治疗也是如此。秉承着本书所阐明的各种原则，我的工作触及世界各地。我发现，隐喻干预的效果似乎跨越了文化界限，总能在需要的时候给儿童、青少年、家庭和社区带来宽慰。

2002年，本书前几章提到的哲学、理论、方法以及改变了我人生轨迹的跨文化/原住民交流经验，逐渐演变成了"故事游戏（StoryPlay®）"治疗模式。这是一种强调"复原力"的艾瑞克森式间接性游戏治疗模式。在这个模式下，故事、游戏和创造力的治疗力量被交织在一起，为经历过悲伤、创伤、虐待或丧失的儿童、青少年、家庭和社区，以及患有多动症、依恋障碍和感官失调的儿童提供了促进"转化性治愈"和"积极解决问题"的方法。

故事游戏治疗[1]的六个根源

根，是树木存储资源和茁壮成长的根本。和树木一样，故事游戏治疗也有六簇根，每根均承载着宝贵的价值原则、资源和启迪。有了它们，故事游戏治疗方可深根固本，茁壮成长。其中，主根为艾瑞克森博士的以力量为基础的催眠和心理治疗原则（O'Hanlon，1987），而另外五簇根同样为"大树"的成长提供了根本支撑。

1. **米尔顿·艾瑞克森博士的原则——主根**：主根是大树成长的根本所在。稳固的主根能够促进其他根的健康成长。而艾瑞克森的基于个人力量的治疗原则，是故事游戏治疗的"隐喻主根"，也是其他根苗壮成长的保证。

2. **跨文化智慧和治愈哲学**：我的工作与美国原住民、夏威夷人，以及与生命、灵性和治疗相关的跨文化智慧息息相关。如今，跨文化智慧和治愈哲学已经渗入故事游戏治疗所有的原则和价值观之中，也成了心理神经免疫学（psychoneuoroimmunology，PNI）的研究对象之一。

3. **现实生活／神话中的故事和隐喻**：故事和隐喻是传达信息和想法的一种方式。它们更加间接，却更有意义，因为它们能够绕过层层阻力，打开来访者"接受性交流"的大门。通过分享自己的个人生活经验、创造虚构幻想故事及利用传统的神话故事，孩子将探索看待困难与障碍的新方法，最终找到创造性的解决方案。这种媒介逐渐成了故事游戏治疗的重要根源之一。

4. **游戏治疗**：研究表明，游戏对儿童的健康发展至关重要（Brown，2009）。游戏治疗领域的理论和原则为故事游戏治疗提供了重要的根基。通过故事游戏，孩子们可以使用他们喜欢的游戏语言来表达他们的经历、想法、欲望和情感，从而进一步克服障碍和解决问题。

5. **自然世界**：生活除了互联网、书籍和玩具外，还有美好的自然宝库。大自然是我们学习成长的重要信息来源，能够帮助我们以一种舒适的方式实现治愈。季节、天气、树叶、羽毛、贝壳、蝴蝶、动物、花朵，甚至像苍蝇这样令人讨厌的昆虫，都可以作为故事游戏的教育和治疗工具，帮助来访者促进"转化性变革"（Mills，1999）。

6. **创造力**：所有新的想法和解决方案，其核心都是利用我们富有创造力和想象力的思维去为来访者带来转化性的改变。故事游戏治疗鼓励治疗师激活和利用来访者的创造性想象力，从而探索创新，找到治疗、思考和存在的新途径。

根深叶茂

从图 10.1 可看出，故事游戏治疗在原有的六簇根的基础上，已经逐渐延伸于教育、人生教练（life coaching）[2] 等领域。目前，这些新"分支"的效力正处于研究和开发的初始阶段。

完美的光之碗：一个关于希望、治愈和复原力的文化故事

在考艾岛居住的那段时间里，我无意间听到一位老祖母（名为 Kaili'ohe Kame'ekua）和她的孙儿们讲述了一个古老的夏威夷故事。故事的名字叫作"完美的光之碗"（Lee & Willis，1990；Mills，1999；Mills，2006，pp. 207–13）。这个神圣的文化故事很好地体现了艾瑞克森游戏治疗（2001）和故事游戏治疗（2011）所蕴含的隐喻哲学。后来，我从当地的孩子和老人口中听过若干次这个故事。在这里，我想尽可能还原一下我第一次听到的那个版本。

传说中，每个孩子天生就有一个"完美的光之碗"。有了它，孩子可以和鱼儿一起游泳，可以骑在鲨鱼的背上嬉戏，也可以与鸟儿一起在天上飞翔。完美，无缺。但就像我们的生活一样，他们也遭遇了一些不好的事情，如痛苦、嫉妒和愤怒。这些伤痛就像一颗颗石头，被放进了碗里。很快，孩子变得像

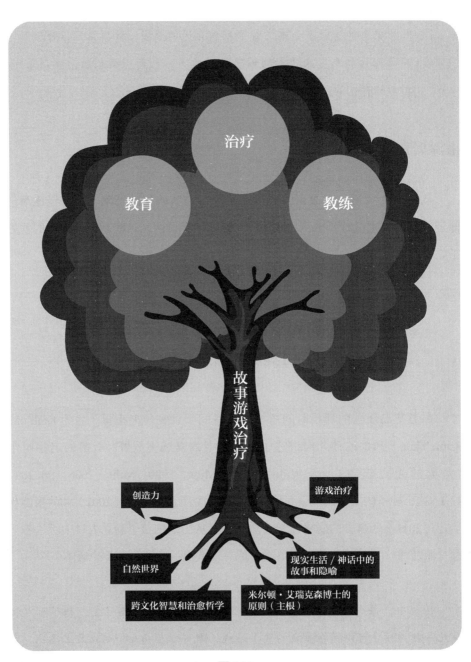

图 10.1

石头一样，无法成长。但奇妙的是，孩子只需要学会一件事就可以解决这个问题：将碗倒扣，清空里面的石头。而他们的光，其实一直都在碗里，从未离去。

艾瑞克森博士曾说过："孩子们拥有学习和探索的内驱力。对他们而言，每一项刺激都提供了一个学习新的回应方式的机会"（Erickson，1958b/1980）。故事游戏治疗的理念和艾瑞克森博士的看法不谋而合。就如"光之碗"的故事一样，故事游戏治疗师的工作专注于孩子内在的光芒（内在资源、天赋、技能），以及帮助他们清空屏蔽其光芒的象征性石头（痛苦、恐惧、自我怀疑）。在故事游戏治疗中，孩子不会被视为过去创伤的幸存者，而是大千社会中重焕新生的一员。这也提醒了我们：伤疤只是过去的标志，而不是我们要去的地方（Mills，2001，p. 507）。

在飓风"伊尼基"的灾后援助活动中，我们和孩子们讲述了这个故事，还让他们用黏土制作了属于自己的光之碗。就这样，"光之碗"变成了一种神奇的故事工艺品，与众多自然疗愈活动一起治愈了当地的儿童（如图 10.2）。

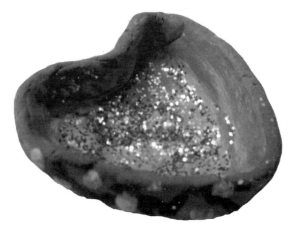

图 10.2

在光之碗活动中，孩子们的创造力自然而然地浮现了出来：每个人的碗都有着独特的形状，有的像海龟，有的像花蕊，有的像海浪，有的像爱心，有的像蝴蝶……我让他们收集了一些石头，想一想对自己来说这些石头代表着什么。接下来，我鼓励他们找个地方把石头倒掉。通过制作光之碗故事工艺品以及"倒石头"这个治愈性仪式，孩子及其家人终于重新与自己的内在力量建立起联结，最终放下了"活在飓风中"的恐惧和创伤。从那时起，"光之碗"故事工艺品技术成了故事游戏不可或缺的一部分，被传播到了世界各地。

故事游戏治疗的十二条法则

在艾瑞克森博士根本原则的基础上，我们归纳出了十二条对故事游戏治疗至关重要的法则。

（1）不再强调诊断标签：识别并欣赏每个孩子内在的独特能力（光之碗中的光芒）。

（2）帮助孩子识别他/她的象征性石头：情感或身体上的痛苦。

（3）提供可以帮助孩子学习如何清空他/她的象征性石头的方法，从而披荆斩棘，实现"治愈"和"自我欣赏"。

（4）保持心理、情感、身体和精神的平衡。

（5）保持一颗爱玩的心（Geary & Zeig，2001；Mills，2001）。

（6）关注当下，以观察和利用"隐微线索"。

（7）学会利用而不是分析孩子在口头和游戏中呈现的信息；获得如鹰般敏锐的洞察力（Mills，2001）。

（8）在治疗过程中穿插使用间接性暗示，以促进积极改变。

（9）识别和整合"意识之外"的感官系统，以实现感官协同（Mills & Crowley，1986）。

（10）掌握促进"转化性治愈"的两种范式：交织法[3]（Braiding Process；

Mills，1989）；治疗性蜕变（Therapeutic Metamorphosis；Mills，1999，2007）。

（11）不要捏造或篡改信息……要重构信息。

（12）勾画未来：确定目标并制订实现目标的步骤。

间接性暗示：实现治愈的复原力通路 [4]

传统而言，游戏治疗主要分为指令性（Directive）和非指令性（Non-Directive；即以儿童为中心）两种。在指令性游戏治疗中，治疗师会给孩子提供特定的指令；而在以儿童为中心的非指令性方法中，治疗师会反映孩子在做或说的事情，而不做任何评论或引导性建议。而故事游戏治疗师则结合了"儿童为中心"和"指令性"两种元素。换言之，故事游戏是一种融合了其他模型的综合性方法，但同时包含了其他模型没有的重要的新元素。

故事游戏治疗的独特之处在于，治疗师可通过穿插暗示来处理孩子呈现出来的问题（Erickson，1966/1980；Lankton & Lankton，1989；Lankton & Matthews，2008；Mills & Crowley，1986）。这些暗示可促进儿童在无意识层面转向积极的解决方案，并且能够帮助儿童重新联结隐藏的技能和资源，培养其内心的希望和复原力。当孩子专注于游戏活动时，治疗师其实是在与孩子的无意识思维进行交谈。我们不会去分析，而是接受和利用儿童在治疗中所提供的信息。

下面的案例很好地展示了上述三种不同类型的游戏治疗。

梅丽莎的花园

场景

9 岁的梅丽莎在学校里不愿参加集体活动，无法完成作业，也无法组织好手头的任务。因此，她被转介来接受游戏治疗。学校的心理咨询师曾尝试帮助梅丽莎培养认知、组织能力，妈妈也在家里给她后续支持（单亲家庭）。然而，孩子的退缩和混乱仍在持续。

进入游戏室后，梅丽莎四处张望了几分钟，随后一直盯着艺术创作区，问她能不能做点什么。她注意到塑料袋里装满了树叶、花朵和蝴蝶玩具。她开始挑选各种形状和大小的花和叶子，问是否能用胶水将这些"收藏品"粘在某个地方。我给了梅丽莎一张海报纸和一个圆形纸盘。她选择了后者，来回倒腾，尝试把花、叶子和蝴蝶粘在盘子上。

在**指令性游戏治疗**中，治疗师可能会说：

"梅丽莎，你可以把花、叶子和蝴蝶粘在盘子上，创造一个美丽的花园。"

在**非指令性**、**以儿童为中心的游戏治疗**中，治疗师可能会说：

"你挑选了许多五颜六色的花、叶子和蝴蝶，并把它们放在盘子里。"

在**间接性的故事游戏治疗**中，治疗师可能会说：

"我看到一件很有趣的事。你知道如何准确地摆放盘子里的那些花、叶子和蝴蝶……你很清楚在你心中摆放好的样子。就好像花儿在向树叶伸手，邀请蝴蝶加入。"

上述的故事游戏模式包含以下暗示："（看到）你知道如何准确地摆放"；"你很清楚在你心中摆放好的样子"；"伸手"；"邀请"和"加入"。这些信息被有机地交织在这个回应之中，对应了梅丽莎正在处理的每个问题。事实上，治疗师没有指导孩子做任何事情，也没有反映孩子在做什么或说什么。相反，我们通过一种明确易懂的方式，将这些信息传递给孩子的无意识，从而深化治疗过程，挖掘孩子内心的复原力。在这种更加"宏观"的间接性回应之中，暗示信息最终会像维生素一样被儿童的无意识思维所吸收，从而促进治愈和复原力。

间接性暗示其实不是什么新的概念。在本书第一章中提到，艾瑞克森博士曾用一个西红柿的隐喻帮助一个叫"乔"的病人缓解疼痛。在讲述这个隐喻故事时，艾瑞克森博士穿插了一些关于希望、安慰、治愈和幸福的暗示。他的意图是"激活无意识的联想模式和反应倾向"，使乔的意识能够以一种新的、更好的方式做出反应（Erickson，1966/1980，p. 271）。

除了隐喻故事外，故事游戏治疗师还会在创造性活动和各种各样的游戏活动中穿插这样的间接性暗示，从而塑造更好的治疗和学习环境。在这样的环境中，我们可以刺激每个孩子的无意识"复原力通路"。在治疗之前，孩子的复原力通路可能曾因为痛苦、创伤、恐惧、自我怀疑或学习上遇到的困难而蒙上阴影，甚至完全堵塞。在梅丽莎的例子中，治疗师的穿插暗示（"你知道如何准确地摆放"；"你很清楚在你心中摆放好的样子"；"伸手"；"邀请"和"加入"）均是为了激活对应问题的内在资源，让孩子从"退缩""无法完成任务"和"混乱"转变为积极的"参与""完成"和"井然有序"。

以下是两个发生在寄宿制青少年治疗中心的案例。请留意一下治疗师在故事里穿插的间接性暗示，以及所使用的技巧，如"文化故事""关注当下以抓住和利用隐微线索""重构问题""勾画未来"，等等。

拒绝的重要性

在某寄宿制青少年治疗机构工作期间，我遇到了一个有趣的挑战。在讲完"光之碗"故事后，我给在场的青少年每人发了一块黏土球，让他们用来创造自己的光之碗。临走前，我走到他们身边与他们握手，以表达我对其积极参与的感谢之情。人群中有一个身材高大、肌肉发达、脸上带着傲慢的表情的男孩，他叫罗素。当我走到他身边时，他尖锐地宣称"我才不干呢"，然后把他的黏土球还给了我。我看了他一眼，又将黏土球递回给他，说："没关系，你可以留着它。你甚至可以自己决定什么时候使用它、什么时候扔掉它。"我接着说道："你知道吗，我很高兴听到你知道你不想做什么。在生活中，知道自己不想做什么和知道自己想做什么一样重要。"

临走前，我又重复了一遍："记住，知道自己不想做什么和知道自己想做什么一样重要。"

当时我不知道的是，原来罗素正试图摆脱其所在的帮派，但一直不知道该怎么办。为了保护自己，他学会了表现得很强硬，但私底下，他一直纠结于如何做出更好的选择，如何获得更安全、更幸福的生活。后来，我得知他很喜欢打鼓。和工作人员交谈时，我建议他们联系当地的印第安原住民部落，询问是否有鼓匠可以到中心教他制作一面鼓。我分享说，鼓将我们与心跳联系在了一起，而罗素正需要与自己的心重新建立联系。

大约 6 个月后，我再次回到中心，得知罗素真的做了一面鼓，还加入了一个鼓乐团。与孩子们和工作人员重聚时，罗素问我能否再讲一次那个故事。我假装不知道他指的是什么。他微笑着说道："你知道的，就是那个有碗、有石头、有光的那个。"我点了点头，再次娓娓道来。这一次，当我绕场一圈和他们告别时，罗素微笑着站在人群里，手里捧着属于他自己的光之碗。

篮子的启迪 [5]

以下是一个在游戏和艺术创作过程中穿插间接性暗示的例子。事情发生在罗素住过的那家寄宿治疗机构。某次活动中，我遇到了一群因身体虐待、性虐待、被忽视或药物滥用而引发严重情绪问题的少女。早些时候，我和女孩们碰过一次头，一起围着讲了些故事。交流中，女孩们就安全和自我保护的问题表达了自己的观点（Mills，in Geary & Zeig，2001，pp. 506–21）。

走进中心偌大的餐厅时，我注意到女孩们面前的桌子上堆满了彩色的手工纸。房间非常嘈杂，大多数女孩都跑来跑去，或把手工纸扔来扔去，就是没有做该做的事。教官（一名艺术治疗师）一直在反复试图引起她们的注意。但这群精力充沛的孩子们，即使勉强停下来集中注意那么一两分钟，很快也会再次分心。为了更好地"关注当下"，我问其中一个女孩她们在做什么。小女孩没有抬头，回答道："篮子。"此时，我想起了我从一位美国原住民教师那里学到的关于编织篮子的故事，并决定与女孩们分享。我是这样开始的：

"你知道吗，篮子是很有趣的……篮子里可以装一些非常特别的东西。有一些篮子还配有盖子，你可以把珍贵的秘密锁在里面……当你想要取出一些重要的东西时，只有你知道该在什么时候用怎样的方法打开它。而且，你也清楚怎样把盖子盖上，让所有的秘密都安全地躺在篮子里。你可以自己决定该放进去什么东西，该取出什么东西。"

这时，15岁的珍妮特向我展示了她在制作的篮子。珍妮特用手指开合着她的篮子，重复说道："是的，有时是合起来的……有时是打开的……里面是安全的。"这时，其他女孩看了过来，我再次强调说："你可以自己决定该放进什么东西，该取出什么东西。你非常了解如何做才是安全的。"

思考了片刻后，珍妮特说："乔伊斯阿姨，这有点儿像我们的生活，我们可以自己决定该放进什么东西，该取出什么东西。"这时，在场的那位艺术治疗师向我点了点头。我微笑着回答说："没错，篮子是很有趣的，你也很了解自己想要过怎样的生活。"

在这个过程中，女孩们没有心不在焉，一直在兴奋地互动着。她们一边动手编织自己的篮子，一边思考该把什么物品放进篮子里。随着故事的流动，新的设计出来了，联结也延续了下去。

问题与礼物

每次治疗开始前，我都会问自己一个问题："如果我只能和孩子相处一小时，之后再也见不到他了，那么，我希望他带着怎样的体验、想法或感受离开我的办公室呢？"

答案因人而异。对我而言，我认为我们的职业本质上应是神圣的、充满仪式感的；当我们使用自己的天赋与儿童、青少年和家庭工作时，我们要秉持着一颗真诚和关爱之心；我们要为孩子插上飞翔的翅膀，使他们能够飞越面前的诸多挑战和挣扎；我们要激励孩子，使他们能够带着平和、希望和灵感充分发挥自己的潜力。

注释

1. 摘自 "*StoryPlay® foundations: A training and resource manual, 2011*"，获作者米尔斯博士授权。

2. 戒毒生活教练、双语教师和咨询师乔·勒格伯格（Joy Rigberg）开发了名为"康复下一步（Next-Step Recovery）"的计划。这是一个针对近期完成了戒毒项目的药物滥用患者的辅导计划。此外，勒格伯格和我共同设计了一个受资助的计划，旨在将故事游戏治疗打造成生活技能强化项目（Life Skills Enrichment Program），引入学校。

3. Mills, J. C., 1989, No more monsters and meanies. In M. D. Yapko, (ed.), *Brief therapy: Approaches for treating anxiety and depression* (pp. 150–70). New York, NY: Brunner/Mazel.

4. J. C. Mills, 2011, *StoryPlay foundations: A training and resource manual.*

5. *The handbook of Ericksonian psychotherapy*, pp. 517–18. Originally published in 2001 by the Milton Erickson Foundation Press；米尔顿·艾瑞克森基金会授权转载。

后记

平和与美丽

在一个愉快的夏日，我和三个朋友坐在旧金山金门公园日本花园内的露天凉亭里享用小吃。过了一会儿，一个亚洲家庭经过。他们一行五人，分别是父亲、母亲、女儿和爷爷奶奶。小女孩看起来大约 4 岁。她在我们桌子附近徘徊，边玩边好奇地看着我们。我们询问一旁的父亲是否愿意让孩子和家人坐下来一起吃点东西。他微笑着大方地同意了。

在小女孩吃奶酪时，我问她爸爸孩子叫什么名字。

他轻轻地回答说："WRONG。"

我非常惊讶，说道："WRONG？你可以拼写一下吗？"

父亲回答道："R-O-N-G。"*

我又把名字拼读了一遍，问道："很有意思。她的名字有什么特殊的含义吗？"

他回答道："有。这是一个中文名字，翻译过来就是'平和与美丽'的

---

* WRONG 与 RONG 在英文里同音，前者为"错误"的意思，后者为汉语拼音。——译者注

意思。"

我和朋友们坐在一旁，你看看我，我看看你。父亲的这番解释让我们恍然大悟。我们认为这实在太好了！每当我们在尝试新事物担心"出错"时，便可以回想一下这段经历。稍微翻译一下，"错"的担忧也许就能变成一种"平和与美丽"的感受。

泡泡女士

神奇无处不在。有时候，它就在我们眼前，而外部的束缚却让我们与它擦肩而过。对我而言，与"泡泡女士"的邂逅便是一次非常神奇的体验。

事情发生在斯科茨代尔艺术中心的露天公园。当时，我正坐在草地上享受着二月亚利桑那州温暖的微风。突然，我的注意力被对面的大型喷泉吸引了过去。我注意到一位年轻的女士正在吹泡泡。就是那种常见的泡泡，你只需要往彩色的塑料瓶子蘸一点泡泡水，就可以从洞里吹出美丽的泡泡。我留意到，路过的孩子和大人大多浮现出欣喜和好奇的表情，每个人似乎都被这美丽的泡泡给迷住了。在天生好奇心的驱使下，我穿过公园来到她吹泡泡的地方。写到这，我必须补充一点信息：其他路人并没有靠近这位女士，也许是因为她那身奇异的"哥特风"服饰——黑色皮革背心、黑色裤子、黑色 T 恤，还有满是钉子的银项链和手镯。

"你好，我叫乔伊斯。"我一边说，一边礼貌地伸出手。这位年轻女子看上去很惊讶，可能没料到有人会和她说话吧。不过，她还是把手伸了出来，说："你好，我的名字是 Spooky。"

是的，你没听错，她说她的名字叫"Spooky"，也就是"怪异吓人的；阴森可怖的"的意思。我笑着说，我觉得这是个很棒的名字。Spooky 继续吹着泡泡，路过的男女老少都被吸引了。

我接着说道："你有没有注意到自己给路过的人们带来了多少快乐

呢？"Spooky 再次露出了惊讶的表情，回答说她并没有注意到，她只是喜欢吹泡泡而已。

我问她是什么时候开始喜欢上吹泡泡的。Spooky 的回答非常神奇："你想听一个关于这一切如何开始的故事吗？"作为一个讲故事的人，她的这些话语在我耳中就如音乐般美妙。我毫不犹豫地回答说："想，我很乐意听一听这个故事。"于是，Spooky 开始说……

"当我还是一个小女孩的时候，家附近有一位老太太，她总是在吹泡泡。早上吹，中午吹，晚上也在吹。我问她为什么要吹泡泡。她说：'每个泡泡里，都能看到一道彩虹。'[Spooky 一边讲故事，一边继续吹泡泡。]每一道彩虹，都是地球上某个孩子的灵魂，也是那些离开这个世界去到天堂的人的灵魂。我吹泡泡是为了纪念这些孩子的灵魂，帮助他们更好地完成旅程。"

当 Spooky 讲完她的故事时，我的眼睛里已噙满了泪水。我意识到，在这个特别的年轻女子身上，有着一种关爱和治愈的天赋。我问她，我是否可以把这个故事分享给其他人。我向她解释了我的工作，告诉她我把故事当成"精神维生素"来帮助他人实现疗愈。我答应她，当我再次讲起这个故事时，一定会提起这个故事的由来以及她的名字。Spooky 笑了，一边走一边继续吹着她的泡泡。

从那以后，我没再见过她。但我知道，她独特的存在，她奇妙的故事，将永远触动我的灵魂。各位有空时，不妨也吹一吹泡泡，看看那美丽的彩虹，继续分享这奇妙的故事。

美国儿童援助组织章程

兄弟姐妹紧急关怀计划

漫画书项目

目的

本漫画书计划用于曾遭受严重身体虐待或性虐待且被带离原生家庭的儿童。通过漫画传递的知识，我们希望儿童能够更好地了解发生的事情；了解相应的程序如何能够保护他们的利益；降低对"保护性监护程序"和"法庭"的恐惧。

此漫画无须过于详尽，也无须刻意解释具体某地的诉讼程序或法庭场景。我们的目标是帮助养父母或其他成人更好地向儿童解释已经发生或可能会发生的事情。

建议内容

1. 善良的人，如父母、亲戚、朋友和其他成人，有时也会做出伤害孩子的事情。

2. 孩子可能认为自己是唯一被父母、亲戚、家人朋友伤害过的人，但其实还有很多孩子也有类似的经历。孩子可能会感到受伤、不受欢迎、孤独、悲伤、内疚、害怕、无助或焦虑。

3. 孩子受到的伤害有很多种：

   - 打（拳头，或棍子、皮带或电线等物品）；
   - 推（推倒或推向墙）；
   - 扔（将婴儿扔到半空，对着墙扔）；
   - 掐；
   - 摇；
   - 咬；
   - 烫（用火、香烟、热水）；
   - 孩子吃不饱；或食物类型不恰当；
   - 不干净；
   - 身体不舒服时无法得到医疗护理（如不带孩子去看医生或牙医，不让孩子吃药）；
   - 没有合适的衣服（如衣服不够，只有破旧的衣服，只有脏衣服，只有不合身的衣服）；
   - 性骚扰（抚摸、触摸私人部位、性交、鸡奸、口交、偷拍照片等）；
   - 留儿童独自在家，没有大人照顾孩子。

4. 警察是儿童的朋友。

   - 如果孩子在家里受到伤害，警察会把孩子带到安全的地方；
   - 孩子可能会被带到一个有许多其他孩子的更大的地方；
   - 如果孩子受伤，可能会被带到医院或私人医生处；
   - 孩子如果无法留在原来的家庭，可能会被送给寄养父母照顾；
   - 警察需要问很多问题来确定伤害孩子的人以及伤害方式；

- 警察经常请社会工作者帮助孩子，并在法庭上告诉法官发生了什么事；

- 警官将上法庭与法官谈话。

5. 少年法庭是当儿童受到伤害时人们会与法官、专员或仲裁员谈话的地方。这是一个做出决定的重要地方。少年法庭通常坐落于一座有许多独立审判庭的大建筑物里。

6. 法庭上的会议被称为"庭审"。法官将听取每个人对孩子是如何受到伤害的，以及该如何处理的意见。

7. 上法庭可能会很可怕，因为孩子不明白发生了什么。

8. 孩子经常害怕、紧张，担心将要发生的事情。

- 有时，孩子在庭审前焦躁不安，难以入睡，或做噩梦、尿床；

- 有时，孩子会退缩，不愿建立新的依恋；

- 有时会出现哭泣、呕吐、吮拇指、甩头、撒谎、暴食、拒绝进食、不信任他人或缺乏信任的情况；

- 有时孩子难以进食或集中注意力；

- 有时，兄弟姐妹相互依附，试图彼此安慰。

9. 法官能够给予帮助。

- 法官希望能保护孩子的安全，不让孩子受伤；

- 法官不会惩罚父母或孩子；

- 若孩子不愿意在父母或他人面前表达，可申请与法官在法官办公室私下交谈；

- 由法官决定孩子的住处，孩子可以告诉法官想住和不想住的地方，法官不一定会让孩子住在自己想住的地方；

- 法官会告诉父母"孩子和他们重新生活"的必要条件。

10. 听证会可能不止一次。第一场听证会叫作拘留听审，法官通常会决定孩子临时的住处，直到每个人都准备好向法庭做出完整报告。如果孩子被扣留，那他就不能返回自己原来的家庭。在几周后召开的下一场听证会前，他必须和其他亲人住在一起，或者被分派到收容所或寄养家庭。

11. 少年法庭庭审涉及多方人士。帮助孩子或参与庭审的人员包括：

（1）寄养家庭——寄养家庭将为无法在家居住的孩子提供住处。寄养父母会为孩子提供食物、衣物，保证孩子有舒服的睡眠场所，有好玩的事可以做。寄养父母明白孩子可能会感到不安和害怕。寄养父母会安慰孩子，并向他们解释所发生的事。孩子可以告诉寄养父母自己的感受，如想吃什么，自己最喜欢的娱乐活动是什么；也可以进行提问。

（2）社工——社工负责帮助孩子及其家庭。孩子可能会看到有几个社工分别负责不同的事务。

- 有一类社工专门负责收集孩子受伤害的证据，并向法官呈交报告，为孩子及其家庭制订计划。该社工将与可能知晓重要情况的人士交谈，如孩子、父母、亲戚、邻居、警察、学校、医生、朋友。孩子应告诉社工受伤害的过程、施暴人和自己想住的地方。这一类社工有时也被称为"调查员"。

- 还有一类社工会在法官做出决定前为孩子找到住处（寄养家庭、亲戚家、收容所）。他们会帮助孩子及其家庭做法官吩咐的事情。这一类社工将帮助孩子处理各种问题：学校的烦心事、无法与父母交谈、对自我和他人的消极情绪、睡眠不好、不快乐等。

（3）律师——律师通晓法律，能就法律问题提出建议，并能在法庭上为人辩护。由于雇主不同，律师的称谓也有差异，如法律顾问、县法律顾问、地方检察官。

- 若孩子不喜欢社工对法官的提议，有权自己请律师；
- 法庭上，主要由律师向法官陈述。因为律师了解法官处理案件的想法并通晓法律。

（4）执行官——执行官通常身着制服在法庭维持秩序，保证听证会顺利进行。法官准备开庭时，执行官会让当事人进入法庭。执行官有权阻止法庭上可能发生的一切纠纷。

（5）诉讼监护人——法院有时会邀请一位特别的成人充当诉讼监护人，并要求他成为孩子的好朋友，在整个诉讼过程中帮助孩子。

（6）接送工作人员——接送工作人员会在庭审当天接孩子去法庭。如果法官不允许孩子与父母、亲戚或其他相关人士回家，则孩子会被送到寄养家庭。

12. 法律——法律是某县或某州为当地人制定的规章制度。任何人，即使是孩子的父母，伤害孩子均属违法行为。

13. 法庭指令——法庭指令是法官下达的命令，指定当事人做某事或停止做某事。法官会给出指令，决定孩子的住处，告诉父母孩子在能回家探望或居住前必须做的事。人人都应依照法官的指令行动。

推荐阅读

Allan, J. (1997). Jungian play psychotherapy. In K. J. O'Connor & L. Braverman (Eds.), *Play therapy theory and practice: A comparative presentation* (pp. 100–130). New York, NY: Wiley.

Baker, M. (2004). *A tribute to Elizabeth Moore Erickson: Colleague extraordinaire, wife, mother and companion.* Mexico City: Alom Editores.

Brave Heart, M. (1998). The return to the sacred path: Healing the historical trauma and historical unresolved grief response among the Lakota through a psycho-educational group intervention. *Smith College Studies in Social Work, 68,* 287–308.

Brown, J. H., D'Emidio-Caston, M., & Benard, B. (2001). *Resilience education.* Thousand Oaks, CA: Corwin Press.

Butler, K. (1997). The anatomy of resilience. *The Family Networker*, March/April.

Crenshaw, D. A. (2005). *Engaging resistant children in therapy: Projective drawing and storytelling techniques.* Rhinebeck, NY: Rhinebeck Child and Family.

Crowley, R., & Mills, J. (1982). Therapeutic metaphors for children. Paper presented at the 25th Anniversary Meeting of the American Society of Clinical Hypnosis, Denver, Colorado.

Crowley, R., & Mills, J. (1983). A theoretical and clinical differentiation between "unconscious" and "out-of-conscious." Paper presented at the Annual Scientific Meeting of the American

Society of Clinical Hypnosis, Dallas, Texas.

Dresser, N. (2006). *Come as you aren't.* Lanham, MD: Rowman & Littlefield.

Drewes, A. A., Bratton, S. C., & Schaefer, C. E. (2011). *Integrative play therapy.* Hoboken, NJ: John Wiley & Sons.

Duran, E., Duran, B., Brave Heart, M. Y. H., & Yellow Horse-Davis, S. (1998). Healing the American Indian soul wound. In D. Yael (Ed.), *International handbook of multigenerational legacies of trauma* (pp. 341–354). New York, NY: Plenum Press.

Geary, B. B., & Zeig, J. K. (2001). *The handbook of Ericksonian Psychotherapy.* AZ: The Milton H. Erickson Foundation Press.

Gil, E. (1994). *Play in family therapy.* New York, NY: Guilford Press.

Gilligan, S. (1997). *The courage to love.* New York, NY: W. W. Norton & Co.

Gilligan, S., & Price, R. (Eds.) (1993). *Therapeutic conversations.* New York, NY: W. W. Norton & Co.

Glover, J. (2005). *Commentary: Socrates, Freud and family therapy.* New York, NY: Wiley.

Guerney, L. F. (1997). *Filial therapy: Strengthening parent-child relationships through play.* Sarasota, FL: Professional Resources Press.

Haggerty, R. J., Sherrod, L. R., Garmezy, N., & Rutter, M. (1996). *Stress, risk, and resilience in children and adolescents: Processes, mechanisms, and interventions.* New York, NY: Cambridge University Press.

Hammerschlag, C. A. (2012). *Kindling spirit: Healing from within.* Phoenix, AZ: Turtle Island Press.

Hollander-Goldfein, B., Isserman, N., & Goldenberg, J. (2012). *Transcending trauma.* New York, NY: Routledge.

Jordan, K. (1997). Foreword, in C. C. Norton & B. E. Norton, *Reaching children through play therapy.* Denver, CO: The Publishing Cooperative.

Lankton, S. (2008). *Tools of intention: Strategies that inspire change.* Phoenix, AZ: Crown House Publishing.

Marvasti, J. (1997). Ericksonian play therapy. In K. J. O'Connor & L. M. Braverman (Eds.), *Play therapy: Theory and practice* (pp. 285–309). New York, NY: John Wiley & Sons.

McGoldrick, M., & Hardy, K. (2008). *Revisioning family therapy: Race, culture, gender.* New

York, NY: Guilford Press.

Mills, J. C., & Crowley, R. J. (1988). A multidimensional approach to the utilization of therapeutic metaphors for children & adolescents. In J. K. Zeig & S. R. Lankton (Eds.), *Developing Ericksonian therapy: State of the art* (pp. 302–23). New York, NY: Brunner/ Mazel.

O'Connor, K. J., & Schaefer, C. E. (Eds.). (1994). *Handbook of play therapy.* (Vol. II). *Advances and innovations.* New York, NY: Wiley.

Schubach De Domenico, G. (1988). *Sand tray world play: A comprehensive guide to the use of the sand tray in psychotherapeutic and transformational settings.* Unknown Binding.

Siegel, D. J., & Bryson, T. P. (2012). *The whole-brain child: 12 revolutionary steps to nurture your child's developing mind.* New York, NY: Bantam Books.

Tsugawa, H. (2002). Play as therapeutic metaphors: Ericksonian play therapy. *The Japanese Journal of Brief Psychotherapy*, 9, 18–38.

Werner, E. E. (1995). Resilience in development. *Current Directions in Psychological Science*, 4, 81–82.

Werner, E. E., & Smith, R. S. (1992). *Overcoming the odds: High risk children from birth to adulthood.* Ithaca, NY: Cornell University Press.

Werner, E. E., & Smith, R. S. (2001). *Journeys from childhood to midlife: Risk, resilience, and recovery.* Ithaca, NY: Cornell University Press.

White, M. (2007). *Maps of narrative practice.* New York, NY: W. W. Norton & Co.

White, M., & Epston, D. (1990). *Narrative means to therapeutic ends.* New York, NY: W. W. Norton & Co.

参考文献 *

Abrams, J. (1980). Learning disabilities. In G. Sholevar (Ed.), *Emotional disorders in children and adolescents* (pp. 483–500). New York, NY: SP Medical & Scientific Books.

Adams, C., & Chadbourne, J. (1982). Therapeutic metaphor: An approach to weight control. *Personnel & Guidance Journal, 60*(8), 510–512.

Allan, J. (1978). Serial storytelling: A therapeutic approach with a young adolescent. *Canadian Counsellor, 12*(2), 132–137.

Amira, S. (1982). Figurative language and metaphor in successful and unsuccessful psychotherapy. *Dissertation Abstracts International, 43*(4-B), 1244.

Andersen, H. (1965). *The ugly duckling.* (R. P. Keigwin, Trans.). New York, NY: Charles Scribner's Sons.

Arden Press. (1978). *Imagine.* Huntington Beach, CA.

Arnott, B., & Gushin, J. (1976). Film making as a therapeutic tool. *American Journal of Art Therapy, 16*(1), 29–33.

Axline, V. (1955). Play therapy procedures and results. *American Journal of Orthopsychiatry, 25,* 618–626.

---

* 为了环保，也为了节省您的购书开支，本书参考文献不在此一一列出。如果您需要完整的参考文献，请通过电子邮箱 1012305542@qq.com 联系下载，或者登录 www.wqedu.com 下载。如果您在下载中遇到问题，可拨打 010-65181109 咨询。

Axline, V. (1969). *Play therapy.* New York, NY: Ballantine. (Originally published in 1947).

Ayres, A. (1971). Characteristics of types of sensory integrative dysfunction. *American Journal of Occupational Therapy, 7,* 329–334.

Bandler, R., & Grinder, J. (1975). *The patterns of the hypnotic techniques of Milton H. Erickson, M.D.* (Vol. I). Palo Alto, CA: Behavior & Science Books.

Barber, J. (1982). *Psychological approaches to the management of pain.* New York, NY: Brunner/Mazel.

Bassin, D., Wolfe, K., & Thier, A. (1983). Children's reactions to psychiatric hospitalization: Drawings and storytelling as a data base. *Arts in Psychotherapy, 70*(1), 33–44.

Baum, L. (1900). *The wonderful wizard of Oz.* New York, NY: G. M. Hill. Reissued as *The wizard of Oz* by Rand McNally; numerous editions available.

Beck, C., & Beck, E. (1984). Test of the eye-movement hypothesis of Neurolinguistic Programming: A rebuttal of conclusions. *Perceptual & Motor Skills, 58,* 175–176.

Becker, R. (1972). Therapeutic approaches to psychopathological reactions to hospitalization. *International Journal of Child Psychotherapy, 1*(2), 65–97.

Berg, I. K., & Steiner, T. (2003). *Children's solution work.* New York: NY: W. W. Norton & Co.

Bettelheim, B. (1975). *The uses of enchantment.* New York, NY: Alfred Knopf.

Bishop, B., & Stumphauzer, J. (1973). Behavior therapy of thumbsucking in children: A punishment (time-out) and generalization effect: What's a mother to do? *Psychological Reports, 33*(3), 939–944.

Brink, N. (1982). Metaphor creation for use within family therapy. *The American Journal of Clinical Hypnosis, 24*(4), 258–265.

Brody, M. (1976). The wonderful world of Disney. *American Imago, 33*(4), 350–360.

Brody, V. (1997/2007). *The dialogue of touch: Developmental play therapy.* Lanham, MD: Roman and Littlefield.

Brown, S. (2009). *Play.* New York, NY: Avery Press.

Burns, G. W. (2007). *Healing with stories.* Hoboken, NY: John Wiley & Sons.

Burnett, P. (1983). A self-concept enhancement program for children in the regular classroom. *Elementary School Guidance & Counseling, 18*(2), 101–108.